生物质新材料研发与制备技术丛书

李坚 郭明辉 主编

新型生物质基弹性材料
制备关键技术

勾锐 郭明辉 著

化学工业出版社

·北京·

内容简介

本书为"生物质新材料研发与制备技术丛书"之一，本书主要以生物质基弹性材料为研究对象，围绕从造纸废液中提取的木质素磺酸盐的改性技术、与聚丙烯和三元乙丙橡胶复合的关键技术以及应用展开，首先简要介绍造纸废液的处理技术，然后介绍作为主材的木质素磺酸盐和热塑性弹性体的生产加工技术，进而分章节分别介绍 EPDM/PP/AL 材料的混合比例、制备工艺参数、硫化体系、补强和填充体系、增塑剂等关键性生产加工技术，最后一章介绍生物质基新型弹性材料的性能及设计。

本书内容翔实、数据准确，既具有一定的理论创新，又具有较强的实用价值，可供从事生物质材料、橡胶材料以及建筑材料生产等领域的工程技术人员、科研人员及相关专业在校师生阅读和参考。

图书在版编目（CIP）数据

新型生物质基弹性材料制备关键技术/勾锐，郭明辉著 . —北京：化学工业出版社，2023.8

（生物质新材料研发与制备技术丛书/李坚，郭明辉主编）

ISBN 978-7-122-43401-2

Ⅰ.①新… Ⅱ.①勾…②郭… Ⅲ.①生物材料-弹性材料-材料制备-研究 Ⅳ.①R318.08

中国国家版本馆 CIP 数据核字（2023）第 077200 号

责任编辑：邢　涛　　　　　　　文字编辑：杨凤轩　师明远
责任校对：李雨函　　　　　　　装帧设计：韩　飞

出版发行：化学工业出版社（北京市东城区青年湖南街 13 号　邮政编码 100011）
印　装：北京科印技术咨询服务有限公司数码印刷分部
710mm×1000mm　1/16　印张 18¾　字数 324 千字　2023 年 9 月北京第 1 版第 1 次印刷

购书咨询：010-64518888　　　　售后服务：010-64518899
网　址：http://www.cip.com.cn
凡购买本书，如有缺损质量问题，本社销售中心负责调换。

定　价：138.00 元　　　　　　　　　　　　　　　版权所有　违者必究

前　言

近年来，生物能源产业、生物制造产业已成为全世界的发展热点，其经济性和环保意义日渐显现，产业发展的内在动力不断增强。生物质基材料由于其绿色、环境友好、资源节约等特点，正逐步成为引领当代世界科技创新和经济发展的又一个新的主导产业。

从全球范围来看，美国、欧洲等发达经济体均在本国中长期发展规划中明确了生物产业的重要地位，在促进可持续发展的同时，进一步巩固其领先优势。美国早在 2012 年就发布了《国家生物经济蓝图》，明确将"支持研究以奠定 21 世纪生物经济基础"作为科技预算的优先重点。欧盟在《持续增长的创新：欧洲生物经济》中，将生物经济作为实施欧洲 2020 战略，实现智慧发展和绿色发展的关键要素。德国政府也在 2020 年发布的《国家生物经济政策战略》中，提出通过大力发展生物经济，实现经济社会转型，增加就业机会，提高德国在经济和科研领域的全球竞争力。同时，全球资本市场也越来越青睐生物产业，在风险投资、上市融资、并购重组等领域涉及的投资金额屡创新高。

我国生物质基材料产业依托制度改革和技术创新，不断呈现蓬勃发展的良好态势。 2015 年 5 月，国务院发布《中国制造 2025》，提出要全面推行绿色制造，积极引领新兴产业高起点绿色发展，大力促进包括生物产业在内的绿色低碳发展，高度关注颠覆性新材料对传统材料的影响，做好生物基材料等战略前沿材料的提前布局和研制。 2017 年 1 月，国家发展改革委发布《"十三五"生物产业发展规划》，明确要求提高生物制造产业创新发展能力，推动生物基材料、生物基化学品等的规模化生产与应用，推动绿色生物工艺在化工、医药、纺织、食品等行业的应用示范。在一系列规划和政策的支持下，生物质基材料已经成为我国战略性新兴产业的主攻方向，对于抢占新一轮科技革命和产业革命的制高点，加快壮大新产业、培育新动能，具有重要的现实意义。

本书为"生物质新材料研发与制备技术丛书"之一，在完成过程中得到了林业科学技术推广项目"林木剩余物制造低醛阻燃纤维板技术示范推广"（编号[2019] 09 号）的资助。全书主要以生物质基弹性材料为研究对象，围绕从造纸废液中提取的木质素磺酸盐的改性技术、与聚丙烯和三元乙丙橡胶复合的关键技术以及应用展开，首先简要介绍造纸废液的处理技术，然后介绍作为主材的木质素磺酸盐和热塑性弹性体的加工技术，进而分章节分别介绍 EPDM/PP/AL 材料的混合比例、制备工艺参数、硫化体系、补强和填充体系、增塑剂等关键性生产加工技术，最后一章根据生物质基新型弹性材料的不同性能需求，讨论其制备技术和方法。

本书语言精练、通俗易懂、内容翔实、数据准确，既具有一定的理论创新，又具有较强的实用价值，可供从事生物质材料、橡胶材料以及建筑材料生产等领域的工程技术人员、科研人员及相关专业在校师生阅读和参考。

鉴于作者水平有限，书中不足之处，恳请得到各方面的批评指正。

著者

2022 年 12 月

目 录

第四章　EPDM/PP/AL 制备的工艺参数　　103

第五章　EPDM/PP/AL 制备的硫化体系　　157

第六章　EPDM/PP/AL 的补强和填充体系　　197

第七章　EPDM/PP/AL 的增塑剂　　228

第八章　生物质基新型弹性材料的性能及设计　243

第一章

生物质基新型材料

第一节　生物质材料

所谓生物质，从广义的角度来讲，就是利用太阳能经光合作用合成的有机物，如木本、草本和藤本植物的茎、叶、花、果实等，或间接利用光合作用产物形成的有机物质，如水产业的虾皮、蟹壳等。从狭义的角度讲，生物质的概念源自 2008 年颁布的欧盟可再生能源法令（The New EU Renewable Energy Directive）：主要来源于农业，包括蔬菜、畜牧产业，林业及水产业的可生物降解的产品组分、剩余物和废弃物，以及工业和城市垃圾中的可生物降解的组分。一般不包括人类食用农作物、家养动物及常规木材生产。

根据生物质的定义，生物质材料亦有广义和狭义之分。广义的生物质材料是以木本、草本、藤本植物及其加工剩余物和废弃物为原料，通过物理、化学和生物学等技术手段，或与其他材料复合，加工制造而成的，包含实木、竹材、藤材以及木质人造板等。狭义的生物质材料是以灌木、草本植物以及林业剩余物、废弃木材、农作物秸秆等组分为原材料，通过物理、化学和生物学等技术手段，或与其他材料复合加工而成的，如生物质重组材料、生物质复合材料、生物质胶黏剂、生物质基塑料以及利用生物质加工而成的油墨、染料、颜料和涂料等。

我国目前发展态势良好的生物质材料主要有：木塑复合材、生物质基塑料、麦秸板、稻草板、生物质基胶黏剂和生物质基陶瓷等。

一、生物质材料的种类

① 按照材料来源，生物质材料可分为动物基生物质材料、植物基生物质材料和微生物基生物质材料三类。动物基生物质材料是指由动物衍生得到的生物质材料，如甲壳素、壳聚糖、核酸、磷脂等，具有动物细胞的材料是由动物基生物质复合组成的结构材料，如皮、毛等。植物基生物质材料是由植物衍生得到的生物质材料，如纤维素、木质素、半纤维素、淀粉等，植物本体是由植物基生物质复合组成的复合材料，如木材等。而微生物基生物质材料是指微生物的生命活动合成出的一种可生物降解的聚合物，如聚氨基酸、黄原胶等。

② 按照组分可将生物质材料分为均质生物质材料和复合生物质材料两类。均质生物质材料是指生物质材料分子具相同或相似的化学结构组分。即结构可通过化学结构式表达，由于其组成单一，因此易于纯化。而复合生物质材料是同时含有两种或两种以上结构单元组成的分子，是一种混合物或者复合体。如木材、皮、毛等。

③ 按照化学结构单元，生物质材料可分为以下几类：

A. 多糖类生物质材料：结构由糖基组成的有机高分子，如纤维素、半纤维、淀粉等。

B. 蛋白质类生物质材料：分子结构单元含有肽键的有机高分子，如大豆蛋白、胶原等。

C. 核酸：由核苷酸聚合而成的大分子，如 RNA、DNA。

D. 脂类：分子结构单元含有机酯键的有机高分子，如磷脂、糖脂等。

E. 酚类：分子结构中含有丰富的酚基或酚的衍生物，如木质素等。

F. 聚氨基酸：分子结构单元含有一种氨基酸形成的酰胺键的有机高分子。主要是聚谷氨酸、聚赖氨酸。

G. 综合类生物质材料：含有两种及以上不同类别的化学结构单元，如木材是由多糖类和多酚类生物质材料复合而成的。

二、生物质材料的性质

限于学科特点和篇幅，本部分内容以植物基生物质材料为主要研究对象。

1. 热性质

生物质材料及其组分的结构和物理、化学性质与温度有关，大量文献报道了采用 TG、DSC、TMA 和 DTA 等热分析技术研究生物质材料的热性质等物理、化学性质变化的研究成果。由于生物质材料的非均一性和复杂性，热处理导致了一系列的物理、化学转变，许多研究结果都不相一致，甚至有些相互矛盾，这种不一致性或许与所使用的仪器设备或样品的制备方法不同有关。

关于纤维素热性质的大部分研究都跟热降解有关，结晶度对纤维素热解的影响也有相关报道。纤维素的热解速率与结晶度成函数关系，动态热重分析显示，纤维素的表观活化能是非晶区活化能（30kcal/mol，1cal＝4.184J）与结晶区活化能（约60kcal/mol）的平均值。除了热化学反应外，纤维素在热的作用下还会发生物理变化，有关研究者报道了纤维素的熔融、玻璃化转变和次级转变。由于结晶纤维素在高温下的高反应活性，不可能测定其熔点。Nordin等利用经验关联式 $T_g＝0.7T_m$（K）从纤维素的玻璃化转变温度（T_g）估算出其熔点（T_m）约为450℃，在二氧化碳激光的连续照射下，通过快速加热（0.1ms内温度升高到500℃），观察到纤维素纤维表面有熔融现象，SEM观察到有热气泡产生和原纤结构消失。

虽然半纤维素在木材中的含量比纤维素和木质素少，但它对木材和纤维素的热行为却有重要的影响，这是由于半纤维素与纤维素和木质素相比具有最低的热稳定性。

木质素是无定形聚合物，在加热的过程中发生玻璃化转变，这是由于木质素链段开始运动。玻璃化转变伴随着自由体积、热容和热膨胀系数的突变，这些都表现在DTA或DSC温度曲线上的转变。由于木质素在分离过程中不可避免地被破坏和部分降解，分离木质素的热分解行为不一定与原生木质素相一致。

2. 动态黏弹性

（1）生物质材料的动态黏弹性与其主要组分的关系

自然界中的生物质材料是由纤维素、半纤维素和木质素三种主成分构成的一种复杂的高分子材料，大分子链段运动、结晶化、取向等运动形式和过程的存在使生物质材料表现出黏弹性行为。关于木材的化学组分与木材动态黏弹性的关系，研究者们开展了一系列的研究工作。Hillis等指出，从室温至100℃范围内，能观察到两个力学松弛过程，分别是由半纤维素和木质素引起的。Salmèn却在与Hillis相同的温度范围内只观察到一个力学松弛过程，是由于木质素的热软化而产生的，即饱水原生木质素的玻璃化转变。可见，半纤维素在木材软化过程中的作用并不明确。Furuta等发现了在－40℃附近的一个力学松弛过程，并且推测出此过程产生的原因是水溶性的多糖和水的存在引起的。Garcia 等对比研究了光降解前后巨冷杉木材的动态黏弹性，在压缩和拉伸形变模式下，均只发现一个力学松弛过程，他们认为这是由于木质素的软化引起的，从而得出结论：光照仅对木质素有降解的作用而对纤维素和半纤维素之间的连接没有破坏作用。Åkerholm 等研究表明，木质素比纤维素和半纤维素表现出更多的黏弹性行为，他们认为这一点可以较好地解释木材横向的黏弹性质。

（2）化学处理生物质材料的动态黏弹性

Sadoh 对比研究了木材在甲酰胺、聚乙二醇和水中溶胀后的扭转模量和机械阻尼，在相同的溶胀程度下，甲酰胺溶胀木材的阻尼峰对应的温度最低，为 40℃；聚乙二醇次之，为 80℃；水最高，为 100℃。Nakano 采用三氟乙酸酐和脂肪酸对日本椴木进行酯化改性，DMA 测试在 $-150\sim200℃$ 范围内发现 5 个松弛峰，即木质素的主链运动（α'）、受约束的木材组分的主链运动（α）、无定形区酯化纤维素主链的微布朗运动（β）、与水分相关的木材组分的局部运动（γ）、引入侧链的运动（δ），但前两者只是推测，没有得到证明。Sugiyama 等在 $-150\sim200℃$ 范围内对云杉木材经 4 种化学处理（甲醛化、乙酰化、环氧丙烷处理和聚乙二醇处理）后的储存模量和损耗角正切值进行测定，并用细胞壁模型进行了估测。Obataya 等研究了醋酸酐（AA）、葡萄糖五乙酸酯（GPA）溶液酰化的云杉木材在弦向的动态黏弹性，发现溶液中 GPA/AA 用量比值越大，木材膨胀得越明显。

（3）生物质材料动态黏弹性的温度依赖性

高聚物的内耗（通常用 tanδ 来表示内耗大小）与温度有很大关系。在 T_g 以下，高聚物受外力作用形变很小，这种形变主要由键长和键角的改变引起，速度很快，应变几乎完全跟得上应力的变化，tanδ 很小，所以内耗很小；温度升高，向高弹态过渡时，由于链段开始运动，而体系的黏度还很大，链段运动时受到的摩擦阻力比较大，因此高弹形变显著落后于应力的变化，tanδ 较大，内耗也大；当温度进一步升高时，虽然变形大，但链段运动比较自如，tanδ 小，内耗也小。生物质材料作为天然高聚物，其动态黏弹性同样具有温度依赖性。

Schaffer 在前人研究的基础上，对无氧加热过程中绝干木材的热转变行为的温度依赖性进行了归纳。Faix 等认为木质素的结构改变发生在 47℃，重量损失发生在 $180\sim200℃$。Back 等发现在绝干状态下木材的玻璃化转变温度非常高，纤维素、半纤维素和木质素的玻璃化转变温度范围分别为 $200\sim250℃$、$150\sim220℃$ 和 $130\sim205℃$。Irvine 认为在自由水存在的条件下，木材中木质素发生玻璃化转变的温度范围是 60～90℃。蒋佳荔等采用 3 种方法分别对杉木木材进行干燥处理，在温度 -120～250℃测量了 3 种处理材的动态黏弹性，结果表明，储存模量和损耗模量均表现为高温干燥处理材最大，低温干燥处理材次之，真空冷冻干燥处理材最小。

（4）生物质材料动态黏弹性的含水率依赖性

水分几乎影响着生物质材料所有的物理和力学性质，因此其动态黏弹性的含水率依赖性同样受到研究者们的关注。Back 等研究了木材化学主成分的热软化温度，强调水分在木材热软化过程中的作用。Kelly 等对不同含水率木材的储存模量和损耗因子进行了测定。Ishimaru 等比较研究了分别经有机液体润胀、吸着水润胀和自由水润胀后木材的动态黏弹性，他们认为木材在不同润胀状态下表现出的黏弹性质与润胀液体吸着作用而产生的聚集效应有关。蒋佳荔等研究了不同含水率平衡态下杉木人工林木材的动态黏弹性质，力学松弛过程的强度随着含水率的增加而降低。

3. 化学应力松弛

木材的化学应力松弛与细胞壁主成分密切相关，通常由木质素、纤维素和半纤维素的结构或形态的变化引起。因此，一方面可从改变木材主成分的形态出发，研究木材的化学应力松弛，比如，Fushitani 进行过脱木质素处理木材的化学应力松弛实验，初步构想从木材分子水平上解释木材的黏弹性。随后，他还在变换温度及木材含水率的条件下，测定了脱木质素木材的应力松弛。另一方面，从木材的化学应力松弛出发可了解木材细胞壁主成分分子之间结合形态的变化。代表性的研究有：Sato 等利用木质素溶剂 SO_2-DMSO（二甲基亚砜）和 DMSO、纤维素溶剂 N_2O_4-DMSO 和 SO_2-DEA（二乙胺）-DMSO 等处理白桦木材，测定了木材在处理液-水置换-干燥-水处理过程中的应力松弛；Aoki 等分离出了木材细胞壁主成分的形态变化引起的 5 个松弛过程，即非结晶区域纤维素分子、半纤维素分子的链段运动引起的物理松弛，非结晶区内糖苷键被切断引起的化学松弛，木质素分子运动引起的物理松弛，结晶区内糖苷键被切断引起的化学松弛，但对于木材细胞壁主成分分子间的结合性质及在化学处理过程中木材细胞壁主成分之间结合形式的变化没有涉及；Xie 等研究了温度周期变化过程中脱基质处理木材、温度上升或下降过程中化学处理木材的应力松弛。

4. 化学蠕变

Lemiszka 等认为半纤维素与纤维素之间以氢键结合，这种结合容易生成也容易消失，当木材受到一定的外力时，木材细胞壁中纤维素和半纤维素之间容易产生滑移，从而蠕变增大。Sato 等研究认为，纤维素结晶区和非结晶区中分子的滑移和镶嵌、Matrix 之间微纤丝的滑移、细胞壁间层细胞相互间的滑移是木材塑性变形的原因。而 Xie 等认为，除木材细胞壁中分子形态或结构的变化对蠕变有影响外，还有细胞壁主成分分子之间结合形式的变化，这一构想有利于使木材改性深入到木材的结晶领域，但这方面的研究还有待深入。

木材细胞壁主成分分子结合形式包括：纤维素大分子链之间由氢键和范德华力连接，纤维素分子中由糖苷键结合，半纤维素与纤维素分子间主要以氢键结合，木质素与半纤维素之间主要以醚键、酯键和缩醛键结合，木质素分子链主要以醚键和碳碳键连接形成。胞间层及细胞壁的外层主要由木质素组成，木材细胞间的相互滑移引起的蠕变与木质素的关系最大。若细胞壁间层的间隙增大或木质素分子的网状结构被打乱，木材的蠕变势必增大。正是基于这种观点，Sumiya 等报道了化学处理扁柏材的蠕变和红外吸收，通过化学方法除去木材细胞壁中的一部分木质素后测定其蠕变特性，结果蠕变显著增大。Xie 等也讨论了脱木质素杉木木材在吸湿解吸过程中的蠕变，发现处理木材的机械吸湿蠕变显著大于未处理木材。

木材纤维素由结晶区和非结晶区两部分组成，结晶度约为 $50\% \sim 70\%$。结晶区的纤维素分子排列紧密而有序，因而木材细胞壁中结晶度的大小在一定程度上决定着木材的性质。Xie 等采用 DMSO 和消晶化溶液 DEA-SO$_2$-DMSO 对杉木进行处理，DEA-SO$_2$-DMSO 消晶化处理后的杉木蠕变柔量最大，DMSO 处理后的杉木次之，未经处理的杉木最小。

半纤维素作为木质素与纤维素之间的连接物质，对木材细胞壁中分子的运动有着重要的作用。Sumiya 等在恒温恒湿的条件下测定了脱半纤维素木材的蠕变，Xie 等讨论脱半纤维素杉木木材在吸湿解吸过程中的蠕变，结果都发现脱半纤维素木材的蠕变显著大于未处理木材及脱木质素木材的蠕变。

5. 生物质材料的可及性

纤维素的可及性是影响其反应活性的重要因素，这一点已被科学界公认。纤维素的反应活性不完全因为其表观结晶度，还与其超分子结构有关。例如，经碱处理后天然纤维素的结晶度有所降低，但其乙酰化或硝化反应的活性却严重下降；再生纤维素不溶于某些有机溶剂（DMSO），但天然纤维素却很容易溶解于其中。这种独特的行为归因于天然纤维素和再生纤维素在氢键模式上的差异。

可及性在半纤维素和木质素的某些反应中也起重要的作用，尽管它们都是无定形物质。Sepall 等发现在氚交换反应中，桦木木聚糖的可及度只有 52%，相反木材纤维素和直链淀粉却具有较高值，分别为 58% 和 99%。这一现象表明，无定形木聚糖可及度较低的原因部分归结于木聚糖中乙酰基与相邻羟基之间形成氢键。半纤维素经过一定降解除去侧链有可能形成结晶。Michell 对磨木木质素及相应的木质素模型化合物的红外谱图分析得出结论，木质素中所有可检测到的羟基都以氢键的形式存在，α-羟基和酚羟基均趋向于形成分子内氢键。

生物质材料各组分的原位反应活性由于细胞壁物质在性质和数量上的高度不均一性而变得错综复杂，同时，木质素-碳水化合物复合体（LCCs）或其他键的存在对木质素的降解和溶解也起了非常重要的作用。除了以上化学因素外，细胞壁物质的孔隙结构可能影响药剂的渗透扩散，反应环境也会影响官能团的反应活性。因此生物质材料的可及性对其原位反应具有非常显著的影响。

6. 生物质材料的热可塑性

Shiraishi 总结前人的研究结果指出，木材的热塑性取决于纤维素，而纤维素的热塑性又决定于其结晶度，木质素和半纤维素的热行为受到它们与纤维素分子间次价键结合的约束。纤维素分子键间由氢键形成结构规整坚固的结晶结构，要使纤维素熔融，必须使结晶结构熔融。而纤维素晶体的熔点高于其降解温度，在这种结晶结构熔融之前纤维素已开始热分解。例如木炭横断面上留有年轮痕迹，这就表明在碳化温度下木材也未产生流动。因此可以得出这样的结论，纤维素是热塑性很低的高分子化合物。

此外，木质素被认为是一种立体的海绵状聚合体存在于细胞壁中，纤维素以原纤束的形式交织贯穿在木质素的聚集结构中，同时半纤维素填充在纤维素和木质素之间，木质素与碳水化合物之间形成强烈的化学键。因此，在木材细胞壁中木材的三种主要成分——纤维素、半纤维素和木质素形成了坚固的互相交叉贯穿的聚合物网状结构，若不能拆开这一结构，也就不能将木材变成像塑料一样的可熔融的材料。

三、生物质材料的应用

生物质材料的分子具有多种功能基团和化学键，大部分生物质天然高分子，如淀粉、纤维素等链间存在大量羟基，分子内与分子间易形成氢键，使它难溶于某些溶剂，从而不能熔融加工，高温下分解而不熔融，分子间作用力强，溶解性差，加工性能差，用作塑料时具有物性差等缺陷。可以通过化学、物理方法改性成为新材料，也可以通过新兴的技术制备出各种功能材料，因此它们很可能在将来逐步取代合成塑料而成为主要化工产品，目前有部分生物质高分子材料已经投入到工业化生产中。

1. 淀粉基生物质可降解高分子材料

塑料是应用最广泛的高分子材料，由于其分子结构等多方面原因难以降解，随着用量的与日俱增，废弃塑料所造成的"白色污染"已成为世界性的公害，可降解高分子材料应运而生。可降解高分子材料是指在使用后的特定环境条件下，在一些环境因素如光、氧、风、水、微生物、昆虫以及机械力等因素作用下，使其化学结构能在较短时间内发生明显变化，从而引起力学性能下降，最终被环境所消纳的高分子材料。其中生物降解高分子材料是指在自然界微生物或在人体及动物体内的组织细胞、酶和体液的作用下，使其化学结构发生变化，致使分子量下降及性能发生变化的高分子材料。在包装、餐饮业、一次性日用杂品、药物缓释体系、医学临床、医疗器材等诸多领域都有广阔的应用前景，所以开发生物降解高分子材料已成为世界范围的研究热点。

目前生物质可降解塑料按照降解机制可分为填充型降解塑料和完全降解塑料。填充型降解塑料源于英国 L. Griffin 的淀粉塑料专利技术。目前国外已开发出多种以淀粉为代表的填充型降解材料，虽然这种填充型降解材料技术成熟，生产工艺简单，且对现有加工设备稍加改进即可生产，但填充型淀粉塑料含淀粉量只有 7%～30%，淀粉降解后的塑料组分成为碎片留在土壤或水域中，造成对环境的二次污染。

完全降解塑料产物安全无毒性，是降解塑料发展的主要方向。美国 Warner-Lambert 公司开发了一种含有支链淀粉（70%）和直链淀粉（30%）的新型树脂，具有良好的生物降解性，可用于替代现有农业领域中的可降解材料。为了进一步提高全降解材料的热学、力学性能满足工程材料的性能要求，德国 Biotec 公司研发和生产的以淀粉和聚己内酯为主要原料的全生物降解塑料 Bioplast，其中淀粉的含量在 55%～75% 之间。

意大利 Ferruzzi 公司、美国国际庄明公司和日本住友商事公司等已宣布研制成功全淀粉塑料，宣称淀粉含量在 90% 以上，其助剂也可降解，因此可做到 100% 降解。日本四国工业实验室将纤维素衍生物和脱乙酰基多糖通过物理的方法共混，并流延成薄膜，其强度接近聚乙烯膜，2 个月后就能降解完全。纤维素与蛋白质共混制成的膜，其干湿度都符合优质的生物基塑料指标，有令人满意的效果。但是开发的全降解材料的价格至少是普通塑料的 2～4 倍，价格偏高，而且纤维素类共混材料属于非热塑性材料，不能用熔融挤出法成型，一般采用溶液流延法，因此生产效率较低。我国在这方面也做了不少的研究工作。武汉华丽环保科技有限公司实现了淀粉三改性：亲水性改为疏水性，热敏性改为耐温性，硬脆性改为可塑性，开发出系列 PSM 材料及制品。浙江华发生态科技有限公司将木薯、番薯等薯类淀粉进行改性，与 PLA、PHBV、PCL 等脂肪材料共混，通过偶联、聚合等反应，采用独特工艺，制得生物质降解材料制品。另外，江西科学院应用化学研究所、天津大学、长春应用化学研究所、华南理工大学等单位也进行了淀粉、纤维素等生物质材料的塑化改性和熔融加工研究。

2. 在橡胶改性方面的应用

天然橡胶中的主要成分是聚异戊二烯，在橡胶树的胶乳中可以获得，是一种具有综合优越性能的可再生天然资源。因其性能比较单一，所以要对天然橡胶进行改性，一般包括环氧化改性，粉末改性，树脂纤维改性，氯化、氢化、环化和接枝改性以及与其他物质的共混改性等。

淀粉和木质素具有刚性网络结构并含有多个活性基团，既能通过羟基与橡胶中共轭双键发生作用，也能与橡胶发生接枝、交联等反应，可填充在橡胶中进行增强和改性。将木质素填充橡胶与炭黑填充橡胶两者性能相比较，可以发现木质素能实现更高含量的填充，且填充材料的耐溶剂性更强，耐磨性和耐屈挠性更强，光泽度更好，相对密度也更小。但是，在实际应用中首先需要解决的问题是如何提高生物质与橡胶的相容性，通过化学修饰的方法可解决生物质在橡胶基质中的分散问题，并可进一步设计形成生物质、生物质-橡胶及橡胶交联的多重网络结构。

2002 年美国固特异轮胎橡胶公司开发了玉米淀粉改性轮胎橡胶性能的技术。该技术使用经酚醛碱性溶液处理改性的玉米淀粉微粒替代传统炭黑混入丁腈橡胶（NBR），具有明显的补强效果，同时降低了轮胎滚动阻力、噪声、CO_2 排放量以及生产能耗，延长了使用寿命。Wu 等制备出以硫酸钙为增容剂，以大豆粉和天然橡胶为主要原料共混而制得的复合材料，其中天然橡胶和大豆粉的含量比为 1：1，用特殊工艺使天然橡胶颗粒充分而均匀地分散于大豆粉基中。由于天然橡胶和大豆粉基分子间都存在着氢键作用，材料的力学性能和耐水性明显提高。Novamont 公司也在生产汽车轮胎等橡胶产品方面，开发出淀粉产品 Mater-Bi。为了推动这一领域的技术发展，近年来国内外的研究主要集中在三个方向：生物质与其他材料和橡胶的多元复合物的制备；通过生物质材料的物理处理或化学改性降低颗粒尺寸，提高与橡胶基体的相界面作用进而改善复合材料的相容性；利用橡胶乳胶态的特点，采用乳液聚合的方法实现生物质对橡胶的改性。

3. 纤维素的改性应用

纤维素是地球上含量最丰富的碳水化合物，它可以依靠自然作用完全生物降解，其特有的高强度和柔韧性使其在纤维应用方面具有较大的优势。但是其基本的力学、热学性能差，成型困难，难以符合工程材料的高性能要求，因此需通过改性获得有实用价值的材料。

纤维素通过羟基的衍生化作用获取可加工的纤维素产品，如纤维素乙酸酯化、纤维素乙基化、纤维素乙酰丁酸酯化等，但这类材料的熔融温度还很高，而且与分解温度相差较小，所以加工过程中需要使用大量的增塑剂，但材料中存在的大量增塑剂会发生迁移和析出，导致产品使用性能降低。针对上述问题，研究的重点开始转移到纤维素的内塑化研究，就是通过接枝或化学修饰将长链柔性基团引入到纤维素侧链，不存在增塑剂迁移（流失）问题，有利于改善材料的加工和使用性能。目前纤维素接枝改性主要包括乙烯单体接枝纤维素、环状单体接枝纤维素、脂肪醇（包括醚醇）接枝纤维素、硅接枝纤维素等。相比于乙烯单体接枝纤维素，环状单体接枝纤维素能够实现本体熔融聚合，避免了溶剂回收等问题，已引起更多的关注。Natoco 公司使用己内酯接枝部分取代纤维素醋酸酯或纤维素醋酸丁酸酯，再进行甲硅烷基化改性，得到具有良好耐候性的材料。Rhodia 公司开发了一种可用于熔融纺丝的纤维素改性材料，就是先将己内酯接枝纤维素醋酸酯，然后与双羟基封端的己内酯低聚体进行反应，所得产物熔点可降至 180℃。东丽公司研制了一种由 55%～70% 纤维素醋酸酯和 30%～45% 的可生物降解聚酯多元醇组成的纤维素醋酸纤维，熔融纺丝得到的纤维产品在土壤中有良好的生物可降解性。

寻找新型纤维素溶解体系也是推进纤维素纤维发展的重要环节，至今已开发多种纤维素溶剂。传统生产胶黏剂和铜氨纤维用的 $NaOH/CS_2$ 和铜氨溶液，由于生产工艺复杂以及会对环境造成较严重的污染，已逐渐被淘汰。氨氧化合物是另一类有效的纤维素溶剂，如 N-甲基吗啉-N-氧化物（NMMO）、氯化锂/二甲基乙酰胺等，其中使用 NMMO 溶解纤维素生产的丝称为天丝，具有优良性能。离子液体由于具有溶剂性能好、热稳定性高、易回收利用等特点已成为纤维素溶解体系开发的重点，如 1-丁基-3-甲基咪唑氯代和 1-烯丙基-3-甲基咪唑氯代。最近开发了以 NaOH/尿素为代表的新一类溶剂能够在低温下溶解纤维素（重均分子量低于 1.2×10^5）得到透明的溶液，其主要是通过纤维素在低温下由氢键或静电力驱动发生与溶剂小分子迅速自组装形成包合物，导致纤维素溶解。这也为纤维素的低温纺丝的发展提供了契机。目前利用这些新溶剂体系（NaOH/尿素、NaOH/硫脲、LiOH/尿素）已成功在中试设备上得到了性能优良的新型再生纤维素丝。

4. 生物质医用高分子材料

目前在医药领域，生物质医用高分子材料已得到广泛应用，主要用于诊断疾病和治疗损伤组织、器官的修复或替换等。根据不同来源，可将其分为天然和人工合成的生物质医用高分子材料两大类。天然生物质医用高分子材料来源于大自然，资源丰富、容易获取，具有很好的生物相容性、可降解性和较低的毒性，因而有着广阔的应用前景。在医学领域，通过细菌的酶解过程产生的纤维素（即细菌纤维素），具有良好的生物相容性、湿态时高的力学强度、优良的液体和气体通透性，能防止细菌感染，促使伤口的愈合。壳聚糖可作为生物相容性很好的可降解材料，通过特殊工艺制成手术缝合线、人造血管和人工皮肤等医疗产品。此外，天然高分子水凝胶由于具有良好的生物相容性、溶胀性和负载的药物不易失活等特性，广泛应用于控制药物释放和组织工程生物医学领域。

第二节　木质纤维素材料

木质纤维素生物质是世界上唯一可预测的能为人类提供物质和燃料的可持续资源，其储量丰富、来源广泛，具有普遍性和易取性，能有效解决传统生物燃料与人争粮的问题。据估算，全球每年可产生约 10000 亿吨木质生物质资源，但其中 89% 尚未被充分利用。木质纤维素类生物质由多种组分组成，包括纤维素、半纤维素和木质素等，其组分的应用范围广泛。

纤维素是地球上含量最丰富的可再生生物质原料，具有生物相容性、生物降解性、热化学稳定性等优异属性，纤维素及其衍生物被广泛应用于制备乙醇、氢气、乳酸、糠醛等化学产品。木质素是自然界中含量仅次于纤维素的生物质原料之一，是唯一可再生的含芳香结构的物质。木质素用途广泛，可用作混凝土减水剂、选矿浮选剂、冶炼矿粉黏结剂、耐火材料等，其应用前景巨大。此外，木质素磺酸盐可作为制造树脂的原料、生产分子量低的化学剂、高分子表面活性剂等。半纤维素是细胞壁结构中含量仅次于纤维素的高聚物，半纤维素及其衍生物可以直接或者通过结构改性后间接应用于食品、材料、医药、化工等各个领域，如应用于造纸工业、半纤维素水解后发酵产生乙醇等。综上所述，木质纤维素类生物质中的纤维素、半纤维素和木质素均具有巨大的利用潜力和应用价值。而目前关于木质纤维素类生物质合成材料方面的综述报道较少，由木质纤维素类生物质组分合成的生物基材料与现有相同或相似的材料相比具有更加环保、可降解且可再生、资源来源广泛等优点。本节综述了现有木质纤维素类生物质各组分及其衍生物合成的生物基材料的种类、方法和应用，并对生物基材料的应用前景进行了评述。

生物质资源作为清洁、可再生的资源，它的利用对于缓解全球的能源问题至关重要。木质纤维素类生物质主要由纤维素、半纤维素和木质素组成，而生物基材料主要以其中一种或几种组分或其衍生物为原料，所以需要对木质纤维素类生物质进行组分分离。目前，木质纤维素类生物质组分分离的方法主要有：酸处理法、碱处理法、蒸汽爆破法、有机溶剂法、高温液态水法、低共熔溶剂法和离子液体法等。在众多学者的不断努力下，木质纤维素类生物质的各组分（纤维素、半纤维素和木质素）及其衍生物（葡萄糖、木糖、蔗糖、果糖、乙基纤维素、羧甲基纤维素等）已成为一些材料合成的重要原料，如碳微球、水凝胶、气凝胶、树脂类材料、增塑膜以及表面活性剂等，这些材料在污水处理、精细化工领域、催化领域、医药卫生和电极材料方面等都有着重要的应用。

一、纤维素基材料

1. 碳微球

碳微球是一种新兴的具有极大开发潜力和应用前景的碳材料，其优异的化学稳定性和热稳定性、良好的导热导电性，引起了人们的广泛关注。由于碳微球规整的球形结构有利于液相反应物与产物的传质，因此其在气体储存、催化剂载体、药物输送、锂离子二次电池电极材料、污水处理等众多领域都有潜在的应用价值。现就碳微球在锂电池发展、重金属污水处理和催化方面进行介绍。

Wang 等在水热条件下处理蔗糖溶液，将得到的产物在氩气保护下高温碳化，首次合成了直径为 $1\sim5\mu m$ 的单分散实心碳微球，并且这种碳微球具有孔径为 0.4nm 左右的微孔结构。将该碳微球用作锂离子的电极材料，发现其储锂量达到 430mg/g，超过了石墨的理论储锂量，而且其循环性能很好，这为锂电池未来的发展提供了很好的方向和依据。

谭晓华等以经过球磨后的甘蔗渣为原料，采用乳化法制备了木质纤维微球材料，并将其应用于处理含有 Pb^{2+}、Cu^{2+} 和 Cd^{2+} 的溶液，该木质纤维微球材料表现出较高的离子吸附率，其中对 Pb^{2+} 的吸附效果最好，在 pH＝6 条件下，吸附达到平衡后，Pb^{2+} 的吸附容量为 8.33mg/g。此外，在木质纤维溶液中通过共混加入 Fe_3O_4 纳米粒子，制备出新型的磁性木质纤维微球，这种新型微球的吸附效果更好，同等条件下，其对 Pb^{2+} 的吸附容量达到了 9.18mg/g，而且这种磁性木质纤维微球可以通过外加磁场回收重复利用。上述研究结果为木质纤维微球在重金属污水的处理上提供了可行性依据。

功能化生物质基碳微球还可以作为固体催化剂，这种催化剂具有低比表面、高活性、高酸度和高稳定性，并且其在催化转化过程中具有环保、可循环使用的特性。郭海心等分别以医药级别的微晶纤维素和葡萄糖为原料制备出了纤维素基功能化碳微球和葡萄糖基功能化碳微球。其中以纤维素基碳微球催化果糖制备 5-HMF 的过程中，以［BMIM］［C1］离子液体为溶剂，80℃条件下反应 10min，果糖转化为 5-HMF 的产率可达 83％，整个催化体系可以重复使用，且还原糖的产率仍然较高。他们再将制备的葡萄糖基功能化碳微球作为催化剂，在以［BMIM］［C1］离子液体为溶剂的催化体系中催化纤维素水解得到还原糖，在 120℃条件下反应 60min，还原糖产率达到 60.95％。这些催化剂与传统的酸催化剂相比，具有绿色无毒的优点，更符合绿色环保的理念，因此具有较好的应用前景。

目前，大部分制备碳微球的生物质原料是生物质水解后产生的单糖或二糖，如葡萄糖、木糖、蔗糖和果糖等，而使用单糖或者二糖等纯糖制备碳微球，不仅成本较高，还存在与人争"粮"的矛盾，所以采用自然界广泛存在的纤维素为原料制备碳微球是发展的趋势。文献采用纤维素直接制备碳微球，因此，富含半纤维素和纤维素的生物质（玉米芯、玉米秸秆、甘蔗渣等）均可以作为制备碳微球的原料，这样不仅可以大大降低制备碳微球的成本，也有效地解决了制备碳微球的原料问题。

2. 气凝胶

气凝胶是一种具有纳米结构的多孔材料，其孔隙率大且密度极低，是世界上密度最小的固体物质形态。气凝胶拥有高通透性的圆筒形多分枝纳米多孔三维网络结构，拥有极低的密度、极高的孔洞率、高比表面积和超高孔体积率。这种独特的结构赋予气凝胶许多优良的性能，使其在许多领域有着广泛的应用前景。纤维素气凝胶作为新生的第三代材料，超越了硅气凝胶和聚合物基气凝胶，并且有着自身的特点（如良好的生物相容性和可降解性等），在污水处理、电化学和化妆品等领域拥有巨大的应用前景。

目前，制备纤维素基气凝胶的方法主要有溶胶-凝胶法和采用物理交联的直接溶解法和水相分散法等。Fung 等以纤维素乙酸酯（CA，其中乙酰基质量分数为 39.8%，分子量为 30000）和纤维素乙酸丁酸酯（CAB，其中含有 13.5% 的乙酰基和 38% 的丁酰基，分子量为 30000）为原料，采用溶胶-凝胶法制备凝胶，并最终获得了高强度的纤维素乙酸酯（CA）气凝胶和纤维素乙酸丁酸酯（CAB）气凝胶。Fung 等将它们与无机的二氧化硅气凝胶和有机的间苯二酚-甲醛气凝胶做比较，所制备的纤维素基气凝胶的冲击强度是间苯二酚-甲醛气凝胶的 10 倍多，是二氧化硅气凝胶的上千倍，纤维素基气凝胶这种特殊的性质使其在特殊涂层、隔热层、隔声屏障和膜材料等方面具有潜在的应用，同时，它们也可以作为用于形成具有金属氧化物的二元气凝胶复合材料的模板。

纤维素是一种亲水性的生物高分子，因此纤维素基气凝胶容易吸水，会导致一些力学性能较差的纤维素基气凝胶多孔结构的坍塌。因此，许多学者将纤维素或纤维素基气凝胶进行物理或化学改性，从而提高纤维素气凝胶的疏水性及力学性能，并通过引入电、磁、生物活性等功能，以扩大纤维素基气凝胶的应用领域。Hokkanen 等以微晶纤维素为原料，将微晶纤维素用 NaOH 碱化后得到碱化纤维素，再把碱化纤维素与琥珀酸酐在吡啶中反应 24h，得到了琥珀酸酐改性的丝光纳米纤维素基气凝胶，并将其应用于污水中吸附金属离子（Ni^{2+}、Co^{2+}、Zn^{2+}、Cu^{2+} 和 Cd^{2+}），5 种金属离子的最大吸附量都达到 0.72～1.95mmol/g。纤维素基气凝胶除了对污水中重金属离子有较好的吸附作用外，在吸附有机溶剂和油污方面也非常有效。因纤维素基气凝胶在水处理中应用效果显著，且具备低密度、高强度和可再生等优点，所以被研究者们认为是一种前景巨大的吸附材料。

3. 其他纤维素基材料

除了上述材料外，纤维素还在其他新型材料的开发中发挥着重要的作用。Svensson 等用细菌纤维素制备出软骨修复的支架材料，且该细菌纤维素支架能较好地支撑软骨细胞的生长而不引起机体的排斥反应。Taepaiboon 等采用静电纺丝法制备了载维生素的纳米醋酸纤维素材料，该材料具有可观的比表面积，是维生素的良好缓释载体。魏晓奕等采用乳化剪切和相转化法在优化条件下制得了纤维素膜，该膜具有良好的力学性能和微观结构，为研发新型可降解膜材料开辟了新途径。此外，还有采用纤维素或者纤维素衍生物制备的可食用膜和包装膜等，这在取代石油基膜方面具有巨大潜力。纤维素作为生物质原料中最丰富的物质，其应用已非常广泛，但还有相当一部分的纤维素基材料仍处于实验室或者中试阶段，离真正的工业化生产还有一定的距离。

二、半纤维素基材料

1. 水凝胶

水凝胶是一种由高分子材料构成的，通过物理或化学交联而具有三维网络结构的材料。该材料在溶剂中只发生溶胀而不溶解，具有亲水性，但不溶于水，在水中可迅速溶胀至平衡，并在一定条件下脱水退溶胀而仍能保持其原有形状，是一类集吸水、保水、缓释于一体的功能高分子材料。另外，大多数水凝胶对环境因素，如 pH 值、电离强度、溶剂、光和电场等敏感，所以，水凝胶在农业、生物医药、传感器、组织工程和水处理等方面有着重要的应用。而目前，大部分的水凝胶是由石油基产品制成的，因此，生物质基水凝胶的制备势在必行。与石油基水凝胶相比，生物质各组分及其衍生物在合成水凝胶方面具有独特的优势，如价廉、良好的生物相容性、可生物降解性和可再生等。

目前，制备半纤维素水凝胶的方法主要是化学交联法和物理交联法。彭新文等以黄竹半纤维素为原料，制备出了具有多重环境响应的半纤维素-g-丙烯酸水凝胶，该水凝胶中有许多羧基和三维网络结构，可为金属离子的扩散和吸附提供大量的吸附位点，且其三维网络具有强烈的静电斥力，在水溶液中具有极强的溶胀性能。首先，这种水凝胶能高效吸附重金属离子，其中对 Pb^{2+}、Cd^{2+} 和 Zn^{2+} 的吸附量分别达 859mg/g、495mg/g 和 274mg/g。其次，这种水凝胶对金属离子的吸附机制为离子交换吸附，具有 pH 依赖性，可实现金属离子的快速脱附和水凝胶的高效循环使用，在处理工业重金属离子污水方面具有很大的应用前景。

半纤维素水凝胶除了能吸附污水中的重金属离子外，对染料污水中的有机物也有较好的吸收效果。Sun 等以麦秆分离出的半纤维素为原料（其中含木糖80.4%，阿拉伯糖12.5%），合成了半纤维素-g-聚丙烯酸钠水凝胶，这种水凝胶对污水中亚甲基蓝的吸附量超过1000mg/g，表现出优异的吸收性能。此外，半纤维素水凝胶在其他领域也有广泛应用。Gabrielii 等对杨木中分离的木聚糖半纤维素（重均分子量 70000）与壳聚糖混合制备水凝胶进行了研究，并发现：当加入 5%～20% 壳聚糖时，在一定条件下木聚糖溶液才能形成水凝胶膜。随壳聚糖加入量的增加，水凝胶膜的吸水性能增强，当添加 20% 的壳聚糖时，该水凝胶膜在室温下，30min 能够吸附约为自身质量 32 倍的去离子水；当壳聚糖含量超过 20% 时，形成的水凝胶膜会在水中发生溶解。该类型水凝胶膜的这一特点，可应用于农业、医药和生物分离等领域。木聚糖-壳聚糖水凝胶膜的形成主要是通过木聚糖与壳聚糖形成结晶域以及半纤维素上酸性基团和壳聚糖大分子链上氨基相互间的静电作用。

2. 其他半纤维素基材料

半纤维素除了在上述水凝胶方面有着重要应用外，还在其他领域有着广泛的应用。半纤维素是一种优良膜材料的制备原材料，对半纤维素进行不同的改性处理，可制备不同功能的包装膜材料，如阻氧性膜材料、阻水性膜材料、阻味性膜材料和可食用性膜材料等。王忠良等以提取出的蔗渣半纤维素（提取出的半纤维素平均分子量在 6210 左右）为原料，研究并优化了半纤维素基可食用性膜材料的制备工艺体系，探讨了半纤维素、壳聚糖、甘油用量和 pH 值、干燥温度等因素对半纤维素基膜材料理化性质的影响。研究得出半纤维素基可食用性膜的最优制备工艺条件为：半纤维素用量 1.2%、壳聚糖用量 0.48%、甘油用量 0.7%、pH 值 2.5、干燥温度 55℃，在此条件下可获得阻隔性能较好的半纤维素基可食用性膜，其水蒸气透过系数值低于 $0.50g \cdot mm/(m^2 \cdot h \cdot kPa)$。半纤维素作为一种绿色原料，相对于纤维素来说，其应用还不是很广泛，需要进一步发掘研究。

三、木质素基材料

1. 木质素基树脂材料

木质素比纤维素和半纤维素具有更为复杂的组成和结构，应用难度较高。但是木质素分子具有众多不同种类的活性官能团，兼具可再生、可降解、无毒等优点，同时来源于造纸废液的工业木质素成本低廉，被视为优良的绿色化工原料。综合利用木质素不仅可以解决造纸业的环境污染问题，而且可以变废为宝。因此，木质素的应用研究一直备受关注，而木质素基树脂则是目前研究的一个重点。木质素基树脂主要包括木质素基酚醛树脂、木质素基环氧树脂和木质素基聚氨酯等。

　　酚醛树脂是一种用途广泛的胶黏剂，但是酚醛树脂胶黏剂存在固化温度高、热压时间长、易透胶、有甲醛释放、原料成本高且不可再生等缺点。由于木质素分子中有与酚醛树脂结构类似的酚羟基、醇羟基和醛基等活性基团，并且通过发酵法从生产酒精的废渣中提取的酶解木质素反应活性高，因此可直接将木质素作为原料生产木质素基酚醛树脂，这既可改善胶黏剂的性质，又可减少苯酚的用量，同时降低甲醛释放量，从而达到废物利用与保护环境的双重目的。木质素既可在碱性条件下作为酚与甲醛反应，又可在酸性条件下作为醛与苯酚反应，制备出木质素酚醛树脂。张伟等以生物乙醇木质素为原料制备的生物乙醇木质素改性酚醛树脂（ELPF）具有较好的综合性能，当木质素对苯酚的替代率固定为 50％时，其游离甲醛含量仅为 0.32％，游离苯酚含量仅为0.24％，胶合板经 100℃水煮后胶合强度为 0.98MPa，甲醛释放量为 0.23mg/L。同时，他们还对 ELPF 树脂胶黏剂进行了工业化放大生产试验，并制备了室外级胶合板，工业化产品胶合强度达到 I 类板强度要求，甲醛释放量达到 E_0 级，直接论证了以生物乙醇木质素工业化制备生物乙醇木质素酚醛树脂胶黏剂及其胶合板具有可行性。Hu 等将木质素磺酸盐在含 6％的 H_2O_2 水溶液中，60℃下反应 2h 后降解为酚类化合物，再与甲醛反应，制备了酚醛树脂泡沫，该方法可替代 30％的苯酚。采用生物基原料将苯酚（石油基产品）替代是必然趋势，酚醛树脂制备中木质素的加入，有效地减少了苯酚的用量。

　　环氧树脂被人们称为万能胶，在陶瓷、木材、金属、玻璃及塑胶之间的封装粘接中均有着优异的粘接强度。环氧树脂形式多样，被人们用于日常生产生活中的各个领域。近年来，木质素基环氧树脂合成方面的研究发展很快，木质素基环氧树脂的合成方法主要有木质素直接环氧化反应合成环氧树脂和木质素改性后再合成环氧树脂等。目前应用最广的环氧树脂是双酚 A 型环氧树脂，占环氧树脂产量的 90％，而合成双酚 A 型环氧树脂的原材料环氧氯丙烷和双酚 A 都是有毒化合物。因此，开发无毒清洁的环氧树脂原材料是必然趋势。Nakamura 等采用直接环氧化法，用水和甲醇抽提被蒸汽爆破 5min 后的桉木，可得到重均分子量约为 1500 的甲醇可溶木质素，然后将该木质素与环氧氯丙烷反应制备了一种甲醇可溶木质素基环氧树脂。他们将该木质素基环氧树脂与双酚 A 型环氧树脂比较发现：水和甲醇混合溶剂抽提得到的木质素具有良好的化学反应活性，得到的环氧树脂样品的环氧当量为 320g/mol，约为双酚 A型环氧树脂的环氧当量的两倍，由甲醇可溶木质素制备的环氧树脂的热固行为与商品双酚 A 型环氧树脂几乎相同，所以，可以将甲醇可溶木质素作为双酚A 的替代原料，这样既保护了环境，又降低了环氧树脂的生产成本，具有较好的应用前景。魏兰等以工业麦草碱木质素为原料，先用甲酚-硫酸法提纯木质素，将纯化后的木质素用环氧丙烷进行丙氧基化改性，再与环氧氯丙烷在室温下环氧化得到木质素基环氧树脂。该环氧树脂的环氧值与市售的双酚 A 型环氧树脂相当，其拉伸强度和伸长率比双酚 A 型环氧树脂大，杨氏模量随木质素含量的增加而增大，并大于双酚 A 型环氧树脂，具有较好的社会和经济效益。

木质素基树脂材料除了酚醛树脂和环氧树脂外，还有聚氨酯和一些其他树脂材料。靳帆等以麦草碱木质素、不同分子量的聚乙二醇以及多苯基甲烷、多异氰酸酯为原料，采用溶液浇注法固化成型工艺，制备了木质素聚氨酯薄膜。调节不同分子量的聚乙二醇在反应体系中的比例，可以显著提高木质素聚氨酯薄膜的耐撕裂性能，改善木质素聚氨酯薄膜过脆的缺点。此外，木质素及其衍生物还可应用于聚氨酯泡沫和聚氨酯胶黏剂的合成过程。目前开发的木质素基聚氨酯材料中，由于木质素的玻璃化温度较高，仅作为一种填充料或添加剂来使用，其使用强度还需要进一步提高。另外，还有报道以木质素磺酸钠为原料，利用反相悬浮聚合技术，制备出木质素基树脂，并将其应用于重金属离子 Pb^{2+}、Cd^{2+} 的吸附性研究中，结果发现该木质素基树脂对 Pb^{2+}、Cd^{2+} 的饱和吸附量分别达到 33.65mg/g 和 30.12mg/g，这为木质素基树脂材料在污水处理方面的应用提供了依据。

2. 其他木质素基材料

木质素除了在树脂材料方面的应用外，在其他材料的合成方面也有着广泛的应用。木质素及其磺酸盐均具有特殊的表面活性，可作为添加剂应用于建筑材料；木质素含碳量较高，可作为前驱体取代聚丙烯腈制备碳纤维，以及以木质素为原料可制备一些高附加值的化学品。木质素作为一种来源丰富的可再生资源，其充分利用能有效缓解目前能源、资源紧张的状况，但是，木质素复杂的化学结构是其高值化利用的瓶颈。

四、其他材料

除了上述木质纤维素类生物质三大组分的生物质基材料外，木质纤维素类生物质中的一些其他组分，如淀粉、植物蛋白等，在生物质基材料合成方面也有重要的应用。董锐等将二元接枝改性的阳离子淀粉用于小球藻的絮凝采收环节，研究改性阳离子淀粉对小球藻的絮凝效果，在最佳絮凝工艺条件下，改性阳离子淀粉对小球藻的絮凝率最高达到 99.1%。蓝平等制备的木薯淀粉磁性微球可用于溶菌酶的分离和纯化，吸附率达 84.7%。淀粉还可作为香味剂、甜味剂等的包埋剂，一些药物的载体和污水处理剂等。植物蛋白可以合成蛋白质凝胶，作为吸水剂和保水剂可被应用于农业、林业、园艺、工艺以及生理卫生用品（如一次性尿布、尿垫、卫生巾）等领域，但其在合成材料方面的报道还比较少。木质纤维素类生物质基材料还广泛地应用于其他领域，比如高分子表面活性剂、塑料和橡胶等领域。木质纤维素类生物质基材料具有绿色、可生物降解、生物相容性和无毒等一系列优点，大多数均可再生，在替代部分传统的毒性大、污染严重的石油基产品方面具有重要应用前景和价值。但是，很多材料尚处于研究的初级阶段，要让更多的木质纤维素类生物质基材料走出实验室，还需要投入大量的研究与试验。

第三节 生物质基新型弹性建筑材料 EPDM/PP/AL 介绍

一、木质基剩余物

目前，对于木质基剩余物的研究主要集中在木质剩余物和造纸废液两个方面。木质剩余物是指在木材工业生产中产生的各类加工剩余物和木质垃圾，其利用方式主要有热解，水解，生产生物质能源、新型复合材料、人造板、缓冲材料、纸浆模型等，对此本小节不做说明。造纸废液是在制浆造纸工业中形成的工业废水，其处理方式主要有酸析木质素法、碱回收法、絮凝法、液膜法和氧化法。

1. 造纸废液

造纸废液是环境污染的主要污染源之一，已被世界各国高度重视。根据造纸工艺的不同，造纸废液通常分为碱法制浆废液和酸法制浆废液。

（1）碱法制浆废液

碱法制浆工艺是将强碱与木材、麦草等造纸原料一起蒸煮，木质素由于其分子结构中含有酚羟基而溶解在碱液里形成黑液，从而与纤维素分离。使用的强碱通常是苛性钠，有时也会加入硫化钠和硫酸钠。在碱法制浆工艺中，经过浓烧碱液高温蒸煮碎木或切碎的稻草、麦秸后剩下的便是通常所说的造纸黑液。通过碱法制浆得到的木质素被称为碱性木质素。

（2）酸法制浆废液

酸法制浆工艺是用含有游离亚硫酸的钙、镁、钠、铵的酸性亚硫酸盐溶液，在 130～140℃温度加热蒸煮碎木，此时木质素被磺化为水溶性的木质素磺酸盐，纤维素则会析出，从而滤出纤维素的制浆过程。在酸法制浆过程中，通过酸解，亚硫酸盐在木质素苯环侧链上磺化，直接引入磺酸基而使木质素溶解，因此在酸法制浆过程中产生的废液的主要成分为木质素磺酸盐。

2. 木质素磺酸盐

从工业生产过程中分离出来的木质素均可称为工业木质素，目前工业木质素主要来源于化学制浆生产过程，其他工业领域产生的木质素较少。工业木质素按照生产工艺的不同，可分为碱性木质素、磺化木质素、牛皮纸木质素、有机溶胶木质素和生物质炼制木质素等种类。其中磺化木质素又称为木质素磺酸盐。

（1）木质素磺酸盐的来源

木质素磺酸盐是用酸性亚硫酸盐法蒸煮制浆造纸工业的副产物，它在亚硫酸盐制浆废液中的含量约为 42%～55%。由亚硫酸盐造纸废液中分离木质素磺酸盐是一个复杂的工艺过程。这是因为，生产木质素产品的废液是由蒸煮工段的蒸煮废液和洗涤工段的洗涤废水混合得到的。作为原料用废液的浓度与洗涤废水量及其浓度有关。它直接影响浓缩费用，因此采用洗涤效率高的多段逆流洗涤流程是很重要的。这样得到的原料废液浓度为百分之几到 10% 左右，pH 值在 2 左右。除特殊用途外，一般首先要进行中和和浓缩处理。由于用途的不同，有的使用浓缩液（浓度 40%～55%），也有的使用粗制干粉，一般为了供应不同用途的产品，还要进行各种化学处理。其制取方法通常是在亚硫酸盐的制浆废液中加入石灰乳，提纯木质素磺酸盐，使之以碱式木质素磺酸盐的形式沉淀析出，分离，然后在沉淀滤饼中加硫酸进行酸化，以提高木质素磺酸盐的可溶性，随后加入碳酸盐进行盐基置换。最后，经蒸发、干燥即可得到固体木质素磺酸盐。

（2）木质素磺酸盐的化学成分

木质素磺酸盐的化学结构是愈创木基丙基、紫丁香丙基和对羟基苯丙基的多聚物，是线型高分子化合物，含有多个磺酸基团。由于木质素来源不同，其分子结构也有一定差异，分子量也存在一定的不均一性，一般 200 至 10000 不等，它的精细结构目前尚不完全清楚。木质素的结构单元中含有芳香族的苯环、脂肪族的侧链以及甲氧基、羟基、羰基等官能团。高温下，在亚硫酸盐法制浆过程中，木质素的网状大分子低分子化，并有半纤维素及多聚糖和部分木质素缩合物形成，经磺化反应，在苯丙烷的侧链上引入磺酸基团。木质素磺酸盐分子是由大约 50 个苯丙烷单元组成的近似于球状三维网络结构体，其中心部位为未磺化的原木质素三维分子结构，外围分布着被水解且含磺酸基的侧链，最外层由磺酸基的反离子形成双电层。木质素磺酸盐同时具有 $C_3 \sim C_6$ 疏水骨架和磺酸及其他亲水性基团的表面活性剂结构，属于阴离子型表面活性剂。

（3）木质素磺酸盐的特性

木质素磺酸盐是一种分子量不同，结构不同，具有多分散性的不均匀阴离子聚电解质。固体产品为黄棕色自由流动的粉末，具有吸湿性，易溶于水，并不受 pH 值变化的影响，但不溶于乙醇、丙酮及其他普通的有机溶剂。水溶液为棕色至黑色，有胶体特性，溶液的黏度随浓度的增加而升高。

木质素磺酸盐分子中亲水基团较多，故亲水性很强；无线型的烷链，疏水骨架呈球型，油溶性很弱。无整齐的相界面排列状态，对液体间界面表面张力的抑制作用不大，不能形成胶束。木质素磺酸盐具有强的亲液性和负电性，在水溶液中形成阴离子基团，当它被吸附到各种有机或无机颗粒上时，阴离子基团之间相互排斥作用，使质点保持稳定的分散状态而具有吸附分散作用。将少量木质素磺酸盐加到黏性浆液中，可以降低黏度；加到较稀的悬浮液中，可使颗粒的沉降速度降低。木质素结构中含有较多的酚羟基和醇羟基，经蒸煮后还增加了羧基和羰基，使木质素极易与重金属离子产生螯合作用，生成木质素的金属螯合物。

（4）木质素磺酸盐的应用

根据木质素磺酸盐的使用性能，其应用领域大致分为以下几个方面：

① 分散剂　木质素具有很强的吸附性，如果被吸附到悬浮粒子表面，便能使粒子表面带负电荷。由于带电质点之间的静电斥力使质点互相分离而不发生沉淀或凝聚，木质素的这一特性，使木质素可以作为混凝土添加剂、染料分散剂、水泥粉碎助剂、水煤浆分散剂以及农药分散剂等来使用。

② 黏合剂　木质素磺酸盐或其接枝共聚物作为黏合剂使用时，可使黏土的干强度和湿强度提高。木质素磺酸盐黏合剂可以与要黏合的物质一起挤压成型，增加强度和耐久性，已广泛应用于陶瓷、煤砖、冶炼和耐火材料等领域。木质素磺酸盐作为黏合剂，还可以用于防尘、固沙与荒漠化治理等用途，也可以作为肥料和饲料的黏合剂。

③ 沥青乳化剂　沥青是憎水性的脂肪烃及芳香烃的混合物，沥青的乳化是木质素技术发展的另一个领域，阳离子及阴离子乳化稳定剂都有采用。木质素磺酸盐与沥青的配伍性与木质素磺酸盐的磺化度成反比。为了适合沥青乳化

的应用，从亚硫酸盐废液中得到的木质素磺酸盐要在高温碱性介质中部分脱磺酸，以降低木质素磺酸盐的亲水性，通过长链胺与木质素的 Mannich 反应，在木质素分子中引入憎水基团，这种木质素胺可以降低沥青与水之间的界面张力，也就提高了乳化的稳定性。

④ 泥浆处理剂：在石油钻井和建筑工程施工时所用的泥浆中，加入少量的木质素磺酸盐，可改善泥浆流动性和凝胶强度。

⑤ 在医药行业的应用：木质素磺酸盐被认为具有类似肝素的防止血凝固的作用，还有减少胃蛋白酶的作用和降低胃液分泌等抗溃疡作用。将来有可能将木质素磺酸盐用作抗凝血剂、制酸剂和抗溃疡剂等药物。

⑥ 胶黏剂、合成树脂：在石油资源紧缺的现实情况下，用木质素制造胶黏剂和树脂，已开展了大量研究。以废液制取的木质素产品是一种具有一定反应性能的高分子物质，而且具有价格便宜、供应稳定的条件。其中，以研究木材的胶黏剂占大多数，而研究最多的是可溶性的酚醛树脂。

⑦ 皮革鞣剂、橡胶增强剂：利用木质素磺酸盐与骨胶原反应制造鞣剂，木质素鞣剂制革的色相好，填充性增加，腐蚀性减少，特别是在提高了鞣剂的溶解性从而促进了它的吸附性等方面具有优异的效果。利用木质素作为橡胶的增强剂主要是研究改性木质素，但使用废液制造的木质素产品也可以。

⑧ 水处理剂：向含有蛋白质的废水中加入木质素产品时，可形成木质素-蛋白质复合体而沉淀，因此，木质素产品用作含有蛋白质废水的凝聚剂。

⑨ 蓄电池的添加剂：作为铅蓄电池和碱蓄电池的阴极板防缩剂，木质素磺酸盐可提高电池的低温急放电容量和寿命，过去主要是使用硫酸盐木质素，但最近部分脱磺酸化改性的木质素开始取代碱木质素，也有报道以废液为起始原料，但迄今为止只限于在有充电液的蓄电池中使用。

⑩ 低分子化学品：从木质素制备低分子化学品，其中最有商品价值的是香草醛，主要用作调香剂，还可用作紫外吸收剂制防晒软膏、食品防腐剂等，也可制药。

另外，木质素产品还可用作锅炉、冷凝管、石油贮罐等的防垢剂和防腐蚀剂。

二、理论构想

木质素在木材细胞壁中的含量是 20%～40%，主要起到增强的作用，将相同含量的木质素磺酸铵加入到其他有机材料中，应该也会起到相同的作用。选择以木质素磺酸铵作为基质材料，加入三元乙丙橡胶和聚丙烯来研发一种新型的木质素基人造板材。

① 木质素磺酸铵（AL）是木质素磺酸盐中的一种，产量丰富，成本低廉，其化学成分和特性如前所述，重要的是，它可以用作橡胶的增强剂，同时鉴于木质素磺酸盐在胶黏剂和补强剂方面的优良表现，将其与三元乙丙橡胶和聚丙烯共混具有理论基础。

② 三元乙丙橡胶（EPDM）是由乙烯、丙烯和非共轭二烯类第三单体共聚而成的橡胶，具有优良的电性能、耐老化性、耐热性、耐候性，且耐醇、耐酮、耐酸、耐强碱和耐氧化剂等化学品，不耐脂肪族、芳香族类溶剂。由于没有自补强性，三元乙丙橡胶需要添加补强剂，它可以大量填充廉价的填料，比如木质素。同时，三元乙丙橡胶可以采用硫、过氧化物或酚醛树脂硫化体系进行硫化，有利于分析不同的硫化系统对复合材料性能的影响。

③ 聚丙烯（PP，本节使用等规聚丙烯）是一种构型规整的高结晶性热塑性树脂，它无毒、无味，密度为 $0.90 \sim 0.91 \mathrm{g/cm}^3$，在常用的塑料中，是最轻的品种，具有良好的耐磨性、耐热性、化学稳定性和电性能，但是耐寒性和耐老化性差，低温冲击强度低，韧性不好。聚丙烯可采用挤出机挤出成型，也可用注塑机注射成型，还可采用熔接、热成型、电镀、发泡、纺丝等方法进行成型加工。它是聚烯烃类塑料中的一个重要热塑性塑料品种，也是当今五大塑料品种中发展最快的一种，且其原料来源方便，价格便宜。

④ 由于三元乙丙橡胶和聚丙烯的分子结构、极性、溶解度参数相近，二者相容性较好，不需进行增容处理就能很好地共混，所以目前关于二者复合制成 TPV 的研究较多，实践论据充分。

基于这些考虑，结合这种新型复合材料的流变学特性、物理力学性能和界面结合情况，分析影响其性能的显著性因子，确定最佳的生产工艺，并探索其在建筑、建材、工业等领域的应用。

三、实验材料与设备

1. 实验材料

本书制得 EPDM/PP/AL 复合材料所用主要实验原料与试剂如表 1-1 所示。

表 1-1　实验原料

名称	纯度等级	生产厂家
三元乙丙橡胶(EPDM;J-3080)	工业级	吉林石化分公司
聚丙烯(PP;T30S)	工业级	中国石油化工股份有限公司茂名分公司
木质素磺酸铵(AL)	工业级	武汉华东化工有限公司
过氧化二异丙苯(DCP)	分析纯	上海高桥石化精细化工有限公司
三烯丙基异氰尿酸酯(TAIC)	工业级	浙江黄岩东海化工厂
硫(S)	工业级	市售
N-叔丁基-2-双苯并噻唑次磺酰亚胺(TBSI)	工业级	市售
氧化锌(ZnO)	分析纯	天津市瑞金特化学品有限公司
硬脂酸(SA)	分析纯	天津市凯通化学试剂有限公司
酚醛树脂(Sp1045)	工业级	市售
氯化亚锡($SnCl_2 \cdot H_2O$)	分析纯	天津市瑞金特化学品有限公司
杨木木粉(WF)	$380 \sim 180 \mu m$	自制
环烷油(Oil)	工业级	市售
PE 蜡	工业级	市售

2. 实验设备

研究所用主要设备与仪器如表 1-2 所示。

表 1-2　实验设备

设备名称	规格型号	生产厂家
电子天平	LD6000-1	沈阳龙腾电子称量仪器有限公司
高速混合机	SHR-10A	张家港市通河塑料机械有限公司
双螺杆挤出机	SH30	南京橡胶机械厂
塑料压力成型机	SL-6	哈尔滨特种塑料制品有限公司
微型控制万能力学试验机	RGT-20A	深圳市瑞格尔仪器有限公司
人造板滚动磨损试验机	MMG-5A	济南天辰试验机制造有限公司
环境扫描电镜	Quanta 200	美国 FEI 公司
旋转流变仪	AR2000ex	美国 TA 公司
X 射线衍射仪	D/MAX 2200	日本理学公司
傅里叶变换红外光谱仪	Nicolet 6700	美国 Nicolet 公司
热重分析仪	TG-209	德国 NETZSCH 公司

3. 实验方法

(1) EPDM/PP/AL 复合材料的制备

将实验原料按照表 1-3 所示的配方,同时放入高速混合机共混,混合均匀后用双螺杆挤出机挤出，投料速度为 8r/min，挤出速率分别选择 50r/min、100r/min 和 150r/min，挤出温度和各区温度如表 1-4 所示，然后用塑料压力成型机热压成型，热压温度 175℃，热压时间 2min，冷压时间 2min，制成 250mm 长、150mm 宽、4mm 厚的 EPDM/PP/AL 复合材料板材备用。

表 1-3 实验配方

实验编号	EPDM/phr	PP/phr	AL/phr	DCP/phr	TAIC/phr	S/phr	TBSI/phr	ZnO/phr	SA/phr	Sp1045/phr	SnCl$_2$/phr	PE蜡/phr	WF/phr	Oil/phr
1	100	50 100 150	50 100 150	2 3 4	0.5 1 1.5	—	—	—	—	—	—	2.5	—	—
2	100	100	100	—	—	1 1.5 2	1 1.5 2	7.5	1.5	—	—	2.5	—	—
3	100	100	100	—	—	—	—	7.5	1.5	8 10 12	1 1.5 2	2.5	—	—
4	100	100	100	—	—	—	—	7.5	1.5	12	2	2.5	0 30 60 90	0 10 20 30

注：1. 表中含有多个数值的代表正交试验的水平。

2. phr（parts per hundreds of rubber）表示对每 100 份橡胶添加的质量份数。

表 1-4 双螺杆挤出机温度设置

试验温度/℃	一区温度/℃	二区温度/℃	三区温度/℃	四区温度/℃	五区温度/℃	六区温度/℃	七区温度/℃
170	145	155	165	170	170	165	160
180	145	160	175	180	180	175	165
190	145	165	180	190	190	180	165

（2）物理力学性能测试

弯曲性能参照 ASTM D790—17 标准，使用万能力学试验机采用三点弯曲的方法进行测试，支点跨距为 56mm，加压速率为 5mm/min，试件尺寸为 80mm×13mm×4mm，每组不少于 8 个试件。

拉伸性能参照 ASTM D638—14 标准，使用万能力学试验机进行测试，拉伸速率为 5mm/min，试件为标准哑铃型，长度 165mm，两端宽度 19mm，中间宽度 13mm，标距为 50mm，每组不少于 8 个试件。

硬度参照 GB/T 17657—2013 标准，使用万能力学试验机进行测试，试件尺寸为 50mm×50mm×10mm，压针直径为 5mm，压入速度为 3mm/min，测量压入深度为 2.82mm 时的抗压强度，每组不少于 8 个试件。

耐磨性能参照 GB/T 17657—2013 标准，使用人造板滚动磨损试验机进行测试，试件尺寸为 100mm×100mm，中间圆孔直径为 8mm，取 100r 之后的重量损耗进行研究，每组不少于 8 个试件。

（3）流变性能测试

将制备好的 EPDM/PP/AL 复合材料制成直径为 25mm 的圆片，采用旋转流变仪，选择应力控制模式，进行动态应变扫描和频率扫描。夹具为直径 25mm 的银齿平行板。应变扫描测试条件设置为：温度 200℃，频率 1Hz，应变范围 0.01%～100%。频率扫描测试条件设置为：温度 200℃，应变 0.5%，频率范围 0.06283～628.3rad/s。

（4）结晶行为测试

将 EPDM/PP/AL 复合材料制成 10mm×10mm 的试件，采用 X 射线衍射仪分析复合材料的晶型结构和相对结晶度。射线波长为 0.154nm，扫描角度范围为 10°～80°，扫描速率为 5°/min，管电压为 40kV，管电流为 30mA。

（5）样品表征

先将 EPDM/PP/AL 复合材料的试件放入液氮中充分冷冻，再将其拿出并迅速脆断，选取断面相对光滑的一侧，用刀片截取其横断面，用导电胶将其固定在样品托上，然后对其表面进行喷金处理，最后利用环境扫描电镜，在加速电场下进行观察。

参考文献

[1]　D. R. Paul. Chapter 12-Interfacial Agents（"Compatibilizers"）for Polymer Blends[J]. Polymer Blends, 1978: 35-62.

[2]　L. A. Utracki. Polymer alloys and blends: thermodynamics and rheology[M]. Distributed in the U. S. A. by Oxford University Press, 1990.

[3]　袁庆丰. 改性 SEBS 热塑性弹性体的制备及其性能研究[D]. 武汉: 武汉工程大学. 2016.

[4]　王德禧. 热塑性弹性体的现状和发展[J]. 塑料, 2004, 33（2）: 46-52.

[5]　刘丛丛, 伍社, 张立群. 热塑性弹性体的研究进展[J]. 化工新型材料, 2008（08）: 17-21.

[6] 贾红兵, 王经逸. 橡胶材料学[M]. 南京: 南京大学出版社, 2018.

[7] 贾红兵, 宋晔, 王经逸. 高分子材料[M]. 南京: 南京大学出版社, 2019.

[8] 宫涛, 李汾, 刘菁. 聚氨酯弹性体的新进展[C]. 中国聚氨酯工业协会弹性体专业委员会2011年年会论文集, 2011.

[9] 洪桂香. 热塑性聚酯弹性体高分子新材料及其应用简述[J]. 化学工业, 2017, 35 (01): 23-26.

[10] 何红媛, 周一丹. 材料成形技术基础[M]. 南京: 东南大学出版社, 2015.

[11] 祝爱兰, 李洪元, 吴立明. 热塑性聚酯弹性体[J]. 弹性体, 2005 (01): 70-75.

[12] 胡国华. 热塑性聚酯弹性体 TPEE[J]. 国外塑料, 2013, 31 (10): 41-45.

[13] 杨清芝. 实用橡胶工艺学[M]. 化学工业出版社, 2005.

[14] 关颖. 热塑性聚烯烃弹性体技术及市场分析[J]. 化工技术经济, 2005 (07): 44-49.

[15] 李伯耿, 张明轩, 刘伟峰, 等. 聚烯烃类弹性体——现状与进展[J]. 化工进展, 2017, 36 (09): 3135-3144.

[16] 佘庆彦, 田洪池, 韩吉彬, 等. 热塑性弹性体的研究与产业化进展[J]. 中国材料进展, 2012, 31 (02): 24-32, 15.

[17] 徐晓冬, 刘建清, 高秀敏. 聚丙烯类共混型热塑性弹性体的研究进展[J]. 化工新型材料, 2008, 36 (6): 9-12.

[18] C. F. Antunes, M. V. Duin, A. V. Machado. Morphology and phase inversion of EPDM/PP blends-Effect of viscosity and elasticity[J]. Polymer Testing, 2011, 30 (8): 907-915.

[19] H. Wu, N. Ning, L. Zhang, et al. Effect of additives on the morphology evolution of EPDM/PP TPVs during dynamic vulcanization in a twin-screw extruder[J]. Journal of Polymer Research, 2013, 20 (10): 266.

[20] A. A. Канаузова, 江畹兰. 用"动态硫化"法制备的热塑性弹性体及其性能[J]. 世界橡胶工业, 1986 (5): 59-72.

[21] 王章郁, 李忠明. 三元乙丙橡胶-聚丙烯共混型热塑性动态硫化橡胶国内研究概况[J]. 四川化工, 2003, 6 (6): 26-31.

[22] J. George, N. R. Neelakantan, K. T. Varughese, et al. Failure properties of thermoplastic elastomers from polyethylene/nitrile rubber blends: Effect of blend ratio, dynamic vulcanization, and filler incorporation[J]. Journal of Applied Polymer Science, 2006, 100 (4): 2912-2929.

[23] D. E. EditorsS. K., A. Bhowmick. Thermoplastic Elastomers From Rubber-plastic blends[M]. City: Ellis Horwood, 1990.

[24] 张泗文. 动态硫化与热塑性橡胶[J]. 合成橡胶工业, 1985 (3): 60-62.

[25] 朱玉俊, 徐固, 赵晓温. 聚烯烃系共混型动态硫化法热塑性弹性体的研制及有关性能探讨[J]. 特种橡胶制品, 1984 (3): 11-19.

[26] 宋玉春. 高性能 TPVs 市场新进展[J]. 国外塑料, 2002, 20 (4): 37-38.

[27] 刘丛丛, 伍社毛, 张立群. 热塑性弹性体的研究进展[J]. 化工新型材料, 2008, 36 (8): 17-21.

[28] 田立斌, 张金悦. 动态全硫化共混型热塑性弹性体的研究进展[J]. 现代塑料加工应用, 2002, (3): 25-28.

[29] 王海龙. EPDM/PP 热塑性硫化胶的制备及其 OMMT 纳米复合材料研究[D]. 青岛大学. 2008.

[30] 邢立华，张小萍，聂恒凯，等. 不同动态硫化设备 NBR/PA12 热塑性硫化胶的制备和性能研究[J]. 化工新型材料，2012，40（4）：91-93.

[31] 谢忠麟. 共混型热塑性弹性体的新进展[J]. 现代化工，1987（4）：20-25.

[32] A. Y. Coran, R. Patel, 幸克昌. 橡胶-热塑性塑料共混物——Ⅶ 氯化聚乙烯橡胶-尼龙共混物[J]. 橡胶参考资料，1985（1）：5-14.

[33] 吴唯，李远. 动态硫化 PP/EPDM 性能对共混工艺的依赖及其机理研究[J]. 中国塑料，1999（1）：22-30.

[34] 董金虎. 共混方法及云母含量对 PP/云母复合材料性能的影响[J]. 中国塑料，2012（2）：74-77.

[35] 谢忠麟. 动态全硫化共混型热塑性弹性体的开发与应用[J]. 合成橡胶工业，1990（3）：151-156.

[36] 吕秀凤. 硫化体系对动态硫化 EPDM/POE 热塑性弹性体性能的影响[J]. 特种橡胶制品，2010，31（6）：22-25.

[37] 龚蓬，张祥福，张隐西. EPDM/聚烯烃共混型热塑性弹性体的研究[J]. 橡胶工业，1996（8）：451-457.

[38] 肖汉文，黄世强. 不同硫化体系动态硫化 EPDM/PP 热塑性弹性体流变性能的研究[J]. 橡胶工业，1999（11）：649-651.

[39] 郭红革，潘炯玺，郭红炜，等. 动态硫化 EPDM/PP 共混型热塑性弹性体的研究[J]. 四川大学学报：自然科学版，2002，39（2）：325-330.

[40] 金华仁. 动态硫化 EPDM/PP 热塑性弹性体电线电缆的应用及开发[J]. 塑料制造，2009（1）：82.

[41] 黄世强. 不同硫化体系动态硫化三元乙丙橡胶/聚丙烯共混型热塑性弹性体的性能研究[J]. 湖北大学学报（自科版），1999（2）：150-152.

[42] 潘炯玺，叶林忠. 动态硫化 PP/EPDM 热塑性弹性体性能的研究[J]. 橡胶工业，1997（5）：259-262.

[43] 杨世元，张素汶. EPDM/PP 热塑性弹性体力学性能及动态硫化速度的研究[J]. 石化技术与应用，1993（4）：249-254.

[44] 蒋涛，江学良，程时远. 动态硫化 EPDM/PP 共混体系中 PP 相的结晶度及晶体结构的研究[J]. 功能高分子学报，1999（4）：371-375.

[45] 黄英，刘晓辉，李郁忠. 三元乙丙橡胶的型别与用量对聚丙烯结晶行为的影响[J]. 机械科学与技术，2002，21（5）：807-810.

[46] 田洪池，米永存，曹件芳，等. 热塑性弹性体 TPV 的结构性能及其在汽车系统中的应用[J]. 汽车工艺与材料，2007（4）：52-54.

[47] 王象民. 充分硫化的 EPDM/PP TPV 在汽车及建筑业中的应用进展[J]. 橡胶参考资料，2002，（3）：18-20.

[48] 田洪池，刘小平，韩吉彬，等. 热塑性硫化胶的结构性能应用及其国产化[J]. 橡胶科技，2008，6（4）：18-21.

[49] 廖双泉，赵艳芳，廖小雪. 热塑性弹性体及其应用[M]. 北京：中国石化出版社，2014.

第二章

动态硫化热塑性弹性体

第一节　热塑性弹性体

热塑性弹性体（TPE），又称热塑性橡胶（TPR），兼具橡胶和热塑性塑料的双重特性，在常温下可表现出橡胶材料的弹性，在高温下又具有塑料材料的可塑性，是继天然橡胶、合成橡胶之后的第三代橡胶，一经面世便受到了广泛关注。

一、热塑性弹性体的特征

热塑性弹性体有类似于硫化橡胶（也称硫化胶）的物理力学性能，如较高的弹性、类似于硫化橡胶的强力、形变特性等。在性能满足使用要求的条件下，热塑性弹性体可以代替一般硫化橡胶，制成各种具有实用价值的弹性体制品。同时，由于热塑性弹性体具有类似于热塑性塑料的加工特性，因而不需要使用传统的橡胶硫化加工的硫化设备，可以直接采用塑料加工工艺，如注射、挤出、吹塑等。设备投资少、工艺操作简单、成型速度快、生产周期短、生产效率高。此外，由于热塑性弹性体的弹性和塑性两种物理状态之间的相互转变取决于温度变化，而且是可逆的，因而在加工生产中的边角料、废次品以及用过的废旧制品等，可以方便地重新加以利用。热塑性弹性体优异的橡胶弹性和良好的热塑性相结合，使其得到了迅速发展。它的兴起，使塑料与橡胶的界限变得更加模糊。

众所周知，硫化橡胶的高弹性特点，与橡胶硫化时在橡胶大分子链间形成交联键的结构特征有密切的关系。这种交联键的数量直接影响了弹性的高低。

热塑性弹性体显示硫化橡胶的弹性性质，同样存在着大分子链间的"交联"。这种"交联"可以是化学"交联"，也可以是物理"交联"。但无论哪一种"交联"，均具有可逆性特征。即当温度升高至某个温度时，这种化学"交联"或者物理"交联"消失了；而当冷却到室温时，这种化学"交联"或物理"交联"又起到了与硫化橡胶交联键类似的作用。就热塑性弹性体来说，物理"交联"是主要的交联形式。

热塑性弹性体结构上的另一突出特点是：它同时串联或接枝一些化学结构不同的硬段和软段。硬段要求链段间的作用形成物理"交联"或"缔合"，或者具有在较高温度下能离解的化学键。软段则要求是自由旋转能力较大的高弹性链段。当热塑性弹性体从流动的熔融态或溶液到固态时，分子间作用力较大的硬段首先凝集成不连续相，也叫分散相（塑料相），形成物理交联区。柔性链段构成连续相（橡胶相）。这种物理交联区的大小、形状随着硬段和软段的结构、数量比而发生变化，从而形成不同的微相分离结构。

由于热塑性弹性体中的"交联"区域为物理"交联"，故当温度上升至超过物理"交联"区域的硬段的玻璃化温度或结晶熔点时，硬段将被软化或熔化，网状结构就被破坏，可以在力的作用下流动，因此可以像塑料那样自由地进行成型加工。这种网状结构也可以溶解于某些有机溶剂而消失。而当温度下降或溶剂挥发时，则网状结构建立。所以热塑性弹性体可以采用普通塑料工业用的注塑机来注射成型或用塑料挤出机挤出成型，也可模压成型或用其他塑料成型加工方法进行加工。

二、热塑性弹性体的种类

在热塑性弹性体的家族中，按照化学成分的不同，常见的有以下四大类：

① 热塑性聚氨酯弹性体（TPU）。按其合成所用的聚合物二醇又可分为聚醚型和聚酯型。

② 苯乙烯嵌段类热塑性弹性性（TPS）。典型品种为热塑性 SBS 弹性体（苯乙烯-丁二烯-苯乙烯三嵌段共聚物）和热塑性 SIS 弹性体（苯乙烯-异戊二烯-苯乙烯三嵌段共聚物）。此外，还有苯乙烯-丁二烯的星形嵌段共聚物。

③ 热塑性聚酯弹性体（TPEE）。该类弹性体通常是由二元羧酸及其衍生物（如对苯二甲酸二甲酯）、聚醚二醇（分子量 600～6000）及低分子量二醇的混合物通过熔融酯交换反应而得到的均聚无规嵌段共聚物。

④ 热塑性聚烯烃弹性体（TPO）。该类弹性体通常是通过共混法来制备

的。如应用 EP（D）M［即具有部分结晶性质的二元乙丙橡胶（EPM）或三元乙丙橡胶（EPDM）］与热塑性树脂（聚乙烯、聚丙烯等）共混，或在共混的同时采用动态硫化法使橡胶部分得到交联甚至在橡胶链上接枝聚乙烯（DE）或聚丙烯。此外还有丁基橡胶（BR）接枝聚乙烯而得到的热塑性聚烯烃弹性体。

除了上述四大类热塑性弹性体外，人们还在探索热塑性弹性体的新品种，如聚硅烷类热塑性弹性体、热塑性氟弹性体以及聚氯乙烯类热塑性弹性体等。

第二节　苯乙烯类热塑性弹性体

一、苯乙烯类热塑性弹性体的品种

苯乙烯类热塑性弹性体是苯乙烯和二烯烃（如丁二烯、异戊二烯）单体经聚合反应合成的嵌段共聚物，因此，又称为苯乙烯类嵌段共聚物。从分子链结构看该类弹性体可分为线型嵌段苯乙烯类热塑性弹性体和星型嵌段苯乙烯类热塑性弹性体。从组成上看主要有两大类，即苯乙烯-丁二烯-苯乙烯（SBS）和苯乙烯-异戊二烯-苯乙烯类（SIS）。

二、苯乙烯类热塑性弹性体的结构特征

苯乙烯类热塑性弹性体，是指聚苯乙烯链段和聚丁二烯（或者聚异戊二烯）链段组成的嵌段共聚物。聚苯乙烯链段作为硬段（塑料段），聚丁二烯（或者聚异戊二烯）链段作为软段（橡胶段）。在这种嵌段共聚物中，相应于两个组分，有两个分离相，并有各自的玻璃化温度。在室温下聚苯乙烯链段互相缔合或"交联"，形成物理交联区域，它们起到补强剂作用。这种由聚苯乙烯硬段和聚丁二烯（或聚异戊二烯）软段形成的"交联"网络结构，与硫化橡胶中的交联网络结构有相似之处，这是苯乙烯热塑性弹性体在常温显示硫化橡胶特性、在高温下发生塑性流动的原因所在。

三、苯乙烯类热塑性弹性体的性能

未经充油和未加填料的纯苯乙烯类热塑性弹性体，具有很好的强度和弹性，其扯断永久变形比塑料要小得多，但比硫化橡胶稍高。当温度升高时，拉

伸强度和硬度下降，塑性增加，有利于加工。由于苯乙烯类热塑性弹性体中的丁二烯或异戊二烯橡胶链段含有不饱和的双键，双键的存在使材料的抗热氧老化、耐臭氧、耐紫外光等耐老化性能受到影响。因而对于耐老化性能要求苛刻的制品，该材料的应用受到限制。采用氢化改性办法使双键饱和，耐老化性能会明显提高。与丁苯橡胶（SBR）类似，苯乙烯热塑性弹性体可以与水、弱酸、碱等接触，但许多烃、酯、酮类化合物能使其溶解或溶胀。苯乙烯热塑性弹性体具有优良的绝缘性能，可用作电线、电缆及电器材料。苯乙烯热塑性弹性体在溶液黏度和熔融流动上也有其特点。与普通丁苯橡胶和天然橡胶相比，在固体含量相同时，该材料的熔融黏度比相应的丁苯橡胶、天然橡胶小得多，其熔融黏度高于相同分子量条件的均聚物或无规共聚物，且熔融黏度对剪切速率及分子量敏感。

四、苯乙烯类热塑性弹性体的加工

为了改善苯乙烯类热塑性弹性体的加工性能，降低制品成本，苯乙烯类热塑性弹性体通常采用并用其他高聚物材料和填料的方法制备混合料。主要有以下四种途径：用与橡胶相相容的聚合物填充橡胶相，用与塑料相相容的聚合物填充塑料相，添加诸如聚烯烃一类的高定伸应力的聚合物形成另外的附加相，在橡胶连续相区内添加诸如无机填料这样的不连续相。

并用的方法分为溶液混合法、机械干混法及熔融混合法。溶液混合法采用一系列工业溶剂，如环己烷、甲乙酮、甲苯或混合溶剂等。熔融混合法通常采用开炼机、密炼机和双螺杆挤出机。多种油类和脂类可用作苯乙烯热塑性弹性体的增塑剂。油类和脂类的作用是软化和塑化该共聚物中的橡胶相，以降低黏度，方便操作。环烷油、石蜡油是最常用的增塑剂。芳烃油因为能熔化聚苯乙烯相，使聚苯乙烯的玻璃化温度明显下降，因此，应避免当作填充油使用。

填充剂也是苯乙烯热塑性弹性体中常用的添加剂，可起到降低成本和改进性能的作用。加入填充剂通常会降低熔融流动性能和拉伸强度，但是对增加高温下的强度有利。补强性填充剂如炭黑、白炭黑（细粒子二氧化硅）及硬质陶土，可以提高定伸应力和硬度，提高耐疲劳寿命及耐磨性。为了改善苯乙烯热塑性弹性体的加工性能，可添加诸如硬脂酸、石蜡、低分子量聚乙烯等加工助剂。

苯乙烯热塑性弹性体因兼有橡胶的高弹性和热塑性塑料的加工特性，因此，各种传统的塑料加工工艺技术，诸如开炼、挤出、注射、压延、吹塑及真空成型等均可利用。

第三节　热塑性聚氨酯弹性体

一、热塑性聚氨酯弹性体的品种

热塑性聚氨酯弹性体（TPU）是一类由多异氰酸酯和多羟基物，借助扩链剂加聚反应生成的线型或轻度交联结构的聚合物。根据所用多异氰酸酯、多羟基物、扩链剂的不同，形成不同品种的热塑性聚氨酯弹性体。常用的多异氰酸酯有二苯基甲烷二异氰酸酯（MDI）和萘二异氰酸酯（NDI）。多羟基化合物一般是两端为羟基所终止的低分子量脂肪族聚醚、聚酯或聚酰胺三种，以前两种为主。其分子量一般为 800～3000。这两种二羟基化合物，主要作为合成热塑性聚氨酯弹性体的原料。扩链剂为某些低分子量的双官能物质，主要是一些二元醇或二元胺。扩链剂的主要作用，是用来与带异氰酸端基的预聚物及二异氰酸酯的混合物反应，在高分子链中形成硬链段，并使链扩展、延伸。

二、热塑性聚氨酯弹性体的结构

热塑性聚氨酯弹性体之所以具有良好的弹性，是因为分子链结构中同时包含着交替结构的低玻璃化温度的软段和高度极性基团的硬段。软段一般由脂肪族聚酯（如聚乙二醇己二酸酯、聚乙二醇-丙二醇-己二酸酯、聚丙二醇己二酸酯）或聚醚（如聚氧化丙二醇、聚氧化乙二醇、聚氧化丁二醇）所组成。软段主要影响弹性及低温性能，同时对硬度、撕裂强度、模量等有很大贡献。聚氨酯弹性体中的硬段是由二异氰酸酯和二元醇或二元胺相互作用形成的。硬段的性质决定弹性体中分子链间相互作用有一宽广的范围，同时决定其网状结构。

热塑性聚氨酯弹性体之所以具有热塑性，是由于其分子间的氢键交联和偶极-偶极作用（即二级交联），或高分子链间的轻度交联（即一级交联）的缘故。而随着温度的升高或降低，聚氨酯弹性体的上述两种交联形式亦具有可逆性。

三、热塑性聚氨酯弹性体的性能

热塑性聚氨酯弹性体的最大特点是在获得高硬度的同时富有弹性，并具有良好的机械强度。热塑性聚氨酯弹性体的拉伸强度通常为 $30\sim45\mathrm{MPa}$，断裂伸长率一般在 $400\%\sim800\%$ 之间。其邵氏硬度随着组分的变化，跨越广泛的范围，从 64A 到 80D。通常，纯聚氨酯随着硬度的增加，会表现出：拉伸强度和撕裂强度增加，伸长率下降，耐油性提高，压缩强度增加，动态生热增加。

热塑性聚氨酯弹性体具有极好的抗撕裂性，撕裂强度与拉伸强度有关（虽然不是比例关系），并且随聚合物硬度的增加而增加。

热塑性聚氨酯弹性体的压缩永久变形性能与聚合物类型、交联度、后硫化或试样的状态调节有关。轻度交联的热塑性聚氨酯弹性体往往具有较低压缩永久变形值，特别是在较高温度下。试样的后硫化能大幅度降低压缩变形，特别是高温下的永久变形。

热塑性聚氨酯弹性体具有极好的耐磨性，几乎超过所有其他材料，所以在苛刻磨耗条件下应用。在某些情况下，耐磨性还可用润滑剂（如硅酮、二硫化钼）加以改善。在苛刻条件下连续使用时，（如在能引起生热的应用中）热塑性聚氨酯弹性体会随时间的延长而软化，导致磨耗增加。

值得注意的是热塑性聚氨酯弹性体的力学性能、耐热性等与其组成有极大的关系。

热塑性聚氨酯弹性体具有水解性质。聚醚型热塑性聚氨酯在潮湿环境中的水解稳定性大大超过聚酯型热塑性聚氨酯。聚酯型热塑性聚氨酯的稳定性可以通过加入聚碳化二亚胺稳定剂在一定程度上加以改进。

聚酯型和聚醚型热塑性聚氨酯都表现出极好的耐臭氧性。对化学品和溶剂有良好的抗耐性，例如耐油、耐弱酸与弱碱溶液、耐脂肪族溶剂以及盐溶液。

由于热塑性聚氨酯弹性体的优越性能，被广泛应用于工业油管、坚韧而耐磨的同步齿形带、鞋底、鞋跟、缓冲器、减震垫、高速运转并受载荷的滚轮、滑雪靴、防滑链等。

四、热塑性聚氨酯弹性体的成型加工

几乎所有的热塑性塑料的成型加工方法，都适合于热塑性聚氨酯弹性体的成型加工。例如可采用注塑成型制造各种模塑制品，只是要求塑化得更好一些；采用挤出成型生产电线、电缆护套、管材、棒材等；热塑性聚氨酯弹性体的压延成型、吹塑成型也与热塑性塑料一样；将热塑性聚氨酯弹性体溶在一定的溶剂中，并加入一定的配合剂，如色料等，用于干法或湿法制聚氨酯革；将热塑性聚氨酯弹性体加热混炼，加入一定助剂，用压延贴胶或擦胶，加工成气密性好的聚氨酯革；将热塑性聚氨酯弹性体溶解在溶剂中，再浸渍织物，作涂层制品。

热塑性聚氨酯弹性体有较强的吸水性，暴露于空气中能迅速吸收大气水分。故成型加工中最重要的因素是必须将其干燥。加工未经适当干燥的热塑性聚氨酯弹性体可能引起制品起泡、流痕、表面不光滑、粘模和损失物理性能。这些现象在水分含量超过 0.08％时就会发生。热塑性聚氨酯粒在相对湿度超过 50％的大气中暴露不足 1h 即能吸收过量水分。即使材料已预先干燥过，一旦露置在空气中时间较长（尤其是空气中湿度较高的情况），则加工前仍需进行适当干燥处理，不然会使热塑性聚氨酯弹性体制品的物性大幅度地下降。热塑性聚氨酯弹性体颗粒干燥温度约为 95～110℃，干燥时间为 1～2h。对较柔软材料应采用低温和长时间干燥，保证干燥均匀，以防热粘成团。温度低于 95℃则颗粒不能充分干燥，除非使用带吸湿剂的干燥系统。不过，也应避免颗粒在干燥温度下停留时间过长（超过 12h），否则颗粒颜色会发黄。

热塑性聚氨酯弹性体的硬度和交联度是影响具体产品加工温度的重要因素。加工温度通常随硬度和交联度的增加而提高。一般地讲，热塑性聚氨酯弹性体中分子链间物理交联和共价交联约在 160～176℃时开始按可逆机理分解，从而能像热塑性塑料那样进行加工。当材料在高于 221℃的温度下加工或在比此温度稍低的温度下长时间停留（超过半小时）时，材料通常会发生热降解。这时熔融聚合物会起泡，且黏度很低。

将成型后的热塑性聚氨酯弹性体制品在 60～80℃的条件下保持 16～24h，以促使聚合物的微相分离，这一过程称为后硫化加热处理。热塑性聚氨酯弹性体经后硫化处理，可明显提高其拉伸强度，改善压缩永久变形，并使制品的坚韧性明显增加。热塑性聚氨酯弹性体的后硫化也叫陈化，只有经过后硫化，测得的热塑性聚氨酯弹性体试样的性能才是稳定的。同样，热塑性聚氨酯弹性体的各种制品也应该经过后硫化后才能使用。然而，由于后硫化处理需要花费时间、增加工作量，所以常常只被推荐用于改善压缩永久变形性能。对于一般的情况，是将成型加工后的热塑性聚氨酯弹性体制品在室温下放置 7～10 天。

大多数热塑性聚氨酯弹性体配合料是按特定配方制成的，但在具体应用中常有改善加工性能的需求。在此情况下，可以和少量润滑剂混用，如双酰胺和脂肪酸酯及蜡等。

热塑性聚氨酯弹性体的典型成型加工（注塑、挤出）工艺如下：

1. 挤出成型

热塑性聚氨酯弹性体挤出成型所用挤出机的螺杆长径比（L/D）可以低到 20:1，但较适宜的螺杆长径比范围是 24:1～30:1。最好采用较高长径比，因为这样能在一定温度和高生产速率下有较长的停留时间，并保证熔料均匀流动。热塑性聚氨酯弹性体挤出成型所用最有效的螺杆压缩比为 3:1。热塑性聚氨酯弹性体挤出加工时的熔体温度在 175～220℃范围内，视聚合物类型、机器设计和线速度而定。一般来讲，硬度较高的品种加工温度应该稍高些。

2. 注塑成型

热塑性聚氨酯弹性体采用往复式螺杆注塑机是最为理想的注射成型方法。因热塑性聚氨酯弹性体在剪切力作用下，摩擦生热大，而热塑性聚氨酯弹性体的导热性不良，所以采用中等注射速度和较大的进料口比较合适。推荐的螺杆结构为：长径比 18:1～24:1；压缩比为 2.5:1～3.5:1，通用型螺杆和渐变计量螺杆都可以使用。螺杆需要带止逆环，以保证产生最大压力。当热塑性聚氨酯弹性体注塑成型时，控制喷嘴温度很重要，因为冷喷嘴可以产生"冷块"，而过热的喷嘴会使材料过热或造成流涎。

第四节　热塑性聚酯弹性体

一、热塑性聚酯弹性体的品种

热塑性聚酯弹性体是一类线型嵌段共聚物（TPEE）。热塑性聚酯弹性体通常是由二羧酸及其衍生物、长链二醇（分子量 600～6000）及低分子量二醇混合物通过熔融酯交换反应制备的。随原料品种及原料配比的不同，得到不同品种和牌号的热塑性聚酯弹性体，其硬度跨越宽广的范围。合成热塑性聚酯弹性体最常用的原料有对苯二甲酸二甲酯、1,4-丁二醇、聚四亚甲基乙二醇醚等。

二、热塑性聚酯弹性体的结构特征

由对苯二甲酸二甲酯、聚四亚甲基乙二醇醚和 1,4-丁二醇通过交换反应得到的是长链的无规嵌段共聚物。对苯二甲酸二甲酯和聚四亚甲基乙二醇醚反应生成较长的链段，它们为无定形的软段。对苯二甲酸二甲酯和低分子二醇反应生成较短的链段，它们是硬段，并具有结晶性。其中软段的玻璃化温度约为$-50℃$，硬段的结晶熔点达$215℃$。在热塑性聚酯弹性体中受热可变的物理"交联"，就是短的结晶链段所起的作用。热塑性聚酯弹性体在低于结晶相熔点时，同样具有微相分离结构。连续相由软段以及链长度不够或链缠结而不能结晶的其他聚酯嵌段构成，它赋予聚合物以弹性。改变结晶相与无定型相的相对比例，可以调整聚合物的硬度、模量、耐化学侵蚀性能和气密性能。显然，结晶链段的含量越高，硬度就越高。

三、热塑性聚酯弹性体性能

热塑性聚酯弹性体具有一系列的优越性能，尤其是弹性好，抗屈挠性能优异，耐磨以及使用温度范围宽。此外还具有良好的耐化学介质、耐油、耐溶剂及耐大气老化等性能。

热塑性聚酯弹性体的密度为$1.17\sim1.25g/cm^3$，拉伸强度为$25\sim45MPa$，断裂伸长率为$300\%\sim500\%$，弯曲模量可从$50\sim500MPa$。热塑性聚酯弹性体在橡胶的弹性与塑料的刚性之间架起了一道宽阔的桥梁，它们之中比较软的品种很接近通常的硫化橡胶，比较硬的品种则接近通常的塑料。硬度为40D的热塑性聚酯弹性体其回弹率超过60%，当热塑性聚酯弹性体的硬度接近塑料的硬度（63D）时，其回弹率仍然在40%以上。硬度为72D的热塑性聚酯弹性体既具有足够的韧性也有良好的弹性，抗冲击并能够弯曲而不破裂，既有高的模量，又有良好的耐屈挠性能。

在低应变条件下，热塑性聚酯弹性体的模量比相同硬度的其他热塑性弹性体高，其承载能力优于硬度相似的热塑性聚氨酯弹性体。这在以模量为重要设计因素时，通过缩小制品的横截面积，达到减少材料用量的目的。

热塑性聚酯弹性体的高温拉伸强度大，特别是在应变小的情况下，它们可以保持优异的拉伸性能，表现出在相当大的温度范围内有很高的使用价值。

当热塑性聚酯弹性体于屈服点以下受应力作用时，在动态用途中的滞后损失小，生热量低。动态滞后性能好也是热塑性聚酯弹性体的一大特点，这一特点与高弹性相结合，使得该材料成为多次循环使用条件下的理想材料，齿轮、胶辊、挠性联轴节、皮带均可采用。

由于热塑性聚酯弹性体的软相有着很低的玻璃化温度，而硬相有着较高的熔点，使得这类聚合物具有很宽的使用温度范围。热塑性聚酯弹性体，尤其是较硬的聚合物，具有特别好的耐热性。在 121℃ 以上时，其拉伸强度远远超过热塑性聚氨酯弹性体。如 Du Pont 公司的 Hytrel 55D 在 175℃ 的拉伸强度仍然接近于 14MPa。全部的 Hytrel 热塑性聚酯弹性体的脆化温度都在 -34℃ 以下，而比较软的材料则具有更好的低温柔韧性。因此，在很宽的温度范围内都可做出适当的设计选择。

热塑性聚酯弹性体有良好的耐辐射性。在发电、军事、医疗和其他领域里，核能的推广应用对聚合物材料提出了更高的要求，这就是良好的耐辐射性。多数弹性体都会因长期遭受辐射而发脆，有些聚合物（明显的是丁基橡胶）却与之相反，受辐射后降解成低分子量的焦油状物。虽然有控制的低剂量辐射可以提高质量（如辐射交联聚烯烃），但在一般情况下，长时间受到辐射会使材料质量下降。但各种硬度的热塑性聚酯弹性体在空气中于 23℃，10Mrad（1rad＝0.01Gy）辐射剂量引起的性能变化很小，受辐射后试样仍有光泽，有高弹性而且柔韧。

热塑性聚酯弹性体耐油性能极好，即使在高温下也是如此。经热稳定的热塑性聚酯弹性体（如 Hytrel 5555HS）有优良的热油老化寿命。热塑性聚酯弹性体在室温下也能耐大多数极性液体，但是在 70℃ 以上其耐极性液体的能力大大下降。因此，它不能在高温下与这些液体连续接触使用。一般情况下，热塑性聚酯弹性体能够耐受的化学品和各种液体与热塑性聚氨酯弹性体的相近。但是，因为热塑性聚酯弹性体的耐高温性能比热塑性聚氨酯弹性体好，所以可以在同样的液体中，在较高的温度下使用。

热塑性聚酯弹性体在 70℃ 以下的抗水解性能仍然较好，添加聚碳酰亚胺稳定剂可以明显改善其抗水解性能。

热塑性聚酯弹性体在工业领域有着广泛的应用。用热塑性聚酯弹性体做成的工业油管具有强度高、柔软、使用温度范围宽、耐屈挠疲劳和耐蠕变等特点，因而适于在多种场合下使用。如用热塑性聚酯弹性体做成的软管，即使很薄，强度也较大，温度使用范围可在 -40～120℃。因为可以不加增塑剂，因而无增塑剂喷出到制品表面，也由于不使用大量炭黑，胶料介电性能好，还可以连续挤出，无需硫化工序。

利用热塑性聚酯弹性体的高模量、低蠕变特点，可以用该材料制造传动带以代替橡胶层压传动带，这种传动带可以在机器上直接续接，长度易于控制和调节。热塑性聚酯弹性体还可以用于很多其他方面，如挠性联轴节、垫圈、防震制品、阀门衬里，以及高压开关、电线电缆护套、配电盘绝缘子和保护罩等电气零配件。

四、热塑性聚酯弹性体的成型加工

热塑性聚酯弹性体兼有熔融稳定性好和结晶速度快的特点，因而具有良好的加工性能，可适应多种加工工艺。热塑性聚酯弹性体长时间置于空气中则很容易吸收水分，如果空气中湿度比较大，材料水分含量达到 0.1% 时，在使用前应进行干燥处理。

热塑性聚酯弹性体剪切速率和表观黏度的关系与其他热塑性弹性体有所不同，不属于剪切敏感型。在切变速率 100r/s 以下时，热塑性聚酯弹性体的熔体黏度在较宽的温度范围内对切变速率的依赖性很小，表现为近似的牛顿流动。因此，在很宽的切变速率和加工温度范围内有良好的熔体稳定性，这对加工是十分有利的。当然，在剪切速率很高时，例如注塑成型所出现的情况，剪切速率对熔融黏度的影响还是比较明显的。

热塑性聚酯弹性体的加工工艺条件常以其熔点为基础，如各种硬度的 Hytrel 热塑性聚酯弹性体的熔点如下：

Hytrel 40D　168℃　　　Hytrel 63D　206℃

Hytrel 55D　211℃　　　Hytrel 72D　213℃

热塑性聚酯弹性体的注射成型，宜选用往复式螺杆型注塑机，以便能得到温度均匀一致的熔体，而柱塞式注塑机不适用于热塑性聚酯弹性体。推荐螺杆压缩比为 3.0～3.5，压缩比过高，功率消耗大；压缩比过低，则不能使物料熔融均匀。螺杆的长径比在 (18∶1)～(24∶1) 之间，较高的长径比能保证得到混合均匀的熔体。

采用普通塑料挤出机可以将热塑性聚酯弹性体挤出成型为片材、管材、电线包皮和薄膜。挤出机长径比一般为 (20∶1)～(24∶1)。通常用于聚乙烯挤出成型的各种螺杆挤出机都可用于挤出热塑性聚酯弹性体。压缩比以 (2.7∶1)～(4∶1) 为好。与注射成型的情况相似，热塑性聚酯弹性体挤出成型的温度参数视其硬度也有较大差别。

热塑性聚酯弹性体还可用旋转成型、吹塑成型和熔融浇铸成型等工艺制造产品。如用旋转成型工艺加工球、小型充气无内胎轮胎等。旋转成型要求使用粉料，并在短时间内使物料加热到 370℃。采用吹塑成型工艺需要共聚物具有高的熔融黏度和熔融强度，相应熔融指数要低。美国 Du Pont 公司的 Hytrel HTG-4275 是能满足吹塑成型的热塑性聚酯弹性体。采用熔融浇铸成型工艺，加工费用低，能保证产品的尺寸稳定性。

热塑性聚酯弹性体在正常加工温度下降解很慢。在高温下或在加工温度下

滞留时间太长就可能发生降解，酸性物质则会促进其降解。降解时产生气体物质，热塑性聚酯弹性体降解时产生的气体主要是四氢呋喃，它对操作人员有害。

氯化石蜡、五氯硬脂酸甲酯、苯二甲酸酯类、磷酸酯类都可作为热塑性聚酯弹性体的增塑剂。100 份热塑性聚酯弹性体中加入 50 份增塑剂后得到的混合物，仍保持了相似的物理性能。不过，为选好适宜的增塑剂，应根据成本、挥发性、颜色、阻燃性以及耐油抽出性和耐水抽出性等条件加以考虑。

将热塑性聚酯弹性体与加了增塑剂的聚氯乙烯并用具有某些很好的效果。并用时要使增塑剂与总树脂（聚氯乙烯加热塑性聚酯弹性体）之比保持合适的值。加入热塑性聚酯弹性体既能提高聚氯乙烯的室温柔韧性，又能提高其在室温以下的柔韧性。混合料的脆化温度随着热塑性聚酯弹性体含量的增加而降低。把热塑性聚酯弹性体加入到软质聚氯乙烯塑料中，还可以减轻高温下的热变形，并增加耐磨性，但这种混合料的抗撕裂性能较差。

第五节　热塑性聚烯烃弹性体

热塑性聚烯烃弹性体（TPO）主要是指二元乙丙橡胶（EPM）或三元乙丙橡胶（EPDM）与聚烯烃树脂共混，无需硫化即可成型加工的一类热塑性弹性体材料。丁基橡胶接枝改性聚乙烯等也属此类。

一、热塑性聚烯烃弹性体的品种

1. 热塑性乙丙弹性体

（1）部分结晶型热塑性乙丙弹性体

部分结晶型热塑性乙丙弹性体是特种乙丙橡胶和聚烯烃的共混料，其主要特点是乙丙橡胶分子链中存在着部分结晶的链段，这种部分结晶链段，由于分子间凝聚力很大，显示出硬段的性质，起到了物理"交联"作用。这种物理"交联"点，在加热时呈现塑性行为，具有流动性，因而可以用热塑性塑料加工工艺进行成型加工；而聚合物中的无定型弹性橡胶链段，借助于物理"交联"作用，表现出类似硫化橡胶的性能。

将部分结晶型热塑性乙丙橡胶与聚烯烃树脂共混，便得到部分结晶型热塑性乙丙弹性体。用来共混的树脂通常为聚乙烯或聚丙烯。在高密度、中密度、低密度聚乙烯中，以低密度效果为好。全同或间同结构的聚丙烯中，以全同结构为佳。理想的聚烯烃树脂为聚丙烯，共混比例随用途而异，理想的配比为100份乙丙橡胶中混入25～100份聚丙烯。混炼可以在密炼机或其他高效的连续混炼设备上实现。根据加工要求和制品的性能及应用要求，混炼过程中可以加入如防老剂、软化剂、填充剂等各种添加剂。

（2）动态硫化热塑性乙丙弹性体

上述部分结晶型热塑性乙丙弹性体是采用简单的物理共混技术而制得的。由于体系中橡胶部分未经化学交联，其扯断强度和定伸强度都较低，永久变形大，尤其是在橡胶含量高时，冷流现象不易克服。目前，大多数热塑性聚烯烃弹性体都采用EPDM（三元乙丙橡胶）与PE或PP共混，与此同时加入硫化剂和硫化促进剂，使橡胶EPDM在实现与聚烯烃树脂共混的同时达到部分硫化或完全硫化。由这类方法制得的热塑性聚烯烃弹性体称为动态硫化法热塑性乙丙弹性体。在动态硫化法中，橡胶在硫化的同时被剪切成微细颗粒，均匀分散在塑料中（相当于微细的填充剂颗粒分散在塑料中，不过该颗粒是经过硫化的富有高弹性的橡胶颗粒）。塑料相赋予这类热塑性弹性体高强度、高模量和良好的加工性，而橡胶经硫化后，赋予其足够的弹性，并可明显提高其拉伸强度，改善永久变形和伸长率。由动态硫化法制得的热塑性乙丙弹性体中，橡胶的含量越高，材料性能越接近于硫化橡胶；反之，则材料性能更接近于塑料。本书后续章节主要研究此类热塑性弹性体与生物质材料共混而制得的新型建筑材料。

2. 丁基橡胶和聚乙烯接枝的热塑性聚烯烃弹性体

丁基橡胶和聚乙烯接枝的热塑性聚烯烃弹性体，是将丁基橡胶用苯酚树脂接枝到聚乙烯链上，苯酚树脂可以采用溴化羟甲基苯酚。在这种热塑性聚烯烃弹性体中，丁基橡胶形成软段，聚乙烯链段成为硬段，利用聚乙烯的结晶性能从而形成物理"交联"。因此，这种热塑性聚烯烃弹性体兼有聚乙烯的塑性性能和丁基橡胶的橡胶弹性。

二、热塑性聚烯烃弹性体的性能

热塑性聚烯烃弹性体的性能取决于共混所用的原料种类及其用量比。最终制品的性能还受加工方法的影响。

热塑性聚烯烃弹性体具有良好的综合力学性能，具体数值取决于产品类型与具体的生产厂家，变化范围较大。通常，随硬度的不同，产品性能可以从硫化橡胶特性变化到橡胶-塑料特性。随所使用的热塑性树脂的比例不同，热塑性聚烯烃弹性体的硬度（邵氏 A），可以在 55～95 范围内变化。热塑性聚烯烃弹性体具有弹性高、永久变形小、耐磨、耐撕裂等性能，拉伸强度一般介于 7.0～14.0MPa，模塑级材料的断裂伸长率一般是 200％～300％，挤出级甚至更高。

在热塑性聚烯烃弹性体系列中，美国 Uniroyal 公司提供的种类最多，有六个系列的商品牌号为 TPR 的热塑性弹性体。TPR1000 和 TPR2000 系列是最早的工业化产品，TPR1600 弹性大，柔性好；TPR1900 弹性最小，硬度和强度最高；TPR1700、TPR1800 和 TPR2800 硬度和性能居中，兼有橡胶和塑料两者的固有特性。一般地，随着硬度的升高，热塑性聚烯烃弹性体的拉伸强度增高，永久变形也增加。此外，还有 TPR3000、TPR4000 和 TPR5000 系列，各种不同系列产品均具有特殊用途。如 TPR3000 系列，具有耐油和阻燃的特点；TPR4000 系列和 TPR5000 系列可用于柔软低压电缆绝缘层和保护层。美国 Monsanto 公司的热塑性聚烯烃弹性体的商品牌号 Santoprene 系列为乙丙橡胶完全硫化型的，其中通用型按照硬度的不同分为六个品级。除通用型外，尚有阻燃品级及其他一些特殊用途的品级。

热塑性聚烯烃弹性体表现出具有橡胶手感和外观、高弹性、良好的牵引性以及耐屈挠性。通常，它们在正常使用条件下具有弹性，摩擦系数高。其他力学性能，如泊松系数也都说明该类热塑性弹性体具有橡胶弹性本性。如 TPR 系列的泊松系数视硬度不同在 0.45～0.49 之间，较柔软的产品接近理想橡胶的极限泊松系数 0.5。

热塑性聚烯烃弹性体可以在 -50～150℃ 很宽的温度范围内使用。短时间的间歇使用，温度范围更宽。在低温下，具有良好的屈挠性和耐冲击性；在高温下，具有较好的力学性能保持率。实际使用表明，TPR1000 和 TPR2000 系列的热塑性弹性体在较高温度下的性能保持率高于其他热塑性弹性体。热塑性聚烯烃弹性体的其他力学性能在高温下也都保持较好的水平，如硬度和弹性恢复等。

热塑性聚烯烃弹性体的空气热老化数据表明，它们具有优异的耐热老化性。美国 Monsanto 公司生产的以 Santoprene 作为商品名称的热塑性聚烯烃弹性体，其热老化后的力学性能有很高的保持率，在 125℃ 老化 1000h 后拉伸强度、伸长率及 100％ 定伸应力的保持率仍然在 90％ 左右。特种稳定级的 TPR 系列的热塑性聚烯烃弹性体的长期热老化数据表明，它们在 104～107℃ 温度范围内使用寿命为 5 年，在 99℃ 温度下连续使用寿命可达 10 年，在 93℃ 下使用则寿命可达 18 年。

热塑性聚烯烃弹性体具有良好的耐紫外线和耐户外天候老化性。TPR 系列热塑性聚烯烃弹性体经光老化试验、天候老化试验表明，它们耐户外环境老化性能比交联聚乙烯还要好。加速老化数据则表明，这些材料比较符合制作汽车外部配件。

热塑性聚烯烃弹性体是比较稳定的高分子材料，具有很好的耐无机酸和碱的能力，对水也很稳定。对大多数低分子量有机溶剂，如醇、醚、酮、醛、酯和羧酸类，以及低分子量烃衍生物如胺及酰胺，化学稳定性相当好。但不耐芳香烃和氯代烃，直接接触会产生明显的溶胀及表面腐蚀。通用型的热塑性聚烯烃弹性体的耐油性能欠佳，但可以采用特殊配合，以提高耐油性。

热塑性聚烯烃弹性体是一种具有优良介电性能的材料，其介电强度高于一般热塑性塑料，也比一般硫化橡胶高，且这种性能不受湿度的影响。热塑性聚烯烃弹性体的介电常数与介电损耗系数比较低，且受频率变化的影响较小。

热塑性聚烯烃弹性体优异的性能使其获得广泛的应用，尤其是在汽车行业和电线电缆行业。由于热塑性聚烯烃弹性体有极好的耐候性能，它是十分理想的汽车外部配件材料。比如作车体的外部配件，如保险杠罩、挡泥板部件、护板等，也可以作汽车的内部配件，其中包括方向盘、密封件、轴衬等，还可用作装饰板。

以乙丙橡胶为基础的热塑性弹性体的优良耐候性和高温使用性能，以及它在电性能方面的突出优点，使得电线电缆的绝缘层是热塑性聚烯烃弹性体的又一个重要的应用方面。

此外，热塑性聚烯烃弹性体还可以用于文体用品、家用电器及生活用品，各种手柄、软管、垫圈等方面。它还可以用作聚乙烯和聚丙烯塑料的改性剂，以提高这些材料的抗冲击性能

三、热塑性聚烯烃弹性体的成型加工

与热塑性聚烯烃塑料相比，热塑性聚烯烃弹性体熔体黏度较高，流动性稍差些。与 ABS 树脂相比，温度变化对黏度的影响较小，说明黏度对温度不敏感。因而温度的微小波动，对热塑性聚烯烃弹性体的加工行为影响不大，采用提高温度来增加流动性、改善加工性能的办法也就受到一定程度的限制。

一般来说，用来加工热塑性塑料的注塑机和橡胶用注塑机都可以用来进行热塑性聚烯烃弹性体的注射成型。不过针对热塑性聚烯烃弹性体熔融黏度较高

的特点，在加工条件上要做适当变更。如采用往复式螺杆注塑机能够达到熔融均匀和较高压力，因而对加工热塑性聚烯烃弹性体更为适宜，由于热塑性聚烯烃弹性体熔融黏度高，所以成型加工温度也比一般热塑性弹性体为高。

注射压力的选择取决于热塑性弹性体的类型以及模具和制品的要求。对高黏度的热塑性聚烯烃弹性体，甚至可以采用高达 100MPa 的注射压力，对于低黏度热塑性弹性体，可以采用 35MPa 的注射压力。用提高注射温度的办法，可以适当降低注射压力。螺杆参数一般推荐为：压缩比为 2：1～3：1、长径比为 16：1～24：1。高黏度的热塑性聚烯烃弹性体的注射成型，不宜采用高压缩比和高长径比的螺杆，但可以采用长径比较低（低至 10：1）和压缩比较低（低至 1.5：1）的橡胶用螺杆注塑机。

由于热塑性聚烯烃弹性体熔融黏度对剪切速率十分敏感，因而可以使用高速注射成型，从而降低物料的表观黏度，改善流动性，提高制品性能。

根据热塑性聚烯烃弹性体的熔融黏度范围，热塑性聚烯烃弹性体像热塑性塑料一样，也可以采用挤出成型的办法加工成各种制品。由于热塑性聚烯烃弹性体熔融黏度高，因而和传统的挤出成型比较，挤出条件必须做相应的变更。

热塑性聚烯烃弹性体所用的挤出成型加条件的方法也同样适用于吹塑成型，它可以在注射吹塑或挤出吹塑设备上进行吹塑成型。热塑性聚烯烃弹性体良好的挤出性能和热态下的延展性能，是进行吹塑成型的必要条件，严格控制坯料加工温度是保证加工精确度的重要一环。

第六节　动态硫化热塑性弹性体结构与制备

1973 年出现了动态部分硫化的 TPO，1981 年 Monsanto 公司开发成功了完全动态硫化的 TPO，商品名称为 Santoprene，其性能有大幅提高，耐热老化性、耐压缩变形性和耐油性等性能有显著提高，成为 TPO 市场上的主流产品，为聚烯烃类热塑性弹性体开拓了更为广阔的应用空间，动态硫化工艺也成为 TPO 生产技术的主要发展方向。

从机械共混的方法看，橡胶与塑料的共混可大致分为简单掺混、部分动态硫化共混和完全动态硫化共混三类。过去我国用于工业生产的多为简单掺混。这种掺混不能获得良好的改性，因为其中的橡胶颗粒处于未交联状态而无弹性。因此，这种简单的掺混国外已很少见。塑料与橡胶的共混方向是动态硫化共混，所谓动态硫化共混，是在混炼设备中，在进行混炼的同时加入硫化剂及硫化助剂，使其中的橡胶实现交联。根据其中橡胶硫化的程度，又可分为部分动态硫化和完全动态硫化。采用完全动态硫化法制备的 TPE 简称为 TPV，又称为 TPR（即热塑性橡胶）。

与 TPO 不同的是，TPV 在乙丙橡胶和聚丙烯的混合物中加入了交联剂，借助共混设备高度剪切的力量，使乙丙橡胶完全硫化，交联成网状结构，并均匀分散在聚丙烯的基体之中。通过这种交联橡胶的粒子效果，材料的耐压缩变形性、耐热老化性、耐油性等都得到显著提高，甚至达到了氯丁橡胶（CR）的水平，人们称其为热塑性硫化胶。

一、动态硫化的概念及发展

1. 动态硫化的概念

动态硫化是先把没有经过硫化的橡胶与 PP、PVC 聚氯乙烯等热塑性聚合物共混，然后在各类混合容器中结合各种硫化剂和促进剂，经过高温、高剪切力的作用，发生硫化反应，得到粒状的橡胶相，并较为均匀地分散在塑料相之中，形成稳定的分散体系。这种方法操作简单，只需要将现有材料进行共混，一般不需要合成新的聚合物，而且制得的热塑性弹性体具有良好的性能，因此大大节约了研发和生产成本。

采用动态硫化技术制得 TPV 自 20 世纪 80 年代后期商业化以来，人们对动态硫化法极为关注，如果混合体系内的橡胶颗粒足够小，分散均匀，交联程度高，那么所制成的复合材料的永久变形率将会减小，力学性能大大提高，耐疲劳性能、耐溶剂性和耐油性都会提高，高温使用性能也会得到改善，热塑性加工更可靠。总的来说，复合材料的性能会有很大的提高。TPV 之所以具备这些优异的性能是由于弹性微区充分硫化的缘故，在加工过程中，已经硫化的橡胶颗粒之间会发生物理作用而形成硫化橡胶网络，从而提高材料性能。

2. 动态硫化技术的发展

1962 年，Gessler 首先提出了部分动态硫化的概念，1972 年，美国的 Uniroyal 公司建成了部分动态硫化的工业化生产设备。由于部分动态硫化制得的 TPE 中有少量交联结构的存在，所以这种材料的耐热性能和压缩永久变形率相比没有硫化的橡胶大大提高了。当橡胶组分用量大于 50 份时，橡胶相就会成为连续相，而塑料相成为分散相，因而 TPE 中的橡胶用量不能太多。

1975～1985 年，Coran 首先提出了完全动态硫化技术，并对其硫化体系进行了深入的研究。采用完全动态硫化制得的 TPV，其橡胶组分的粒径较小，即使橡胶用量大于 50 份，也能在混合体系内分散均匀，并且含有大量的交联结构。由于橡胶相交联程度较高，橡胶粒子在检测条件下能够保持相对稳定的状态，有利于提高复合材料的力学强度、弹性模量以及耐热性、耐油性和压缩永久变形等性能。1981 年，美国的 Monsanto 公司首先实现了完全动态硫化方法的工业化生产，并研制出由三元乙丙橡胶和聚丙烯复合的 TPV，商品名为 Santoprene，其后许多国家都开始了类似产品的研发和生产。目前，很多发达国家已经将 TPV 的研究从理论转向应用，研究内容趋向于开发低硬度品级的产品，研究重点侧重于新的制备工艺、加工方法以及拓展材料的应用范围等。

我国对聚烯烃类热塑性弹性体的研究是从 20 世纪 80 年代开始的，清华大学、上海交通大学、北京化工大学等高校，中科院化学研究所、北京化工研究院、中科院长春应用化学所等科研机构，以及中国石化集团的扬子、金陵、燕山等公司都先后开发出了 TPO。其中上海交通大学、中科院长春应用化学所和中国石化集团的扬子、金陵公司还进一步研发了 TPV，并将其试用于绝缘用材、建筑用材、密封用材、防护罩等。中华人民共和国科学技术部对 TPV 的应用开发非常重视，并将 TPV 的工业化生产列入了国家的"863"计划，青岛科技大学还申请了 PP/NBR（丁腈橡胶）-TPV 国家专利，华南热带技术研究院也开展了关于 PP/NR（天然橡胶）-TPV 的课题研究。但是 TPV 在我国尚处于研究开发阶段，除 EPDM/PP-TPV 热塑性硫化胶已经实现工业化生产外，其他产品真正实现产业化的还很少。

二、TPV 的微观形态结构及其形成机理

TPV 材料在微观上呈现独特的海-岛相态结构，如图 2-1 所示，少量的塑料连续相中分散着大量的交联橡胶粒子。由于混合比例和制备工艺不同，这种海-岛结构也可能出现不同的情况。比如，在制备工艺一定的条件下，橡胶含量越高，混合体系中橡胶粒子所占的体积就越大，橡胶粒子间的联系也就越紧密，当橡胶含量高到一定程度时，不同橡胶粒子间容易发生聚结，导致混合体系中可能出现不同结构层次的胶粒聚集网络，从而使材料的性能下降。而在混合比例一定的条件下，采用不同的混炼设备，TPV 的形态结构也会受到一定的影响，由于双螺杆挤出机的剪切力要比开炼机、密炼机和单螺杆挤出机大，因此，由双螺杆挤出机制造的 TPV 中的橡胶粒子就要小得多。另外，塑料相的特性、硫化体系、补强剂、增塑剂等都会对 TPV 的形态结构产生影响。

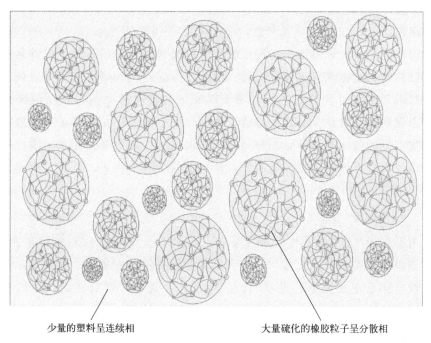

少量的塑料呈连续相　　　大量硫化的橡胶粒子呈分散相

图 2-1　TPV 的海-岛结构示意图

TPV 的海-岛相态结构的形成机理是：在 TPV 的制备过程中，共混体系中的橡胶在硫化剂和促进剂的作用下发生硫化反应，是一个动态的硫化过程，因此不能像静态硫化那样形成整体的网络结构。在动态硫化的过程中，橡胶相在形态上会被共混设备产生的巨大的剪切力破坏成一些粒径较小的粒子，均匀地分散在塑料相之中，但这些小粒子之间会因为硫化剂和促进剂的作用而形成交联键，从而限制了橡胶分子间的相对滑移，使橡胶组分的流动性降低。由于混合体系中的塑料相不会发生硫化，所以塑料分子具有相对自由的运动性，塑料分子间容易发生相对滑移，具有很好的流动性。因此，在动态硫化过程中，塑料相会填充在橡胶相的周围。当动态硫化过程结束时，温度降低，剪切力消失，交联的橡胶分子进行弹性恢复，使复合材料发生收缩、凝聚，从而使橡胶相以颗粒的形式凝结在塑料基体中，呈分散相。这样就形成了以塑料为"海"相，以硫化橡胶粒子为"岛"相的"海-岛结构"。

三、TPV 的制备

工业上，聚合物共混物的制备方法通常有三种，即熔融共混法，溶液共混法和胶乳共混法。在完全动态硫化制备 TPV 的过程中，由于橡胶所占的比例较高，通常采用熔融共混法。这种共混方法可以避免杂质污染以及脱水、脱溶剂等问题。

动态硫化方法可以用于多种橡胶与塑料的共混体系，其制备步骤是：先将橡胶和塑料在密炼机内熔融共混，混合充分后，加入硫化剂和促进剂，将混合过程和硫化过程同时进行，要求以较快的硫化速度达到较高的硫化程度，以保证复合材料具有好的性能。而硫化反应的进行程度可以通过监测密炼机搅拌轴的扭矩来判断，当扭矩达到最大值时，说明混合体系内部已经基本硫化完成，再继续密炼一段时间，便可将其切碎、挤出、造粒，以用于注射成型加工。

1. 混炼设备

用于制造 TPV 的共混设备主要有：开炼机、密炼机和双螺杆挤出机。为使塑料熔融和橡胶发生硫化，共混设备必须提供可控制的温度环境，既要保证混合体系在混炼中有足够的流动性，又要避免温度过高而产生的氧化降解。

2. 橡塑组成

用于制备 TPV 的橡胶应该具有较高的缠结密度，塑料应该具有一定的结晶度，且二者应该具有相似的表面能。研究表明，TPV 的物理、力学性能与弹性形变恢复随橡胶与塑料的临界表面能相似性以及塑料的结晶度的增大而增大，因此，要制得性能优良的 TPV 材料，就应该选择具有较高结晶度的塑料，并尽量减小橡胶和塑料的临界湿润表面张力之差，以增大两者之间临界表面张力的相似性。

3. 共混工艺

目前较为常用的 TPV 共混工艺是母料法，这种方法先将少量的塑料与全部的橡胶共混，经过动态硫化过程制成母料，然后将其余塑料与母料共混。由于在动态硫化的过程中，混合体系内的塑料含量较少，所以母料法能有效地改善塑料相的降解行为。另外，母料法还能减小橡胶相的粒径，提高其在混合体系内部的分散均匀性，有效提高橡胶相的交联程度，增强 TPV 的综合性能。

在制造较软品级的 TPV 时，由于橡胶的用量较多，混合体系中的橡胶相粒径增大，分散不均匀，从而影响复合材料的性能，这时可以采用二阶共混法。与母料法不同的是，二阶共混法先将少量橡胶加入到共混体系中，经动态硫化后，再添加一定量的橡胶，并进行第二次的动态硫化，这种方法在每次共混时，都是让较少的橡胶粒子以较小的粒径均匀地分散在混合体系之中。

4. 硫化体系

动态硫化技术的关键之一就是硫化体系的选择。TPV常用的硫化体系主要有三大类：硫硫化体系、过氧化物硫化体系和酚醛树脂硫化体系。其中，硫硫化体系的硫化速度较慢，硫化剂用量较多，容易形成不稳定的多硫键，使材料的性能降低，且外观质量不好，存在异味；使用过氧化物硫化体系，可以得到稳定的由C—C键构成的网格结构，制得材料具有较好的耐老化性、耐热性和抗压缩永久变形性，但是在制备过程中容易增加塑料相的降解行为；酚醛树脂硫化体系在硫化过程中只对双键起作用，对塑料相几乎没有影响，交联效果好，制得材料具有较好的力学性能和加工性能。

四、TPV 的性能及影响因素

利用完全动态硫化方法制备TPV的目的是为了得到综合性能更好的复合材料。考虑到TPV的种类众多，结合本小节的研究内容，这里以由三元乙丙橡胶和聚丙烯复合的TPV为例。

1. TPV 的流变性能及影响因素

上海交通大学的龚蓬等研究了EPDM/PP复合材料的流变性能，结果发现，剪切速率越大，混合体系的表观黏度越低，在较大的剪切速率下，共混物中三元乙丙橡胶的用量越低，剪切速率对复合材料表观黏度的影响越大；温度与表观黏度近似成线性关系，当三元乙丙橡胶用量较高时，温度对表观黏度影响较小，当聚丙烯用量较高时，温度对表观黏度影响较大；软化剂能有效地降低共混物的表观黏度，改善共混物的流动性，在一定温度和剪切速率下，共混物的表观黏度的对数值与软化剂用量成线性关系。

湖北大学的肖汉文等研究了PP用量和不同硫化体系对EPDM/PP复合材料流变性能的影响，结果表明，PP对混合体系的黏度影响显著，当PP用量增加时，共混物的流动性增加；酚醛树脂硫化体系和硫硫化体系对复合材料流变性能的影响差异显著，在酚醛树脂硫化体系下，复合材料具有较好的表面光滑度。

2. TPV 的力学性能及影响因素

郭红革等研究了硫化体系、硫化剂用量、助硫化剂用量、混炼方式以及补强剂对TPV力学性能的影响，结果表明，酚醛树脂硫化体系下复合材料的力学性能最佳；使用硫作为助硫化剂会提高过氧化物硫化体系下复合材料的性能；两次混炼工艺比一次混炼更容易得到分散均匀的体系，但在酚醛树脂硫化体系下，一次混炼的材料具有更好的力学性能。

金华仁研究了动态硫化 EPDM/PP 作为电线电缆的应用情况，研究表明：随着聚丙烯用量的增加，复合材料的拉伸强度、硬度和拉伸永久变形都有显著增加，断裂伸长率减小，但熔体流动速率却增加不明显，这主要是由于三元乙丙橡胶和聚丙烯产生共硫化的结果。

黄世强等研究了不同硫化体系对 EPDM/PP 复合材料力学性能的影响，结果表明：酚醛树脂硫化体系制得的复合材料的拉伸强度和断裂伸长率最高，硫硫化体系下的次之，过氧化物硫化体系制得的复合材料的拉伸强度和断裂伸长率最低，这与潘炯玺等的研究结果相一致。

杨世元等研究了共混工艺对 EPDM/PP 复合材料力学性能的影响，结果表明，复合材料的扯断强度和伸长率都是随着温度的升高和混合时间的增加出现峰值，呈先增加后减小的变化；复合材料的力学性能随着剪切速率的增加而增加。

3. TPV 的结晶性能及影响因素

蒋涛等研究了 EPDM/PP 复合材料中 PP 的结晶度和晶型结构，结果发现，混合体系中 PP 的晶型结构没有改变，这说明 EPDM 的分子链没有穿入PP 的晶区，但随着共混温度的升高和软化剂、补强剂用量的增加，混合体系中 PP 的结晶度会下降。

黄英等研究了 EPDM 用量对 PP 结晶行为的影响，结构表明，三元乙丙橡胶的用量对聚丙烯的结晶温度影响不显著，但对聚丙烯的结晶度有显著影响，随着 EPDM 用量的增加，PP 的结晶度呈下降的趋势。

五、TPV 的应用

由于 TPV 的加工方法和性能比较接近硫化橡胶，其产品覆盖面非常宽广，且保持很高的年增长率。

1. 在汽车工业上的应用

TPV 作为一种新型橡塑产品，在汽车工业领域有着巨大的增长潜力。它具有质量小、成本低的特点，同时又有很大的设计自由度，最重要的是具有很好的物理、力学性能和耐候性，所以备受汽车制造厂商的青睐。随着耐高温

TPV 的推出，TPV 的应用领域将进一步拓宽。目前，TPV 在汽车工业中的应用主要有：点火线系统、通风管系统、内饰系统和外饰系统等。

2. 在建筑业的应用

TPV 具有良好的抗压缩变形性能和抗疲劳性，这使得它可以应用于建筑、道路和桥梁等的伸缩缝；TPV 具有的密封性能和抗疲劳性，使其可以用于各种建筑门窗的密封部件以及集装箱密封；同时，TPV 具有的低温柔韧性和 UV 稳定性，以及装配方面的优点，使其能够在建筑领域拥有更为广阔的应用前景。

3. 在电子工业中的应用

由于 TPV 产品具有优异的尺寸稳定性能和绝缘性能，同时又可以进行挤塑加工，生产效率高，且质量稳定，在电子工业领域应用广泛，比如各类电线电缆的绝缘层、护套、电池壳等，还可以用作保护电子产品免受震动的保护材料。

4. 在消费用品上的应用

TPV 凭借其低廉的成本和舒适的外观，在消费用品领域的应用更为广泛，目前主要用于：剪刀、牙刷、勺子等各种工具及厨房用品等的握把，钓鱼竿，运动器材，手电筒外壳，儿童玩具，耐热玻璃容器盖，键盘，各类食品、用品的包装，除草机等园艺设备，各类管件，皮带，接头的软质零件，注射针塞，静脉管组件，药瓶塞，奶嘴，心脏电击器，ECG 监视器用电缆套管等。

总之，TPV 的应用前景非常广阔。随着加工设备的不断进步和增容技术手段的提高，越来越多的共混体系可以采用动态硫化技术进行加工，这必将会导致一系列性能优良、成型加工方便、设计灵活的热塑性弹性体材料出现，在应用领域中传统的硫化橡胶将越来越多地被 TPV 所取代，这对于提高生产效率、降低成本、节约能源和保护环境等都具有十分重要的意义。

参考文献

[1]　段新芳，叶克林，张宜生．我国林业生物质材料产业现状与发展趋势[J]．木材工业，2011，25（04）：22-25.

[2]　王洁瑛，赵广杰．空气介质中热处理杉木压缩木材的蠕变[J]．北京林业大学学报，2002，24

（2）：52-58.

[3] Garcia R, Triboulot M C, Merlin A, et al. Variation of the viscoelastic properties of wood as a sur-face finishes substrate[J]. Wood Science and Techno-logy, 2000, 34（2）: 99-107.

[4] Åkerholm M, Salmén L. The oriented structure of lignin and its viscoelastic properties studied by static and dynamic FT-IR spectroscopy[J]. Holzforschung, 2003, 57: 459-465.

[5] Obataya E, Furuta Y, Gril J. Dynamic viscoelastic properties of wood acetylated with acetic an-hydride solution of glucose pentaacetate[J]. Journal of Wood Science, 2003, 49: 152-157.

[6] 何曼君, 陈维孝, 董西侠. 高分子物理（修订版）[M]. 上海: 复旦大学出版社, 2006.

[7] 蒋佳荔, 吕建雄. 干燥处理材的动态黏弹性[J]. 北京林业大学学报, 2008. 30（3）: 96-100.

[8] Ishimaru Y, Yamada Y, Iida I, et al. Dynamic viscoelastic properties of wood in various stages of swelling[J]. Mokuzai Gakkaishi, 1996, 42（3）: 250-257.

[9] 蒋佳荔, 吕建雄. 木材动态黏弹性的含水率依存性[J]. 北京林业大学学报, 2006. 28（2）: 118-123.

[10] Xie M H, Zhao G J. Effects of periodic temperature changes on stress relaxation of chemically trea-ted wood[J]. Forestry Studies in China, 2004, 6（4）: 45-49.

[11] Lemiszka T, Whitwell J C. Stress relaxation of fibers as a means of interpreting physical and chemical structure: Part I: Determination of the Relative Accessibility of Fibers[J]. Textile Research Journal, 1955, 25: 947-955.

[12] Xie M H, Zhao G J. Structural change of wood molecules and chemorheological behaviors during chemicaltreatment[J]. Forestry Studies in China, 2004, 6（3）: 55-62.

[13] Xie M H, Zhao G J. Creep behavior of dematrixed Chinese Fir（Cunninghamia lanceolata）[C]. In-ternational Conference of Symposiun on Utilization of Agicultural and Forestry Residues, Nan-jing, 2001, 159-165.

[14] Xie M H, Zhao G J. Stress relaxation of chemically treated wood during processes of temperature elevation and decline[J]. Forestry Studies in China, 2005, 7（2）: 26-30.

[15] Shiraishi N. Wood plasticization// Hon D N-S, Shiraishi N. Wood and cellulosic chemistry. Second Edition[M]. New York: Marcel Dekkeinrc, 2000, 655-700.

[16] 汪怿翔, 张俐娜. 天然高分子材料研究进展[J]. 高分子通报. 2008（07）: 66-76.

[17] 王周玉, 岳松, 蒋珍菊, 等. 可生物降解高分子材料的分类及应用[J]. 四川工业学院学报. 2003（S1）: 145-147.

[18] 吴爽. 生物质高分子材料应用和发展趋势[J]. 当代化工. 2012, 41（10）: 1054-1058.

[19] 杨立群, 张黎明. 天然生物医用高分子材料的研究进展[J]. 中国医疗器械信息. 2009, 15（05）: 21-27.

[20] 胡徐腾. 纤维素乙醇研究开发进展[J]. 化工进展. 2011, 30（01）: 137-143.

[21] 陈洪章. 纤维素生物技术——理论与实践[J]. 生物技术通讯. 2014, 25（05）: 663.

[22] 常杰, 刘钧, 郭姝君, 等. 新型深度共熔溶剂选择性分离木质素的研究[J]. 华南理工大学学报（自然科学版）. 2016, 44（06）: 14-20, 26.

[23] 谭晓华．木质纤维全组分微球的制备与应用[D].广州：华南农业大学，2016.

[24] 郭海心．生物质基碳微球的制备及其在生物质催化转化中的应用[D].天津：南开大学，2013.

[25] 魏晓奕，杨琴，祝晓，等．菠萝叶纤维素膜制备工艺优化[J].南方农业学报．2016，47（01）：101-106.

[26] 魏兰．以木质素为原料合成环氧树脂的研究[D].天津：天津科技大学，2004.

[27] 靳帆，方桂珍，刘志明，等．麦草碱木质素聚氨酯薄膜的合成条件优化[J].东北林业大学学报．2007（09）：73-74，77.

[28] 孔宪志，赫蘌姗，刘彤，等．木质素在聚氨酯领域中的应用[J].化学与黏合．2015，37（01）：53-60.

[29] 蒋新元，朱媛媛．木质素基树脂的制备及其对重金属离子的吸附性能[J].化工新型材料．2009，37（07）：68-72.

[30] 董锐，王元，刘婷婷．改性阳离子淀粉-凹凸棒土复合絮凝剂絮凝采收小球藻[J].化工进展．2015，34（05）：1433-1439.

[31] 蓝平，何日梅，封余贤，等．木薯淀粉磁性微球的结构表征及其对溶菌酶的吸附性能[J].化工进展．2016，35（01）：189-196.

[32] 陈龙，余强，庄新姝，等．木质纤维素类生物基材料研究进展[J].材料导报．2018，32（S2）：223-228.

[33] 姚培培．木质剩余物制备造型类模塑包装材料研究[D].哈尔滨：东北林业大学．2015.

[34] 徐常新，陈毅坚．造纸黑液的酸析处理[J].玉溪师范学院学报，2001，17（3）：72-73.

[35] 蔡超，于辉．酸析-絮凝法处理造纸黑液[J].辽宁化工，2006，35（8）：479-481.

[36] 唐国民，何北海．水热氧化技术在造纸工业废水处理中的应用[J].西南造纸，2003，31（4）：43-45.

[37] G. Telysheva, T. Dizhbite, E. Paegle, et al. Surface-active properties of hydrophobized derivatives of lignosulfonates: effect of structure of organosilicon modifier. J Appl Polym Sci[J]. Journal of Applied Polymer Science, 2010, 82（4）: 1013-1020.

[38] 余慧群，周海，廖艳芳，等．工业木质素的来源及其改性应用进展[J].企业科技与发展，2010，（18）：19-23.

[39] 周立春，赵丽君，刘文，等．木素磺酸盐产品的应用研究[J].黑龙江造纸，2017，45（1）：18-21.

[40] D. Areskogh, J. Li, G. Gellerstedt, et al. Investigation of the molecular weight increase of commercial lignosulfonates by laccase catalysis[J]. Biomacromolecules, 2010, 11（4）: 904-910.

[41] M. N. Belgacem, A. Blayo, A. Gandini. Organosolv lignin as a filler in inks, varnishes and paints [J]. Industrial Crops & Products, 2003, 18（2）: 145-153.

[42] J. Fan, H. Zhan. Optimization of Synthesis of Spherical Lignosulphonate Resin and Its Structure Characterization [J]. Chinese Journal of Chemical Engineering, 2008, 16（3）: 407-410.

[43] A. Vishtal, A. Kraslawski. Challenges in industrial applications of technical lignins[J]. Bioresources, 2011, 6（3）: 3547-3568.

[44] R. P. Chandra, K. Gourlay, C. S. Kim, et al. Enhancing Hemicellulose Recovery and the Enzymatic Hydrolysis of Cellulose by Adding Lignosulfonates during the Two-Stage Steam Pretreatment of Poplar[J]. Acs Sustainable Chemistry & Engineering, 2015, 3 (5): 986-991.

[45] E. B. Khazieva, S. S. Naboichenko, K. N. Bolatbaev. Influence of lignosulfonates on the cementation velocity of copper with zinc[J]. Russian Journal of Non-Ferrous Metals, 2015, 56 (2): 142-145.

[46] D. Areskogh, G. Henriksson. Immobilisation of laccase for polymerisation of commercial lignosulphonates[J]. Process Biochemistry, 2011, 46 (5): 1071-1075.

[47] 耿兴莲. 木质素磺酸盐废液的特性及其生物改性的研究[D]. 南京: 南京林业大学. 1998.

[48] 张延霖, 张秋云. 木素磺酸盐类分散剂的应用进展[J]. 广东化工, 2006, 33 (6): 16-18.

[49] L. M. Zhang, D. Y. Yin. Preparation of a new lignosulfonate-based thinner: introduction of ferrous ions[J]. Colloids & Surfaces A Physicochemical & Engineering Aspects, 2002, 210 (1): 13-21.

[50] G. Shulga, F. Rekner, J. Varslavan. SW—Soil and Water: Lignin-based Interpolymer Complexes as a Novel Adhesive for Protection against Erosion of Sandy Soil[J]. Journal of Agricultural Engineering Research, 2001, 78 (3): 309-316.

[51] M. V. Alonso, M. Oliet, F. Rodríguez, et al. Use of a methylolated softwood ammonium lignosulfonate as partial substitute of phenol in resol resins manufacture[J]. Journal of Applied Polymer Science, 2004, 94 (2): 643-650.

[52] H. E. Setterfield, T. S. Sutton. The role of calcium ions and lignosulphonate plasticiser in the hydration of cement[J]. Cement & Concrete Research, 2005, 35 (4): 631-636.

[53] A. Ansari, M. Pawlik. Floatability of chalcopyrite and molybdenite in the presence of lignosulfonates. Part I. Adsorption studies[J]. Minerals Engineering, 2007, 20 (6): 600-608.

[54] 唐宝莲. 纸浆黑液变废为宝——浅谈木质素磺酸钠的应用[J]. 江苏科技信息, 1999, (1): 15-17.

[55] 张莹. 造纸黑液中木质素的提取及抗氧化性研究[D]. 上海: 复旦大学. 2009.

[56] 石起增, 杨光瑞, 刘巧茹. 木质素在人造板胶黏剂中的应用[J]. 化工进展, 2005, 24 (5): 502-505.

[57] 卜文娟, 阮复昌. 木质素改性酚醛树脂的研究进展[J]. 粘接, 2011, 32 (2): 76-78.

[58] 彭园花, 曾祥钦, 卢红梅. 木质素的提纯及其在脲醛树脂胶粘剂中的应用[J]. 当代化工, 2006, 31 (6): 377-379.

[59] 陈慧, 李书卿, 单志华. 改性木素磺酸金属盐鞣剂应用性能研究[J]. 西部皮革, 2007, 29 (10): 12-14.

[60] 彭洲, 廖学品, 石碧. 木质素磺酸钠作还原剂制备铬鞣剂[J]. 皮革科学与工程, 2011, 21 (1): 9-13.

[61] 程贤甦, 吴韶华, 许金仙, 等. 新型橡胶助剂——高沸醇木质素的研制[J]. 精细化工, 2003, 20 (5): 296-299.

[62] 王娟, 陆亚明, 李师珍, 等. 木质素基水处理剂的合成及性能研究[J]. 中华纸业, 2013, (22):

26-29.

[63] 李核，黄贤伟，刘何萍，等 . 木质素磺酸钠对铅酸蓄电池胶体性能的影响[J].应用化学，2011，28（8）：924-930.

[64] 刘苏彪，杨春，刘然，等 . 木质素磺酸钠作为全钒液流电池添加剂的研究[J].化工学报，2012，63（S1）：208-213.

第三章

EPDM/PP/AL 各主料的混合比例

第一节 配方设计

所谓配方设计，就是根据产品的使用性能要求和制造过程中的工艺条件，通过试验、优化、鉴定等过程，合理地选用原材料，确定各种原材料的用量和配比关系，本章以橡胶为例进行讨论。

单一的主体材料，不论是天然橡胶，还是合成橡胶，如不加以适当的助剂，就无法加工成型为符合要求的制品，如丁苯橡胶、顺丁橡胶等非结晶型橡胶，不配合补强剂时，硫化胶的强度很低，根本无法使用。因此长期以来，人们为提高橡胶性能、改善加工工艺、降低材料成本等进行了大量的实践。结果表明，只有通过合理的配方设计才能实现上述目的。

任何一种橡胶制品的胶料，都需要通过配方设计，把主体材料（橡胶和其他高分子材料）与各种配合剂配合在一起，组成一个多组分体系，其中每个组分都起到一定的作用。例如：硫化体系（包括交联剂、助交联剂、促进剂、活性剂）可使线型的橡胶大分子通过化学交联，形成一个立体空间网络结构，从而使可塑的黏弹性胶料，转变成高弹性的硫化胶；补强填充剂则能保证胶料具有符合要求的力学性能，改善加工工艺性能和降低成本；软化剂等加工助剂可使胶料具有必要的工艺性能，改善耐寒性，也可降低成本；防老剂能提高硫化胶的耐老化性能，并对各种类型的老化起防护作用等。

自 1839 年发现硫化技术以来，橡胶用的原材料品种不断增加。据不完全统计，橡胶配合剂已有 30 余类，2000 多个品种，其中仅防老剂就多达 100 种以上。可供使用的主体材料，除数百个品种的天然橡胶和合成橡胶之外，随着橡塑共混、高分子合金等高新技术的发展，许多塑料等高分子材料均可与橡胶共混，进一步拓宽了配方设计的选择空间，为橡胶配合技术选用物美价廉的配合材料提供了广阔的天地。

一、配方设计的内容和要求

配方设计是复合材料制品生产过程中的关键环节，它对产品的质量、加工性能和成本均有决定性的影响。配方设计应用各种橡胶和配合剂，通过试验设计优化组合，便可制出工艺性能不同的胶料和技术性能各异的硫化橡胶。配方设计的内容应包括：

① 确定符合制品使用要求的主要性能以及这些性能指标值的范围；

② 确定适于生产设备和制造工艺所必需的工艺性能以及这些性能指标值的范围；

③ 选择能达到胶料和硫化胶指定性能的主体材料和配合剂，并确定其用量配比。

这里应该强调指出，配方设计过程并不是各种原材料简单的经验搭配，而是在充分掌握各种配合原理的基础上，充分发挥整个配方系统的效果，从而确定各种原材料最佳的用量和配比关系。配方设计过程应该是高分子材料各种基本理论的综合应用过程，是高分子材料结构与性能关系在实际应用中的体现。因此配方设计人员应该具有深厚的基础理论和专业基础，特别是在高新技术不断涌现的今天，更应注意运用各相关学科的先进技术和理论，只有把它们和配方设计有机地结合起来，才能设计出技术含量较高的新产品。此外，配方设计人员在工作中应注意积累、收集、汇总有关的基础数据，并注意拟合一切可能的经验方程，从大量的统计数据中，找出某些内在的规律性。这对今后的配方设计和研究工作都会有借鉴和指导意义。

二、配方设计的特点

传统的配方设计方法，主要依靠配方设计者的经验。由于新的理论和技术的引进，特别是计算机辅助设计的引进，使橡胶配方设计方法发生了根本的变革，产生了一个统计配方方法，从而使橡胶配方设计成为一门试验科学。这种方法依据数理统计理论，同时应用了计算机技术，因此它是一个科学先进的方法。如能正确掌握、运用得当，则会事半功倍，达到快、好、省的目的。

但是配方试验设计毕竟具有自己的特点。为了便于理解和讨论这些特点，首先说明两个术语：

因子——影响材料性能指标的因素的通称，如原材料，工艺条件等；

水平——指每个因子可能处于的状态，它可以是原材料的品种、用量，也可以是工艺参数等。

1. 配方设计主要是多因素的试验问题

一个合理的橡胶配合体系，应该包括主体材料、硫化体系、补强填充体系、防护体系、软化增塑体系、特殊性能体系，也就是说一个橡胶配方至少包括生胶聚合物、硫化剂、促进剂、活性剂、防老剂、补强填充剂、软化剂等基本组分，是多组分构成的多相体系。配方设计除了是单因素和双因素变量设计外，在更多的情况下，是解决多因子的变量试验问题。

2. 配方设计是水平数不等的试验问题

比如在运用正交试验设计法或拉丁方设计试验时，通常每个因子的水平数是相等的，但对橡胶配方设计而言，这样安排试验时，往往会出现麻烦。例如进行这样一个配方设计：炭黑的品种作为一个因子，需要试验两种炭黑，即炭黑这个因子有两个水平，而其他的因子（如软化剂的用量）各有 3 个水平，那么在运用正交表设计配方时，必须凑足炭黑因子也是 3 个水平时才能套用。显然这种硬凑的做法是不合理的，因为不需要为炭黑这个因子多试验第三个炭黑品种，造成不必要的人力、物力和时间的浪费。这样就出现了活用正交表的问题，例如采用并列法改造正交表，使水平数不等的试验问题得以解决。虽然这样做使配方设计的试验安排和数据的计算分析复杂了一些，不过以纸面上的配方设计和试验结果计算的工作量去换取大量的人力、物力和时间，还是合算的。

3. 配方中各种原材料之间的交互作用较多而且强烈

所谓交互作用，即配方中不同配合剂之间产生的协同效应、加和作用和抑制作用。例如不同的促进剂之间、各种防老剂之间、硫化剂和促进剂之间的交互作用都很显著。在利用数理统计方法设计配方时，对交互作用有如下两种处理方法。

① 充分注意这种交互作用，在试验设计时尽可能周到地考虑其作用和影响，甚至可以把它作为一个因子去处理；

② 避开交互作用大的因子，把一对交互作用大的因子分别安排在不同的

两组试验中，使同组试验的因子保持相对的独立性，以避免交互作用的强烈干扰，从而使数据分析简易化。

4. 工艺因素对配方设计有显著影响

众所周知，即使是同一个配方，用不同的工艺（如混炼工艺、硫化条件等）制出的硫化胶，其力学性能往往差异很大。为了避免工艺因素的影响，同批配方试验，一定要固定在同一工艺条件下进行工艺操作，否则将干扰统计分析，使数据的分析陷入混乱。如果把起决定作用的工艺条件作为一个独立的因子参与试验设计，那么配方工作者平日积累的实践经验就十分重要了，否则试验结果将是一堆杂乱无章的数据，找不出什么内在的规律性。

5. 配方设计中必须尽力排除试验误差

一个配方试验必然要经过混炼、硫化、测试等过程，经过一系列繁杂的试验过程得出的试验结果误差可能很大。因为其试验结果的误差是原材料称量的误差，混炼时辊温、辊距、加药顺序的误差，硫化时温度、时间和压力的误差，测试方法及计量误差等一系列误差的叠合结果（积累误差）。如其试验结果误差的影响大于配方设计中任何一个因子水平变化的影响，则整批试验就只好作废。由此可见，严格控制好配方试验的每一个步骤，是获得规律性结果的关键，也是对数据进行数学分析的前提条件。

6. 配方经验规律与统计数学相结合

当运用正交试验设计法、回归分析法等数学方法优化配方设计时，必须与配方设计经验规律相结合。只有两者紧密结合才能发挥最佳效能，得出最优配方。目前应用计算机设计配方，是一门把橡胶专业知识和数理统计方法结合在一起的复合科学，它不仅要求配方设计者掌握系统的橡胶物理、化学理论基础，对所用的原材料十分熟悉，具有一定的配方经验，而且还要求掌握一定的数理统计知识，熟悉编制计算机的程序和运用计算机的方法。那种只强调数学的作用，忽视配方经验和专业基础的说法显然是十分片面的。例如在使用正交表设计硫化体系中硫与硫化促进剂的最优配比时，可以得到两种截然不同的配方设计方案：没有配方经验的人，很容易出现低硫-低促、高硫-高促的不合理组合；而有配方经验的人则会改变因子水平的安排顺序做出低硫-高促与高硫-低促的组合，得到硫化速度相互接近的较为合理的配方组合。由此可见，运用数学方法科学地设计配方，必须要以丰富的专业知识和配方经验为依据。

三、配方设计的原则与分类

1. 配方设计的原则

配方设计的原则可以概括如下：

① 保证硫化橡胶具有指定的技术性能，使产品优质；

② 在胶料和产品制造过程中加工工艺性能良好，使产品达到高产；

③ 成本低、价格便宜；

④ 所用的生胶、聚合物和各种原材料容易得到；

⑤ 劳动生产率高，在加工制造过程中能耗少；

⑥ 符合环境保护及卫生要求。

任何一个配方都不可能在所有性能指标上达到全优。在许多情况下，配方设计应遵循如下基本原则：

① 在不降低质量的情况下，降低胶料的成本；

② 在不提高胶料成本的情况下，提高产品质量。

要使橡胶制品的性能、成本和工艺可行性三方面取得最佳的综合平衡，就要用最少物质消耗、最短时间、最小工作量，通过科学的配方设计方法，掌握原材料配合的内在规律，设计出实用配方。

2. 配方设计的分类

（1）基础配方

基础配方又称标准配方，一般以生胶和配合剂的鉴定为目的。当某种橡胶和配合剂首次面世时，以此检验其基本的加工性能和物理性能。其设计的原则是采用传统的配合量，以便对比；配方应尽可能地简化，重现性较好。基础配方仅包括最基本的组分，由这些基本的组分组成的胶料，既可反映出胶料的基本工艺性能，又可反映硫化橡胶的基本物理性能。可以说，这些基本组分是缺一不可的。在基础配方的基础上，再逐步完善、优化，以获得具有某些特性要求的性能配方。不同用途材料的基础配方往往不同，但同一胶种的基础配方基本上大同小异。

天然橡胶（NR）、异戊橡胶（IR）和氯丁橡胶（CR）可用不加补强剂的纯胶配合，而一般合成橡胶的纯胶配合，其物理、力学性能太低而无实用性，所以要添加补强剂。目前较有代表性的基础配方实例是以 ASTM（美国材料与试验协会）作为标准提出的各类橡胶的配方。

（2）性能配方

性能配方又称技术配方，为达到某种性能要求而进行的配方设计，其目的是为了满足产品的性能要求和工艺要求，提高某种特性等。性能配方应在基础配方的基础上全面考虑各种性能的搭配，以满足制品使用条件的要求为准。通常研制产品时所做的试验配方就是性能配方，是配方设计者用得最多的一种配方。

（3）实用配方

实用配方又称生产配方，在实验室条件下研制的配方，其试验结果并不是最终的结果，往往在投入生产时会产生一些工艺上的困难，如焦烧时间短、压出性能不好、压延粘辊等，这就需要在不改变基本性能的条件下，进一步调整配方。在某些情况下不得不采取稍稍降低物理性能和使用性能的方法来调整工艺性能，也就是说在物理性能、使用性能和工艺性能之间进行折中。胶料的工艺性能，虽然是一个重要的因素，但并不是绝对的唯一因素，往往由技术发展条件所决定。生产工艺和生产装备技术的不断完善，会扩大胶料的适应性，例如准确的温度控制以及自动化连续生产过程的建立，就使我们有可能对以前认为工艺性能不理想的胶料进行加工。但是无论如何，在研究和应用某一配方时，必须要考虑到具体的生产条件和现行的工艺要求。换言之，配方设计者不仅要负责成品的质量，还要充分考虑到现有条件下，配方在各个生产工序中的适用性。

实用配方即是在前两种配方（基本配方、性能配方）试验的基础上，结合实际生产条件所做的实用投产配方。实用配方要全面考虑使用性能、工艺性能、体积成本、设备条件等因素，最后选出的实用配方应能够满足工业化生产条件，使产品的性能、成本、长期连续工业化生产工艺达到最佳的平衡。

综上所述，可以看出配方设计并不局限于实验室的试验研究，而是包括如下几个研究阶段：

① 研究、分析同类产品和近似产品生产中所使用的配方；

② 制定基本配方，并在这个基础上制定连续改进配方；

③ 根据确定的计划，在实验室条件下制备出改进配方的胶料，并进行试验，选出其中最优的配方，作为下一步试制配方；

④ 在生产或中间生产的条件下进行扩试，制备胶料进行工艺（混炼、压出、压延等）和物理性能试验；

⑤ 做出试制品，并按照标准和技术条件进行试验。

根据上述各个试验阶段所得到的试验数据，就可以帮助选定最后的生产配方。如不能满足要求，则应继续进行试验研究，直到取得合乎要求的指标为止。

四、配方的组成及表示方法

橡胶配方简单地说，就是一份表示生胶、聚合物和各种配合剂用量的配比表。但生产配方则包含更详细的内容，其中包括：胶料的名称及代号、胶料的用途、生胶及各种配合剂的用量、含胶率、相对密度、成本、胶料的工艺性能和硫化橡胶的物理性能等。

同一个橡胶配方，根据不同的需要可以用 4 种不同的形式来表示：

① 基本配方　以质量份数来表示的配方，即生胶的质量为 100 份，其他配合剂用量都以相应的质量份数表示。这种配方称为基本配方，常用于实验室中。

② 质量分数配方　以质量分数来表示的配方，即胶料总质量分数为 100%，生胶及各种配合剂都以质量分数来表示。这种配方可以直接从基本配方导出。

③ 体积分数配方　以体积分数来表示的配方，即胶料的总体积分数为 100%，生胶及各种配合剂都以体积分数来表示。这种配方也可从基本配方导出，其算法是将基本配方中生胶及各种配合剂的质量分数分别除以各自的相对密度，求出它们的体积分数，然后以胶料的总体积分数为 100%，分别求出它们的体积分数。

④ 生产配方　符合生产使用要求的质量配方，称为生产配方。生产配方的总质量通常等于炼胶机的容量，例如使用开炼机混炼时，炼胶机的容量（装胶量）Q，用下列经验公式计算：

$$Q = DL\gamma K$$

式中　Q——炼胶机装胶量，kg；

　　　D——辊筒直径，cm；

　　　L——辊筒长度，cm；

　　　γ——胶料相对密度；

　　　K——系数（$0.0065 \sim 0.0085$）。

Q 除以基本配方总质量即得换算系数 α：

$$\alpha = \frac{Q}{\text{基本配方总质量}}$$

用换算系数 α 乘以基本配方中各组分的质量份数，即可得到生产配方中各组分的实际用量。

五、配方性能的检测

一个配方设计是否合理，必须通过各种测试数据才能做出判断和鉴定。常规的配方性能测试包括：胶料（未硫化橡胶）加工性能和硫化胶性能测试，测试项目包含以下内容。

1. 未硫化橡胶加工性能的试验

（1）配合剂在混炼胶中分散度的检测

配方中各种配合剂在混炼胶中是否分散均匀是影响硫化胶质量的重要因素之一，是工艺技术人员多年来一直关注的问题，分散度测定的方法可分为直接法和间接法两种。

直接测定分散度的方法是用切割、拉伸、撕裂等方式制得胶料或硫化胶的新鲜断面，然后借助仪器来观察断面中配合剂（特别是炭黑和填料）的分散度。分散度的直接测试法有：

① ASTM（美国材料试验协会）D2663 标准（A 法——肉眼判断法，B 法——凝聚块计数）；

② 显微照相法（R-S 法，GB/T 6030）；

③ 采用分视野反射光显微镜的分散度计测试，此方法可以快速而准确地测定出炭黑的分散度等级，是当前使用效果较好的仪器；

④ 汞针式表面粗糙度测定仪。

间接测定分散度的方法是使用特定的仪器对试样进行某些物理性能的测定，其测定结果往往要与直接测定分散度的结果相对照，是一种非直观的方法。方法有电阻法、电导法、超声波法、微波法以及精确密度测定法等。

（2）生胶、混炼胶的流变性能

影响橡胶加工性能的主要因素是胶料的黏度和弹性，因此高分子材料流变学是橡胶加工性能的理论基础，理解橡胶的流变性能，掌握其试验工艺条件和方法，对评价和研究橡胶的加工性能，了解橡胶分子的结构参数、配方设计、工艺条件与加工性能之间的关系都有重要意义。

① 可塑度测试。它是采用压缩的方式测定胶料流变性的一种试验方法。常用的仪器有威氏塑性计、德弗塑性计和快速塑性计三种，主要用于工厂快检。这三种塑性计中快速塑性计较为先进，其全部测试仅需 40s，比威氏塑性计的效率高 9 倍，可适应工艺高速化的需要。

② 穆尼黏度测试。这是以转动的方式测定胶料流变性的一种试验方法，

把生胶或胶料填充在模腔与转子之间，在一定的试验温度下，通过测定转子在转动过程中转动力矩的大小来表征生胶或胶料的流动性。穆尼黏度用 ML (1+4) 100℃表示：其中 M 为穆尼黏度，L 为大转子，1 表示预热时间为 1min，4 表示转子转动时间为 4min，100℃为试验温度。目前，穆尼黏度已成为各种生胶和胶料的主要工艺参数，广泛用于橡胶工业的科学研究和生产工艺控制。与压缩型的塑性计相比，穆尼黏度计的切变速率高些，更接近实际工艺条件（压缩型塑性计的切变速率在 $0.1 \sim 1.0 s^{-1}$ 之间，穆尼黏度计的切变速率为 $1.6 s^{-1}$），而且试样简单，测试的精确度较好，并可自动记录、打印和绘图。

③ 穆尼焦烧的测试。在一定的交联密度范围内，胶料的交联密度随硫化时间的延长而增大，同时胶料的黏度也随之升高，因此，可用穆尼黏度值变化来反映胶料早期硫化的情况，用穆尼黏度计来测定胶料的焦烧时间和硫化指数。国家标准 GB/T 1233 规定：当用大转子转动的穆尼黏度值下降到最低点后再转到上升 5 个穆尼黏度值所对应的时间，即为焦烧时间（t_5）。从最低穆尼黏度值上升 35 个穆尼黏度值所对应的时间为 t_{35}。硫化指数 $\Delta t_{30} = t_{35} - t_5$（用大转子实验时）。硫化指数可以表征胶料的硫化速度：硫化指数小，表示硫化速度快；硫化指数大，则表示硫化速度慢。

④ 应力松弛加工性能试验。作为塑性计和穆尼黏度计测试结果的补充，这种试验能测定应力松弛，还能测定弹性复原性。因为橡胶加工与"弹性记忆"效应或应力松弛效应有关，所以应力松弛加工性能试验，对进一步了解胶料的工艺性能、正确地评估胶料的加工性能更为有利。常用的仪器有压缩型应力松弛加工性能试验机、锥形转子应力松弛加工性能试验机、动态应力松弛试验机等。

⑤ 胶料的流变性和口型膨胀的测试。采用毛细管挤出的方法来测量胶料的黏度与切变速率、切变应力、温度的关系，以及试验材料的挤出口型膨胀等。通过试验可以测定聚合物或胶料的表观黏度、剪切应力、剪切速率、口型膨胀、熔体断裂等流变行为，对了解和评价胶料的加工性能十分重要。常用的仪器有各种类型的毛细管流变仪。

⑥ 胶料加工综合性能的测试。用同一种仪器可以测出胶料多方面的工艺性能，如密炼机混炼时的转矩-时间曲线，还可进行挤出试验等。布拉本达（Brabender）塑性仪是这类测试仪器中的典型代表。

⑦ 胶料硫化特性的测试。通过硫化仪可以了解整个硫化历程和胶料在硫化过程中的主要特性参数，如初始黏度、焦烧时间、正硫化时间、硫化速度、

硫化平坦期、过硫化状态以及达到某一硫化程度所需要的时间等，能直观地描绘出整个硫化过程的硫化曲线，是目前橡胶工业中科研与生产均不可或缺的测试手段。

2. 硫化橡胶性能的测试

（1）硫化橡胶力学性能测试

① 硫化橡胶拉伸性能测试。硫化橡胶的拉伸性能包括：拉伸强度、定伸应力、定应力伸长率、拉断伸长率、拉伸永久变形。这些性能都是橡胶材料最基本的力学性能，是鉴定硫化橡胶物理性能的重要项目。拉伸性能试验是在各种形式的拉力试验机上进行的。

② 撕裂强度的测试。撕裂强度是试样被撕裂时单位厚度所承受的负荷。我国采用的撕裂试验方法有两种，即直角形撕裂试验和圆弧形撕裂试验。前者是把直角形试样在拉力机上以一定的速度连续拉伸直到撕裂时单位厚度所承受的负荷；后者是在圆弧形试样上切割出一定深度的口，将试样夹在拉力试验机上，以一定的速度连续拉伸到撕裂时单位厚度所承受的负荷。

③ 硬度的测试。硫化橡胶硬度试验是测定硫化橡胶试样在外力作用下，抵抗压针压入的能力。目前普遍采用两种硬度试验方法：一种是邵尔 A 硬度，另一种是国际橡胶硬度（IRHD）。邵尔 A 硬度和国际橡胶硬度的相关性较好，两者的硬度值基本相同。除了这两种常用的硬度试验之外，还有专门用于测量海绵橡胶硬度的海绵橡胶硬度计。

④ 压缩变形的测试。压缩变形试验包括恒定形变压缩永久变形试验和静压缩试验。通过压缩变形试验可以判断硫化橡胶的硫化状态，了解硫化橡胶制品抵抗静压缩应力和剪切应力的能力。

⑤ 磨耗性能测试。磨耗试验所用仪器很多，其中常用的有：阿克隆磨耗试验机和 DIN 磨耗试验机。

⑥ 耐疲劳破坏性能的测试。模拟橡胶制品在使用过程中的主要工作条件，从而定量地测出该制品的耐疲劳破坏性能。试验结果常以疲劳寿命表征。硫化橡胶的疲劳性试验方法有抗屈挠龟裂试验、伸张疲劳试验和压缩屈挠试验等。

（2）硫化橡胶黏弹性能试验

① 静态黏弹性能试验

A. 回弹性（冲击弹性）试验。回弹性为描述橡胶在受到冲击变形时保持其力学性能的一个指标。力学性能损失小的橡胶回弹性大，反之回弹性则小。使用的仪器是各种回弹性试验机。

B. 蠕变试验。在应力恒定不变的条件下，试样的形变随时间延长的变化，反映胶料塑性变形的大小。测试的仪器有压缩型、拉伸型和剪切型蠕变试验仪。

C. 应力松弛试验。试样在固定的应变条件下，应力随时间延长而逐渐减小。通过应力松弛试验可以测定某些橡胶密封制品的密封能力、评价橡胶材料的耐老化性能、估算产品的使用寿命等，试验仪器用压缩应力松弛仪和拉伸应力松弛仪。

D. 有效弹性和滞后损失的测试。硫化橡胶伸长时的有效弹性是将试样在拉力机上拉伸到一定的长度，然后测量试样收缩时恢复的功与伸长时所消耗的功之比；滞后损失是测量试样拉伸后收缩时所损失的功与伸长时所消耗的功之比。

② 动态黏弹性能试验。测定橡胶试样在周期性外力作用下，动态模量、损耗因子的大小。这是一种最有效的动态黏弹性试验方法，其测试结果可直接用作工程参数。测试仪器有各种动态模量仪、黏弹谱仪等。

（3）硫化橡胶的老化性能测试

硫化橡胶的老化性能试验项目包括：热空气老化、臭氧老化、吸氧老化、自然老化、人工天候老化、湿热老化、光臭氧老化等，视制品的工艺条件选择相应的老化试验项目。

（4）硫化橡胶低温性能测试

常用的低温性能试验项目有：脆性温度、耐寒系数、吉门扭转、玻璃化温度和温度-回缩试验等。

（5）硫化橡胶热性能试验

硫化橡胶的热性能试验项目包括热导率、比热容、线胀系数、分解温度、马丁耐热性和维卡耐热性等。

（6）硫化橡胶阻燃性能试验

测量硫化橡胶的氧指数、燃烧速度、燃烧时间、烟密度等，以表征材料的难燃程度和阻燃性。

（7）硫化橡胶耐介质性能试验

试验介质包括：各种油类，有机溶剂、无机酸、碱、盐溶液，黏性介质（各种润滑质），气体介质等。

（8）硫化橡胶电性能试验

试验项目有：绝缘电阻率、介电常数、介电损耗角正切、击穿电压强度以及导电性和抗静电性等。

(9) 硫化橡胶的扩散和渗透性能试验

包括透气性、透湿性、透水性和真空放气率的测试。

(10) 硫化橡胶粘接性能试验

在粘接性能试验中，主要是测定橡胶与金属、橡胶与帘线、橡胶与钢丝、橡胶与织物的粘接性。试验项目包括：橡胶与金属的黏合强度，橡胶与金属粘接的剪切强度，橡胶与金属粘接的剥离强度，橡胶与织物、帘线的黏着强度，橡胶与单根钢丝的黏合强度，橡胶与织物的剥离黏附强度。

第二节　配方设计与材料性能的关系

一、配方设计与材料物理性能的关系

1. 拉伸强度

拉伸强度表征硫化橡胶能够抵抗拉伸破坏的极限能力。虽然绝大多数橡胶制品在使用条件下，不会发生比原来大几倍的形变，但许多橡胶制品的实际使用寿命与拉伸强度有较好的相关性。

研究高聚物断裂强度的结果表明，大分子的主价键、分子间的作用力（次价健）以及大分子链的柔性、松弛过程等是决定高聚物拉伸强度的内在因素。

下面从各个配合体系来讨论提高拉伸强度的方法。

(1) 橡胶结构与拉伸强度的关系

分子量为 $(3.0\sim3.5)\times10^5$ 的生胶，对保证较高的拉伸强度有利。

主链上有极性取代基时，会使分子间的作用力增加，拉伸强度也随之提高。例如丁腈橡胶随丙烯腈含量增加，拉伸强度增大。

随结晶度提高，分子排列会更加紧密有序，使孔隙和微观缺陷减少，分子间作用力增强，大分子链段运动较为困难，从而使拉伸强度提高。橡胶分子链取向后，与分子链平行方向的拉伸强度增加。

(2) 硫化体系与拉伸强度的关系

想要获得较高的拉伸强度必须使交联密度适度，即交联剂的用量要适宜。

交联键类型与硫化橡胶拉伸强度的关系，按下列顺序递减：离子键＞多硫键＞双硫键＞单硫键＞碳-碳键。拉伸强度随交联键键能增加而减小，因为键能较小的弱键，在应力状态下能起到释放应力的作用，减轻应力集中的程度，使交联网链能均匀地承受较大的应力。

（3）补强填充体系与拉伸强度的关系

补强剂的最佳用量与补强剂的性质、胶种以及配方中的其他组分有关，例如炭黑的粒径越小，表面活性越大，达到最大拉伸强度时的用量趋于减少；软质橡胶的炭黑用量在 40～60 份时，硫化橡胶的拉伸强度较好。

（4）增塑体系与拉伸强度的关系

总的来说，软化剂用量超过 5 份时，就会使硫化橡胶的拉伸强度降低。对非极性的不饱和橡胶（如 NR、IR、SBR、BR），芳烃油对硫化橡胶的拉伸强度影响较小，石蜡油对它则有不良的影响，环烷油的影响介于两者之间。对不饱和度很低的非极性橡胶（如 EPDM、IR），最好使用不饱和度低的石蜡油和环烷油。对极性不饱和橡胶（如 NBR，CR），最好采用酯类和芳烃油软化剂。

为提高硫化橡胶的拉伸强度，选用古马隆树脂、苯乙烯-茚树脂、高分子低聚物以及高黏度的油更有利一些。

（5）提高硫化橡胶拉伸强度的其他方法

① 橡胶和某些树脂共混改性。例如 NR/PE 共混、NBR/PVC 共混、EP-DM/PP 共混等均可提高共混胶的拉伸强度。

② 橡胶的化学改性。通过改性剂在橡胶分子之间或橡胶与填料之间生成化学键和吸附键，以提高硫化橡胶的拉伸强度。

③ 填料表面改性。使用表面活性剂、偶联剂对填料表面进行处理，以改善填料与橡胶大分子间的界面亲和力，不仅有助于填料的分散，而且可以改善硫化橡胶的力学性能。

2. 定伸应力和硬度

定伸应力和硬度都是表征硫化橡胶刚度的重要指标，两者均表征硫化橡胶产生一定形变所需要的力。定伸应力与较大的拉伸形变有关，而硬度与较小的压缩形变有关。

（1）橡胶分子结构与定伸应力的关系

橡胶分子量越大，游离末端越少，有效链数越多，定伸应力也越大。凡是能增加橡胶大分子间作用力的结构因素，都可以提高硫化橡胶网络抵抗变形的能力，使定伸应力提高。例如橡胶大分子主链上带有极性原子或极性基团、结晶型橡胶等结构因素使分子间作用力增加，因此其定伸应力较高。

（2）硫化体系与定伸应力的关系

交联密度对定伸应力的影响较为显著。随交联密度增大，定伸应力和硬度几乎呈线性增加。

（3）填充体系与定伸应力的关系

填料的品种和用量是影响硫化橡胶定伸应力和硬度的主要因素。定伸应力和硬度均随填料粒径减小而增大，随结构度和表面活性增大而增大，随填料用量增加而增大。

（4）提高硫化橡胶定伸应力和硬度的其他方法

① 使用酚醛树脂/硬化剂，可与橡胶生成三维空间网络结构，使硫化橡胶的邵尔 A 硬度达到 95。

② 在 EPDM 中添加液态二烯类橡胶和大量硫，可制出硫化特性和加工性能优良的高硬度硫化橡胶。

③ 在 NBR 中添加齐聚酯、NBR/PVC 共混、NBR/三元尼龙共混等方法均可使硫化橡胶的邵尔 A 硬度达到 90H。

3. 撕裂强度

撕裂是由于硫化橡胶中的裂纹或裂口受力时迅速扩展、开裂而导致的破坏现象。撕裂强度是材料被撕裂时单位厚度所承受的负荷。撕裂强度与拉伸强度之间没有直接的关系，也就是说拉伸强度高的硫化橡胶其撕裂强度不一定也高。

（1）橡胶分子结构与撕裂强度的关系

随分子量增加，分子间的作用力增大，撕裂强度增大；但是当分子量增大到一定程度时，其撕裂强度逐渐趋于不变。结晶型橡胶在常温下的撕裂强度比非结晶型橡胶高。而填充炭黑后的硫化胶的撕裂强度均明显提高。

（2）硫化体系与撕裂强度的关系

撕裂强度随交联密度增大而增大，但达到最大值后，交联密度再增加，撕裂强度则急剧下降。

（3）填充体系与撕裂强度的关系

随炭黑粒径减小，撕裂强度增加。在粒径相同的情况下，结构度低的炭黑对撕裂强度有利。使用各向同性的填料，如炭黑、白炭黑、立德粉和氧化锌等，可获得较高的撕裂强度；而使用各向异性的填料，如陶土、碳酸镁等，则不能得到高撕裂强度。

（4）软化剂对撕裂强度的影响

一般添加软化剂会使硫化橡胶的撕裂强度降低。尤其是石蜡油对 SBR 硫化橡胶的撕裂强度极为不利，而芳烃油则可使 SBR（丁苯橡胶）硫化橡胶具有较高的撕裂强度，随芳烃油用量增加而增大。

4. 耐磨耗性

耐磨耗性表征在硫化橡胶抵抗摩擦力的作用下因表面磨损而使材料损耗的能力。它是与橡胶制品使用寿命密切相关的力学性能，它不仅与使用条件、摩擦后的表面状态以及制品的结构有关，而且与硫化橡胶的其他力学性能和黏弹性能等物理、化学性质等有关，其影响因素很多。

（1）胶种的影响

在通用的二烯类橡胶中，耐磨耗性按下列顺序递减：BR＞溶聚 SBR＞乳聚 SBR＞NR＞IR。BR 耐磨耗性好的主要原因是它的玻璃化温度（T_g）较低（$-95\sim105℃$），分子链柔顺性好，弹性高。SBR 的耐磨耗性随分子量增加而提高。NBR 硫化橡胶的耐磨耗性随丙烯腈含量增加而提高，XNBR（羧基丁腈橡胶）的耐磨耗性比 NBR 好。聚氨酯（PU）是所有橡胶中耐磨耗性最好的一种橡胶，在常温下具有优异的耐磨性，但在高温下它的耐磨性会急剧下降。

（2）硫化体系的影响

硫化橡胶的耐磨耗性随交联密度增加有一个最佳值，该最佳值不仅取决于硫化体系而且和炭黑的用量及结构有关。在提高炭黑的用量和结构度时，由炭黑所提供的刚度就会增加，若要保持硫化橡胶刚度的最佳值，就必须降低由硫化体系所提供的刚性部分，即适当地降低交联密度；反之，则应提高硫化橡胶的交联密度。

（3）填充体系的影响

通常硫化橡胶的耐磨耗性随炭黑粒径减小，表面活性和分散性的增加而提高。填充新工艺炭黑和用硅烷偶联剂处理的白炭黑均可提高硫化橡胶的耐磨耗性。

（4）增塑体系的影响

一般说来，胶料中加入软化剂都会使耐磨耗性降低。但是 NR 和 SBR 中采用芳烃油时，耐磨耗性损失较其他油类小一些。

（5）防护体系的影响

在疲劳磨耗的条件下，添加适当的防老剂可有效地提高硫化橡胶的耐磨耗性。如 4010NA 效果突出，除 4010NA 外，6PPD、DTPD、DPPD/H 等均有一定的防止疲劳老化的效果。

（6）提高硫化橡胶耐磨耗性的其他方法

① 炭黑改性剂。添加少量含硝基化合物的炭黑改性剂或其他分散剂，可改善炭黑的分散度，提高硫化橡胶的耐磨耗性。

② 硫化胶表面处理。使用含卤素化合物的溶液或气体，例如液态五氟化锑、气态五氟化锑，对 NBR 等硫化橡胶表面进行处理，可降低硫化胶表面的摩擦系数，提高耐磨耗性。

③ 应用硅烷偶联剂改性填料。例如使用硅烷偶联剂 A-189 处理的白炭黑，填充于 NBR 胶料中，硫化橡胶的耐磨耗性明显提高，用硅烷偶联剂 Si-69 处理的白炭黑填充的 EPDM 硫化橡胶，其耐磨耗性也能明显提高。

④ 橡塑共混。橡塑共混是提高硫化胶耐磨耗性的有效途径之一。例如 NBR/PVC、NBR/三元尼龙等均可提高硫化橡胶的耐磨耗性。

⑤ 添加固体润滑剂和减磨性材料。例如在 NBR 胶料中添加石墨、二硫化钼、氮化硅、碳纤维等，可使硫化橡胶的摩擦系数降低，耐磨耗性提高。

5. 弹性

橡胶的高弹性从本质上讲是由卷曲大分子的构象熵变化而形成的。

（1）橡胶分子结构与弹性的关系

分子量越大，对弹性没有贡献的游离末端数量越少，分子链内彼此缠结而导致的"准交联"效应增加，因此分子量大有利于弹性的提高。在常温下不易结晶的由柔性分子链组成的高聚物，其分子链的柔性越大，弹性越好。

（2）硫化体系与弹性的关系

随交联密度增加，硫化胶的弹性增大并出现最大值，随后交联密度继续增大，弹性则呈下降趋势。因为适度的交联可减少分子链滑移而形成不可逆形变，有利于弹性提高。交联过度会造成分子链的活动受阻，而使弹性下降。

（3）填充体系与弹性的关系

硫化胶的弹性完全是由橡胶大分子的构象变化所造成的，所以提高含胶率是提高弹性最直接、最有效的方法，因此为了获得高弹性，应尽量减少填充剂用量，增加生胶含量。但为了降低成本，应选用适当的填料。

（4）增塑体系与硫化胶弹性的关系

软化剂对弹性的影响与其和橡胶的相容性有关。软化剂与橡胶的相容性越差，硫化橡胶的弹性越差。

二、配方设计与材料工艺性能的关系

工艺性能通常指生胶或混炼胶（胶料）硫化前在工艺设备上可加工的综合性能。工艺性能的好坏不仅影响产品质量，而且影响生产效率、产品合格率、能耗等一系列与产品成本有关的要素。研究生胶或胶料的工艺性能就是研究解决加工工艺可行性问题，是至关重要的关键环节之一，也是配方设计的主要依据之一。

1. 生胶和胶料的黏度（可塑度）

生胶和胶料的黏度，通常以穆尼黏度表示，它是保证混炼、压出、压延、注压等工艺的基本条件，黏度过大或过小都不利于上述加工工艺。例如黏度过高的胶料，充满模型的时间长，容易引起制品外观缺陷；而黏度过小的胶料，混炼加工时所产生的剪切力不够，难于使配合剂分散均匀，压延、压出时容易粘到设备的工作部件上。一般认为黏度较小（但不能过小）的胶料工艺性能较好，因为黏度较小的胶料加工时能量消耗少，在开炼机或压延机上加工时的横压力小，在较小的注射压力下便可迅速地充满模腔。胶料的黏度可以通过选择生胶的品种、塑炼、添加软化剂和填料等方法加以调节和控制。

目前大多数橡胶特别是合成橡胶，其生胶的穆尼黏度范围都比较宽，生产工厂根据不同的要求，为了保证胶料具备所需的性能，可在广阔的范围内，选择具有一定穆尼黏度的生胶。大多数合成橡胶和 SMR 系列的天然橡胶的穆尼黏度在 50～60。这些穆尼黏度适当的生胶，不需经过塑炼加工即可直接混炼。而那些穆尼黏度较高的生胶，如烟片、绉片、颗粒天然胶以及高穆尼黏度的合成胶，则必须先经塑炼加工，使其穆尼黏度值降低至 60 以下，才能进行混炼。一般需要填充大量填料或要求胶料的可塑度很大（如制造胶浆和海绵橡胶的胶料）时，应选择穆尼黏度低的生胶；如要求半成品挺性大的胶料，则应选择穆尼黏度较高的生胶。

生胶的黏度主要取决于橡胶的分子量和分子量分布。分子量越大、分子量分布越窄，则橡胶的黏度越大。生胶的黏度可通过塑炼使其降低，一般天然橡胶、丁腈橡胶等高黏度的生胶，都需要塑炼，有时需进行二段或三段塑炼。虽然塑炼对于某些合成橡胶的可塑度影响不够显著，但适当塑炼可使橡胶质量均匀。

（1）塑解剂对生胶黏度的影响

配方中加入塑解剂，是提高塑炼效果、降低能耗、调整胶料黏度的常用方法。M 和 DM 即是一种有塑解剂功能的促进剂。在塑炼时加入 M 或 DM，可使天然橡胶的黏度降低，塑炼速度加快。

低温塑炼使用的化学塑解剂主要有 β-萘硫酚、二苯甲酰一硫化物、二邻苯甲酰二苯二硫化物、五氯硫酚、五氯硫酚锌盐等。雷那西（Renacit）系列的塑解剂，塑解效率更高，在天然橡胶中只加入 0.05～0.2 质量份，即可获得明显的效果。

化学塑解剂并用，如雷那西-V（0.06 质量份）与二邻苯甲酰氨基二苯基二硫化物锌盐（0.04 质量份）并用，可以产生协同效应，提高塑解效果。温度对化学塑解剂的作用效果有重要影响，塑解效果随温度升高而增大。

某些合成橡胶，如丁苯橡胶、硫调节型氯丁橡胶、低顺式顺丁橡胶，采用高温塑炼时，有产生凝胶的倾向，从而引起黏度增大。因此在配方设计时，应选用适当的助剂加以抑制。亚硝基-2-萘酚有防止丁苯橡胶产生凝胶的作用，雷那西和 DM 对氯丁橡胶也有抑制凝胶产生的作用。

（2）填充剂对胶料黏度的影响

填充剂的性质和用量对胶料黏度的影响很大。随炭黑粒径减小，结构度和用量增加，胶料的黏度增大；粒径越小，对胶料黏度的影响越大。当炭黑用量相同时，粒径越小，穆尼黏度值越高。随炭黑用量增加，胶料的穆尼黏度随之增大。

当采用充油橡胶时，炭黑用量的增加对胶料黏度作用会减小。这是因为在 SBR1710 中含 37.5 质量份的芳烃油，生胶的穆尼黏度已大大降低的缘故。

炭黑品种和用量对乙丙橡胶胶料黏度的影响也较小，根据试验结果，在使用穆尼黏度较低（30～60）的三元乙丙橡胶制备胶料时，炭黑的用量可在 80 质量份以上，软化剂的用量不少于 20 质量份；而使用穆尼黏度较高的三元乙丙橡胶时，炭黑和油的用量应增加 0.5～1 倍。

胶料中炭黑用量增加时，特别是超过 50 质量份时，炭黑结构性的影响就显著起来。在高剪切速率下，炭黑的类型对胶料黏度的影响大为减小。增加炭黑的分散程度（延长混炼时间），也可使胶料黏度降低。

（3）软化剂对胶料黏度的影响

软化剂（增塑剂）是影响胶料黏度的主要因素之一，它能显著地降低胶料黏度，改善胶料的工艺性能。

不同类型的软化剂，对各种橡胶胶料黏度的影响也不同。为了降低胶料黏度，在天然橡胶、异戊橡胶、顺丁橡胶、丁苯橡胶、三元乙丙橡胶和丁基橡胶等非极性橡胶中，添加石油基类软化剂较好，而对丁腈橡胶、氯丁橡胶等极性橡胶，则常采用酯类增塑剂，特别是以邻苯二甲酸酯和癸二酸酯作为酯类增塑剂较好。在要求阻燃的氯丁橡胶胶料中，还经常使用液体氯化石蜡。

使用石油类软化剂和酯类增塑剂对氟橡胶效果不大，而且这些增塑剂在高温下容易挥发，因此不宜使用。使用低分子量氟橡胶、氟氯化碳液体，可使氟橡胶胶料黏度降低 $1/3 \sim 1/2$。

在异戊橡胶、丁苯橡胶、丁腈橡胶、三元乙丙橡胶和二元乙丙橡胶中，使用不饱和丙烯酸酯低聚物作临时增塑剂，可降低胶料的黏度，而且硫化后能形成空间网络结构，提高硫化胶的硬度。采用液体橡胶例如低分子量聚丁二烯、液体丁腈橡胶等，也可达到降低胶料黏度的目的。

最后应强调指出，橡胶胶料属于非牛顿流体，其黏度随切变速率而变化。提高切变速率，可显著降低胶料的黏度。不同的加工工艺，其切变速率也不同。橡胶加工过程中各主要工艺方法的切变速率范围如下：

模压——$1 \sim 10 \text{s}^{-1}$；

开炼机混炼——$10^1 \sim 10^2 \text{s}^{-1}$；

压延——$10^1 \sim 10^2 \text{s}^{-1}$；

密炼机混炼——$10^2 \sim 10^3 \text{s}^{-1}$；

压出——$10^2 \sim 10^3 \text{s}^{-1}$；

注压——$10^3 \sim 10^4 \text{s}^{-1}$。

而穆尼黏度试验的切变速率为 1.5s^{-1}，压缩型可塑度试验的切变速率仅为 $0.1 \sim 0.5 \text{s}^{-1}$。可见穆尼黏度或可塑度都是在极低的切变速率下测得的，它们不能表征胶料在实际加工条件下的流变行为，而只能用在生产中控制胶料的质量，或者在研究时做对比试验用。预测实际加工条件下的胶料黏度时，比较合理的方法是采用 Brabender 塑性仪，它可以在较宽的切变速率和温度范围内测定胶料的黏度。

2. 压出

压出是橡胶加工中的基本工艺过程之一，而压出膨胀又是压出过程中普遍存在的工艺问题，因此在压出胶料的配方设计中，必须充分考虑这一工艺性能。压出时，胶料流经口型后由弹性效应引起半成品长度减小（收缩）和断面增大（膨胀）。例如，压出内胎时，胎坯直径大于口型直径；压出胎面后半成品厚度增加、长度缩短。这种膨胀-收缩现象，称为弹性记忆效应，它是胶料流动过程中的一种流变特征。

　　胶料进入压出机后，在螺杆推动下向前流动的过程中，橡胶分子在外力作用下，产生两种形变：一种是不可逆的塑性形变，另一种是由分子链构象变化引起的可逆的高弹形变。前者是真实的流动，而后者则是非真实流动。压出膨胀即是由这种弹性形变所造成的。

　　压出时之所以产生高弹形变，主要是由橡胶分子的松弛特性造成的。因为胶料在压出机的机身内，流动速率较小，橡胶分子链基本上呈卷曲状态，而进入口型后，直径变小，流动速率变大，沿流动方向出现速度梯度，加上靠近内壁的分子链受到摩擦力的作用，对胶料产生拉伸力，因而使得分子链部分拉直，离开口型后易产生可恢复原状的高弹形变。如果胶料在口型中停留的时间较长，那么部分拉直了的分子链来得及松弛，即来得及消除高弹形变，只留下不可逆的塑性形变。这样，胶料离开口型后也不存在高弹形变，只有塑性形变，即压出后也不会产生膨胀和收缩现象。与此相反，如果流动速度较快，胶料在口型中停留时间较短，部分拉直了的分子链在口型里来不及松弛回缩，这时即把弹性形变带出口型之外。由于离开口型后胶料处于无应力约束的自由状态，那些部分拉直了的分子链就会卷曲回缩再转变为卷曲状态，结果出现长度回缩、径向膨胀现象。这种膨胀现象的产生，实质上是由于橡胶大分子链具有一种恢复原来卷曲状态的本能，仿佛有"记忆"一样，记忆着进入口型之前的状态（构象），压出后要恢复原状。这种现象即所谓的弹性记忆效应。弹性记忆效应最常用的表示方法是压出口型膨胀比：

$$膨胀比 = \frac{压出半成品的尺寸}{口型尺寸}$$

　　式中的尺寸可以是直径、断面厚度、断面面积及有关部分的尺寸。膨胀比能直观表示出半成品的形状和规格与口型的形状和规格不一致的膨胀现象。

　　弹性记忆效应的大小，主要取决于胶料流动过程中所产生的弹性形变量的大小和分子松弛时间的长短。可恢复的弹性形变量大，弹性记忆效应就大。松弛时间短，弹性记忆效应小，松弛时间长，则弹性记忆效应大。上述性能除与胶料本身的性质有关外，还与压出的温度、速度、口型设计、操作方法等工艺条件有关。下面从配方设计的角度，讨论配方因素对压出膨胀比的影响。

　　(1) 橡胶分子结构的影响

　　① 分子链的柔顺性和分子间作用力。分子链柔顺性大，同时分子间的作用力小的橡胶，其黏度小、松弛时间短，膨胀比则小；反之膨胀比则大。例如天然橡胶的膨胀比小于丁苯橡胶、氯丁橡胶、丁腈橡胶。这是因为丁苯橡胶有

庞大侧基，空间位阻大，分子链柔顺性差，松弛时间较长；氯丁橡胶、丁腈橡胶的分子间作用力大，分子链段的内旋转较困难，松弛时间比天然橡胶长，所以膨胀比天然橡胶大，压出半成品表面比天然橡胶粗糙。

② 分子量。分子量大则黏度大，流动性差，流动过程中产生的弹性形变所需要的松弛时间也长，故压出膨胀比大；反之，分子量小，压出膨胀比则小。

③ 分子量分布。有时分子量分布对膨胀比的影响比分子量的影响还大。随着分子量分布变宽，膨胀比增大。

④ 支化度。支化度高，特别是长支链的支化度高时，易发生分子链缠结，从而增加了分子间的作用力，使松弛时间延长，膨胀比增大。

⑤ 含胶率。生胶是提供弹性形变的主体。生胶含量大，则弹性形变大，压出膨胀比也大。一般含胶率在 25% 以下的胶料，如不选择适当的软化剂品种和用量，也不易压出。所以压出胶料的含胶率不宜过高或过低，以在 30%～50% 时较为适宜。

（2）填充体系的影响

胶料中加入填充剂，可降低含胶率，减少胶料的弹性形变，从而使压出膨胀比降低。一般说来，随炭黑用量增加，压出膨胀比减小。在炭黑的性质中，以炭黑的结构性影响最为显著。结构度高的炭黑，其聚集体的空隙率高，形成的吸留橡胶多，减少了体系中自由橡胶的体积分数，所以结构度高，膨胀比小。粒径的影响比结构性的影响小，在结构度相同的情况下，粒径小、活性大的炭黑比活性小的炭黑影响大。炭黑的影响程度与胶种有关，例如，在天然橡胶胶料中分别加入 50 和 100 质量份的炭黑时，胶料的膨胀比分别降低 1/2 和 9/10，而在丁苯橡胶胶料中，则分别降低 1/3 和 3/4。

增加炭黑的用量和结构度，均可明显地降低压出膨胀比。实际上炭黑的结构度和用量对压出膨胀比来说，存在一个等效关系，即低结构多用量的膨胀比降低程度，与高结构少用量的膨胀比降低程度是等效的。

高结构或活性炭黑的用量过多时，会给压出带来困难。在这种情况下，炭黑的粒径对于低结构炭黑比较重要。压出胶料中填充剂的用量应不低于一定的数量，例如丁基橡胶胶料的炭黑用量应不少于 40 质量份，或无机填料的用量不应少于 60 质量份。

（3）软化剂的影响

压出胶料中加入适量的软化剂，可降低胶料的压出膨胀比，使压出半成品规格精确。但软化剂用量过大或添加黏性较大的软化剂时，有降低压出速度的倾向。对于那些需要和其他材料粘合的压出半成品，要尽量避免使用易喷出的软化剂。

除上述配方因素外，在进行压出胶料配方设计时，还要考虑压出半成品的外观质量、压出速度以及加料口的吃胶量。此外，压出胶料配方的硫化体系，应具有足够长的焦烧时间，以免压出过程中出现早期硫化现象。在压出胶料配方中，尽量不用易挥发的或含水分的配合剂，否则在压出温度下，因其挥发而产生气泡。对于那些强度低或发粘的软胶料，压出时易卷入空气，压出后挺性不好而容易变形，此时可添加补强剂，以增加胶料的强度和穆尼黏度；也可加入适量的非补强性填料、蜡类，以降低胶料黏性，防止胶料窝气。并用少量交联橡胶（如硫化胶粉）也可以减小半成品变形，有利于排气。为了提高压出速度，特别是丁基橡胶的压出速度，可使用少量的石蜡、低分子量聚乙烯、氯化聚乙烯等，作为胶料的润滑剂。

3. 压延

压延在橡胶加工中是技术要求较高的工艺过程，供压延作业的胶料应同时满足如下 4 个要求。

① 具有适宜的包辊性：胶料在压延机辊筒上，既不能脱辊，也不能粘辊，而要便于压延操作，容易出片。

② 具有良好的流动性：能使胶料顺利而均匀地渗透到织物或帘布线间。

③ 具有足够的抗焦烧性：因为压延前胶料要经过热炼（粗炼、细炼），经受 60～80℃的辊温和多次薄通，而且压延时通常在 80～110℃的高温下进行，因此压延胶料在压延过程中不能出现焦烧现象。

④ 具有较低的收缩率：应减小胶料的弹性形变，使压延胶片或胶布表面光滑，尺寸规格精确。

显然上述要求很难达到同时最优，因为有些要求是互相矛盾的，比如包辊性和流动性两者是不一致的。包辊性好，需要生胶强度高，胶料中应含有一定量的高分子量组分；而流动性好，则要求分子链柔顺、黏度低，分子间易于滑动。因此设计压延胶料配方时，应在包辊性、流动性、收缩性三者之间取得相应的平衡。

（1）生胶的选择

① 天然橡胶：高分子量组分较多，加上它本身具有自补强性，生胶强度大，为其提供了良好的包辊性。低分子量组分又起到内增塑作用，保证了压延所需的流动性。另外它的分子链柔顺性好，松弛时间短，收缩率较低。因此天

然橡胶的综合性能最好，是较好压延的胶种。

② 丁苯橡胶：侧基较大，分子链比较僵硬，柔顺性差，松弛时间长，流动性不是很好，收缩率也明显地比天然橡胶大。用作压延胶料时，应充分塑炼，在胶料中增加填充剂和软化剂的用量，或与天然橡胶并用。

③ 顺丁橡胶：仅次于天然橡胶，压延时半成品表面比丁苯橡胶光滑，流动性比丁苯橡胶好，收缩率也低于丁苯橡胶，但生胶强度低，包辊性不好。用作压延胶料时最好是与天然橡胶并用。

④ 氯丁橡胶：虽然包辊性好，但对温度敏感性大。通用型氯丁橡胶在 75～95℃时易粘辊，难于压延，需要高于或低于这个温度范围才能获得较好的压延效果。在压延胶料中加入少量石蜡、硬脂酸或并用少量顺丁橡胶，能减少粘辊现象。

⑤ 丁腈橡胶：黏度高，热塑性较小，流动性欠佳。收缩率达 10％左右，压延性能不够好。用作压延胶料时，要特别注意生胶塑炼、压延时的辊温以及热炼工艺条件。

⑥ 丁基橡胶：生胶强度低，无填充剂时不能压延，只有填料含量多时才能进行压延，而且胶片表面易产生裂纹，易包冷辊。

无论选择哪种生胶，都必须使其具有较低的穆尼黏度值，以保证胶料良好的流动性。通常压延胶料的穆尼黏度应控制在 60 以下。其中压片胶料为 50～60，贴胶胶料为 40～50，擦胶胶料为 30～40。

（2）填充剂的影响

加入补强性填充剂能提高胶料强度，改善其包辊性。压延胶料添加填料后可使其含胶率降低，减少胶料的弹性形变，使收缩率减小。不同填料影响程度也不同，一般添加结构性高、粒径小的填料，其胶料的压延收缩率小。

不同类型的压延对填料的品种及用量有不同的要求。例如压型时，要求填料用量大，以保证花纹清晰，而擦胶时含胶率高达 40％以上。厚擦胶时使用软质炭黑、软质陶土之类的填料较好，而薄擦胶时用硬质炭黑、硬质陶土、碳酸钙等较好。为了消除压延效应，压延胶料中尽可能不用各向异性的填料（如碳酸镁、滑石粉）。

（3）软化剂的影响

胶料加入软化剂可以减小分子间作用力，缩短松弛时间，使胶料流动性增加、收缩率减小。软化剂的选用应根据压延胶料的具体要求而定。例如，当要求压延胶料有一定的挺性时，应选用油膏、古马隆树脂等黏度较大的软化剂；对于贴胶或擦胶，因要求胶料流动性好，能渗透到帘线之间，则应选用增塑作用大、黏度较小的软化剂，如石油基油、松焦油等。

（4）硫化体系的影响

压延胶料的硫化体系应首先考虑胶料有足够的焦烧时间，能经受热炼、多次薄通和高温压延作业，不产生焦烧现象。通常压延胶料 120℃的焦烧时间应在 20～35min。

4. 焦烧性

胶料在存放或操作过程中产生早期硫化的现象叫焦烧。通常在设计胶料配方时，必须保证在规定的硫化温度条件下硫化时间最短，在加工温度下焦烧时间最长。胶料的焦烧性通常用 120℃时的穆尼焦烧时间 t_5 表示，各种胶料的焦烧时间，视其工艺过程、工艺条件和胶料硬度而异。一般软的胶料为 10～20min；大多数胶料（不包括高填充的硬胶料或加工温度很高的胶料）为 20～35min；高填充的硬胶料为 35～80min。

（1）橡胶结构的影响

胶料的焦烧倾向性，与其主体材料橡胶的不饱和度有关。例如不饱和度小的丁基橡胶，焦烧倾向性很小，而不饱和度大的异戊橡胶则容易产生焦烧现象。丁苯橡胶并用不饱和度大的天然橡胶后，焦烧时间缩短。三元乙丙橡胶的焦烧时间，取决于第三单体的类型，例如硫化体系为：S（1.5 质量份）/TMTM（1.5 质量份）/M（0.5 质量份），其第三单体分别为双环戊二烯、1,4-己二烯和亚乙烯降冰片烯的三元乙丙橡胶，其穆尼焦烧时间（t_5，120℃）分别为 43min、31min、10min。

（2）硫化体系的影响

从配方设计来说，引起焦烧的主要原因，是硫化体系选择不当。为使胶料具有足够的加工安全性，应尽量选用迟效性或临界温度较高的促进剂，也可添加防焦剂来进一步改善。

选择硫化体系时，应首先考虑促进剂本身的焦烧性能，选择那些结构中含有防焦官能团、辅助防焦基团的促进剂。次磺酰胺类促进剂即是一种焦烧时间长、硫化速度快、硫化曲线平坦、综合性能较好的促进剂，其加工安全性好，适用于厚制品硫化。各种促进剂的焦烧时间依下列顺序递增：ZDC＜TMTD＜M＜DM＜CZ＜NS＜NOBS＜DZ。单独使用次磺酰胺类促进剂时，其用量约为 0.7 质量份。为了保证最适宜的硫化性质，常常采用几种类型促进剂并用的体系，其中一些用于促进硫化，另一些则用于保证胶料的加工安全性。

　　不同类型促进剂的作用特征取决于它们的临界温度。例如，在天然橡胶中各种促进剂的有效作用起始温度：ZDC 为 80℃，TMTD 为 110℃，M 为 112℃，DM 为 126℃。

　　常用的促进剂 TMTD，其硫化诱导期极短，可使胶料快速硫化。为了防止焦烧，可与次磺酰胺类（如 CZ）、噻唑类（如 DM）并用，但不能与促进剂 D 或二硫代氨基甲酸盐并用，否则将会使胶料的耐焦烧性更加劣化。单独使用秋兰姆类的胶料时，即使不加硫或少加硫，其焦烧时间也都比较短。在这种情况下，并用次磺酰胺类或噻唑类促进剂同时减少秋兰姆促进剂用量，则可延长其焦烧时间。例如将天然橡胶胶料中的 TMTD 用量由 3 质量份减至 0.7 质量份，同时加入 1.4 质量份促进剂 NOBS 和 0.35 质量份硫，则穆尼焦烧时间可由 7min 延长到 15min。对丁腈胶料而言，为降低 TMTD 对胶料焦烧时间的影响，可采用 TMTD（3 质量份)/DM（4 质量份）代替 TMTD（3.5 质量份）单用，或用 TMTD（2 质量份)/CZ（1 质量份)/S（0.5 质量份）代替 TMTD（3 质量份)/S（0.5 质量份）。

　　胍类促进剂（如促进剂 D）的热稳定性高，以其为主促进剂，胶料的焦烧时间长，硫化速度慢。

　　二硫代氨基甲酸盐类促进剂，会急剧缩短不饱和橡胶胶料的焦烧时间，并用胍类促进剂时，焦烧时间会进一步缩短。因此二硫代氨基甲酸盐类促进剂适于在低不饱和度橡胶（如丁基橡胶）中使用，也适于在低温硫化或室温硫化的不饱和橡胶中使用。

　　用给硫体全部或部分代替硫时，可以增加胶料的焦烧时间，因为只有在给硫体分解出活性硫之后，硫化过程才能开始。常用的给硫体有 DTDM（二硫代吗啡啉）、TMTD、四硫化双五亚甲基秋兰姆和其他四硫化秋兰姆。

　　在含有噻唑类和次磺酰胺类的 NR 胶料中，加入 DTDM 可以提高胶料的抗焦烧性。例如采用 S（0.3～1.5 质量份）、CZ（0.5～1.0 质量份）、DTDM（1～2 质量份）的并用体系，胶料的焦烧时间较长。

　　在丁苯橡胶胶料中加入 DTDM，抗焦烧效果较小。

　　用有机过氧化物硫化的胶料，一般诱导期较长，抗焦烧性能较好。在氯丁橡胶胶料中，增加氧化镁用量，而减少氧化锌用量，可降低硫化速度，延长焦烧时间。当然，NA-22 的用量也是影响焦烧性的重要因素。

　　在含有 TMTD 和氧化锌的氯化丁基橡胶胶料中，加入氧化镁和促进剂 DM 均可延长胶料的焦烧时间。

（3）防焦剂的影响

防焦剂是提高胶料抗焦烧性的专用助剂，它可提高胶料在储存和加工过程中的安全性。以往常用的防焦剂有苯甲酸、水杨酸、邻苯二甲酸酐、N-亚硝基二苯胺等。但上述防焦剂在使用中都存在一些问题。例如邻苯二甲酸酐在胶料中很难分散，还能使硫化胶物性降低，并且延迟硫化，当胶料中含有次磺酰胺类或噻唑类促进剂时，防焦效果很小；N-亚硝基二苯胺在以次磺酰胺为促进剂的胶料中，防焦效果较好，但加工温度超过 100℃时，其活性下降，120℃时防焦作用不大，135℃会分解而失去活性，分解后放出的气体产物，使制品形成气孔。此外这种防焦剂还会延迟硫化、降低硫化橡胶的物理性能。

为了解决上述防焦剂存在的问题，近年来研制了一些效果极佳的防焦剂，其中防焦剂 PVI（N-环己基硫代邻苯二甲酰亚胺）获得了广泛的应用。采用 PVI 不仅可以提高混炼温度、改善胶料加工和储存的稳定性，还可使已焦烧的胶料恢复部分塑性。和以往常用的其他防焦剂不同，PVI 不仅能延长焦烧时间，而且不降低正硫化阶段的硫化速度。

PVI 在含有次磺酰胺类促进剂的胶料中效果最佳。在含有噻唑类促进剂，如 M 或 DM 的胶料中，加入 PVI，在减少焦烧危险性的同时，还会显著延长其正硫化时间。

（4）填充体系的影响

一般说来，N 字头炭黑能使胶料的焦烧时间缩短，降低胶料的耐焦烧性。其影响程度主要取决于炭黑的 pH 值、粒径和结构性。炭黑的 pH 值越大，碱性越大，胶料越容易焦烧，例如炉法炭黑的焦烧倾向性比槽法炭黑大。炭黑的粒径减小或结构性增大时，由于炭黑会使胶料在混炼时增加生热量，因此炭黑的粒径愈小，结构性愈高，则胶料的焦烧时间愈短。炭黑对胶料耐焦烧性的影响 程度，还与所用的硫化促进剂类型有关。如果采用有效硫化体系时，炭黑的影响减少。

有些无机填料（如陶土）对促进剂有吸附作用，会迟延硫化。表面带有—OH 基团的填料，如白炭黑表面含有相当数量的—OH，会使胶料的焦烧时间延长，使用时应予以注意。

（5）软化剂和防老剂的影响

胶料中加入软化剂一般都有延迟焦烧的作用，其影响程度视胶种和软化剂的品种而定。例如在三元乙丙橡胶胶料中，使用芳烃油的耐焦烧性，不如石蜡油和环烷油。在金属氧化物硫化的氯丁橡胶胶料中，加入 20 质量份氯化石蜡或癸二酸二丁酯时，其焦烧时间可增加 1～2 倍，而在丁腈橡胶胶料中，只增加 20%～30%。

防老剂对胶料的硫化性质有一定影响。就焦烧性而言，不同防老剂的影响程度也不同，例如防老剂 RD 对胶料焦烧时间的延长，比防老剂 D 和 4010NA 显著。

除上述配方因素的影响之外，焦烧时间还与加工温度和加工时的剪切速率有密切关系。在考虑胶料的耐焦烧性时，必须予以全面考虑。

5. 抗返原性

所谓返原性，是指胶料在 140～150℃长时间硫化或在高温（超过 160℃）硫化条件下，硫化橡胶性能下降的现象。出现返原现象后，硫化橡胶的拉伸强度、定伸应力及动态疲劳性能降低，交联密度下降。从硫化曲线上看，达到最大转矩后，随硫化时间延长，转矩逐渐下降。

引起硫化返原的原因可以归结为两个：一是交联键断裂及重排，特别是多硫交联键的重排以及由此而引起的网络结构的变化；二是橡胶大分子在高温和长时间硫化温度下，发生裂解（包括氧化裂解和热裂解）。

（1）胶种的选择

返原性与橡胶的不饱和度（双键含量）有关。为了减少和消除返原现象，应选择不饱和度低的橡胶。天然橡胶最容易发生硫化返原，所以在以天然橡胶为基础的胶料配方设计时，特别是在高温硫化条件下，更要慎重考虑它的返原性问题。

（2）硫化体系的影响

硫化体系是影响天然橡胶硫化返原性的主要因素。传统硫化体系的 NR 胶料的返原性最为严重，半有效硫化体系的返原性也比较明显，而有效硫化体系则基本上无返原现象（在 180℃，30min 条件下）。

各种硫化体系抗返原性的顺序是：可溶性有效硫化体系＞有效硫化体系＞半有效硫化体系＞传统硫化体系。有效硫化体系在 160℃下不发生返原现象，在 180℃下硫化 23min 或在 200℃下硫化 2min，返原率不超过 5%。其原因是有效硫化体系所形成的单硫键和双硫键，耐热性好，对热氧老化有较高的稳定性。在高温下交联密度和网络结构变化不是很大，因此其物性的保持率较高。

为了提高天然橡胶和异戊橡胶的抗返原性，最好减少硫的用量，用 DTDM（二硫代吗啡啉）代替部分硫。对于异戊橡胶来说，采用如下硫化体系：S（0～0.5 质量份），DTDM（0.5～1.5 质量份），CZ 或 NOBS（1～2 质量份），TMTD（0.5～1.5 质量份），可保证其在 170～180℃下的返原性比较小。

丁基橡胶胶料使用 S/M/TMTD 或 S/DM/ZDC 作为硫化体系时，在 180℃下产生强烈返原。如采用树脂或 TMTD/DTDM 作硫化体系，则无返原现象。

丁苯橡胶、丁腈橡胶、三元乙丙橡胶等合成橡胶的硫化体系，对硫化温度不像天然橡胶那样敏感。但硫化温度超过 180℃时，会导致其硫化胶性能恶化，因此高温（180℃以上）下硫化这些橡胶时，其配方必须加以调整。

当天然橡胶和顺丁橡胶、丁苯橡胶并用时，可减少其返原程度。为了保持并用胶料在高温硫化时交联密度不变，减少其不稳定交联键的数目，提高其抗返原性，可采用保持硫化剂恒定不变的条件下，增加促进剂用量的方法，目前这种方法已在轮胎工业中得到了广泛的应用。

那些需要长时间硫化的大型橡胶制品，如工程轮胎等，在长时间硫化的条件下也容易出现返原现象；特别是天然橡胶用传统硫化体系硫化时，往往会出现严重的返原现象，导致产品的性能急剧下降。有效硫化体系虽然可以控制不稳定交联网络的形成，但不可能使交联密度始终保持恒定，不能完全消除硫化返原性。1977 年，Woff 用 Si-69 ［双（三乙氧基硅烷基丙基）四硫化物］在与硫、促进剂等摩尔比的条件下，把硫化返原性降到了最低程度或消除了返原现象。这种硫化体系称为平衡硫化体系，平衡硫化体系的特点是在较长的硫化周期内，交联密度是恒定的，因而提高了天然橡胶胶料的抗返原性。

最近国内在研究天然橡胶的返原性时发现，Si-69 作为抗返原剂，在半有效硫化体系的天然橡胶胶料中最为有效。在半有效硫化体系的天然橡胶胶料中，Si-69 抗返原性最好，其硫化曲线达到最大转矩后，基本不返原。而在传统硫化体系的天然橡胶胶料中，Si-69 的抗返原性很差，远不如 HVA-2。

Si-69 在半有效硫化体系和传统硫化体系的天然橡胶中，所表现出的抗返原性有很大的差异。其主要原因是，在传统硫化体系的过硫化阶段，会使网络中的多硫键破坏而生成单硫键和双硫键；另外，多硫键因主键改性而分解，成为改性的主链，这一反应使交联密度降低。在传统硫化体系中，多硫交联键的数量较多，其稳定性较差，因此在返原过程中，多硫键转变为单硫键、双硫键和主链改性的速度都比较快，但 Si-69 的分解速度比较慢，两者不能同步匹配，因此其抗返原性较差；而在半有效硫化体系中，多硫交联键数量少，分解速度也比较慢，这时与 Si-69 的分解速度比较匹配，由 Si-69 分解产生的二硫化物和多硫化物，作为硫给予体可以插到多硫交联键中，使改性的主链又能缝合起来，这就是 Si-69 与硫和促进剂一起形成的"平衡硫化体系"。

6. 包辊性

在开炼机混炼、压片和压延机上进行压延作业时，胶料需要有良好的包辊性，否则很难顺利操作。研究发现：随辊温升高，生胶或胶料在开炼机辊筒上可出现四种状态：在辊温较低的第Ⅰ区，生胶的弹性大，硬度高，易滑动，难以通过辊距，而以"弹性模"的形式留在辊距中，如强制压入，则变成硬碎块，所以不宜炼胶；随温度升高而进入第Ⅱ区，此时橡胶比较容易变形，既有塑性流动又有适当的高弹形变，可在辊筒上形成一圈弹性胶带，包在辊筒上，不易破裂，便于炼胶操作；温度进一步升高，进入第Ⅲ区，此时橡胶黏度降低，流动性增加，分子间作用力减小，黏弹性胶带的强度下降，不能紧紧包在辊筒上，出现脱辊或破裂现象，很难进行炼胶操作；温度再升高，进入第Ⅳ区，此时橡胶呈黏稠状而包在辊筒上，并产生较大的塑性流动，有利于压延操作。

当橡胶在较低的温度或较高的形变速率时，橡胶显得僵硬，模量提高，受外力作用而形变时容易形成碎块，这时橡胶处于第Ⅰ区；当温度上升或形变速率下降时，橡胶变得不那么强韧，模量降低、扯断伸长率升高，超过最大点之后，伸长率变小，但弹性模量还较高（约 $0.1\sim1.0\mathrm{MPa}$），所以橡胶在辊筒上能形成一条包在辊筒上的弹性胶带，这时橡胶处于第Ⅱ区；当进入第Ⅲ区时，模量降低，伸长率减小，橡胶强度下降，无力包附在辊筒上而脱辊；橡胶在第Ⅳ区时，断裂模量减小，扯断伸长率增加，橡胶呈现塑性流动，虽然强度较低，但黏性较大，仍可包覆在辊筒上。

综上所述，各种生胶或胶料混炼时，应严格控制工艺条件，选择适当的辊温，使其在包辊的第Ⅱ区内进行混炼，防止向第Ⅰ区、第Ⅲ区过渡，而压延则应在第Ⅳ区进行。

影响包辊性的因素除了辊温、切变速率（辊距）之外，还有与生胶或胶料强度有关的各种配方因素。

（1）橡胶分子结构的影响

① 分子量的影响。随橡胶分子量增加，λ_b（断裂伸长比）值增大，黏流温度升高，所以从第Ⅱ区到第Ⅲ区以及第Ⅲ区到第Ⅳ区的转变温度也随之提高，从而改善了包辊性。

② 分子量分布的影响。当分子量分布宽时，λ_b 值增大，使第Ⅱ区向第Ⅲ区过渡的转变温度提高，因而包辊性能好的第Ⅱ区范围扩大；分子量分布宽，黏流温度降低，使第Ⅲ区向第Ⅳ区过渡的转变温度降低，因而使包辊性不好的

第Ⅲ区范围缩小。二者都对混炼有利，所以分子量分布较宽的橡胶对包辊性有利。

③ 结晶性的影响。生胶的自补强度作用是提高生胶强度最有利的因素。天然橡胶和氯丁橡胶均为结晶型橡胶，在辊上被拉伸时，会产生拉伸结晶，提高了生胶的强度和扯断伸长率，所以天然橡胶和氯丁橡胶的包辊性较好。

④ 玻璃化温度（Tg）的影响。不同种类橡胶的玻璃化温度不同，因此不同橡胶的包辊最佳的第Ⅱ区温度也不同。例如，天然橡胶和丁苯橡胶混炼时只出现第Ⅰ区和第Ⅱ区，在一般操作温度下没有明显的第Ⅲ区，所以其包辊性和混炼性能较好；顺丁橡胶在 40～50℃下处于第Ⅱ区状态包辊，超过 50℃即转变到第Ⅲ区，出现脱辊现象难以炼胶，此时即使把辊距减到最小以提高切变速率，也难以回到第Ⅱ区，但辊温升至 120～130℃时则包辊性又会好转。不过顺丁橡胶还是在低温和高切变速率（小辊距）条件下炼胶为宜，因为过高的辊温会引起顺丁橡胶老化、降解，导致硫化胶性能下降，顺丁橡胶包辊性不好的主要原因是它的玻璃化温度（T_g）低、模量低、生胶强度小。

⑤ 支化和凝胶的影响。随支化度增加，凝胶含量增大，橡胶的断裂伸长比 λ_b 减小，生胶强度降低。因此，减少凝胶含量和支化度可改善包辊性。

（2）补强剂的影响

大多数合成橡胶的生胶强度很低，对包辊性不利，其中顺丁橡胶尤为明显，所以在配方设计时要设法提高胶料强度。一般改善包辊性的方法是在胶料中添加活性高和结构性高的填料。能够增加胶料强度的填料，有炭黑、白炭黑、硬质陶土、碳酸镁、碳酸钙等。试验结果表明，天然橡胶、异戊橡胶加入炭黑后，其混炼胶的强度均有所提高，其中天然橡胶中加入炭黑后，混炼胶强度提高的幅度很大。因此在合成橡胶中，特别是顺丁橡胶和异戊橡胶中，并用少量天然橡胶，即可有效地改善它们的包辊性。胶料中加入氧化锌、硫酸钡、钛白粉等非补强性填料时，会降低混炼胶强度，对包辊性不利。胶料中加入滑石粉，会使脱辊倾向加剧。

（3）软化剂和其他助剂的影响

硬脂酸、硬脂酸盐、蜡类、石油基类软化剂、油膏等软化剂，容易使胶料脱辊。相反，有些软化剂和助剂可以提高胶料的黏着性，如高芳烃操作油、松焦油、古马隆树脂、烷基酚醛树脂等可以提高胶料的包辊性。

7. 自黏性

所谓自黏性，是指同种胶料两表面之间的黏合性能。通常制品成型操作中多半是将同类型的胶片或部件黏合在一起，因此自黏性对半成品的成型和制品性能有重要作用。

自黏是黏合的一种特殊形式，大分子的界面扩散，对胶料的自黏性起着决定性的作用。扩散过程的热力学先决条件是接触物质的相容性，动力学的先决条件是接触物质具有足够的活动性。

橡胶分子的扩散需在一定的压力下进行，胶料的初始自黏强度随接触压力增大而增加；另外，橡胶分子的扩散过程也需要经历一段时间方能完成，因此胶料的自黏强度随接触时间增加而增大，自黏强度与接触时间的平方根呈线性关系。配方因素对胶料自黏性的影响如下所述。

（1）橡胶分子结构的影响

① 分子链柔性的影响。一般说来，链段的活动能力越大，扩散越容易进行，自黏强度越大。例如顺丁橡胶，随 1,2 结构含量增加，自黏强度明显增大。因为 1,2 结构中的乙烯基侧链上的双键比较容易围绕 C—C 单键旋转而取向，而这种取向可增强两接触面之间的相互作用，所以随 1,2 结构含量增加，接触面上的乙烯基数量也增加，于是提高了初始黏合强度。在最终自黏强度区域，试样的断裂属于内聚破坏，不发生在原来的界面上。试样的内聚破坏，是聚合物分子链滑动的结果，而不是化学键断裂的结果。乙烯基侧链可能给分子链的滑动造成困难，所以增加 1,2 结构的含量，即增加乙烯基含量，会导致最终自黏强度提高，但所需的接触时间要长一些。当分子链上有庞大侧基时，阻碍分子热运动，因此其分子扩散过程缓慢。

② 分子极性的影响。极性橡胶其分子间的吸引能量密度（内聚力）大，分子难于扩散，分子链段的运动和生成空隙都比较困难，若使其扩散需要更多的能量。在丁腈橡胶胶料自黏试验中发现，随氰基含量增加，其扩散活化能也增加。

③ 不饱和度的影响。含有双键的不饱和橡胶比饱和橡胶更容易扩散。这是因为双键的作用使分子链柔性好，链节易于运动，有利于扩散进行。如将不饱和聚合物氢化使之接近饱和，则其扩散系数只有不饱和高聚物的 47%～61%。

④ 结晶的影响。两种乙丙橡胶的自黏性试验表明，结晶性好的乙丙橡胶缺乏自黏性，而无定型无规共聚的乙丙橡胶却显示出良好的自黏性。因为在结晶性好的乙丙橡胶中，有大量的链段位于结晶区内，因而失去活动性，在接触表面存在结晶区，链段的扩散难以进行。同样，在氯丁橡胶中有部分结晶时，自黏性下降；高度结晶时，自黏性就完全丧失了。为使高度结晶的橡胶具有一定的自黏性，必须设法提高分子活动性。为此可提高接触表面温度，使之超过

结晶的熔融温度，或以适当的溶剂使接触表面溶剂化。

从微观结构来看，橡胶分子链内部有空隙，是分子链的自由空间；而分子链和分子链之间又有距离，形成分子链间的自由空间。天然橡胶的自黏性最好，其自黏强度是乙丙橡胶的 5 倍。其主要原因是天然橡胶的分子结构能提供较多的链内自由空间，有足够的扩散通道。

有资料报道，影响胶料自黏性的两个因素是生胶强度和分子链段的扩散，而后者是主要的。生胶（或胶料）的强度也很重要，例如：丁基橡胶的自扩散较快，但自黏强度较小，这主要是由于丁基橡胶本身的强度低，若要提高丁基橡胶的自黏强度，应从提高其胶料的强度着手；而天然橡胶的扩散慢，但生胶强度高，自黏强度还是很大。

（2）填充体系的影响

无机填料对胶料自黏性的影响，依其补强性质而变化，补强性好的，自黏性也好。各种无机填料填充的天然橡胶胶料的自黏性，依下列顺序递减：白炭黑＞氧化镁＞氧化锌＞陶土。炭黑可以提高胶料的自黏性，在天然橡胶和顺丁橡胶胶料中，随炭黑用量增加，胶料的自黏强度提高，并出现最大值。

填充高耐磨炭黑的天然橡胶胶料，随炭黑用量增加，自黏强度迅速提高，在 80 质量份时自黏强度最大；顺丁橡胶胶料在高耐磨炭黑用量为 60 质量份时，自黏强度最大。当炭黑用量超过一定限度时，橡胶分子链的接触面积太少，造成自黏强度下降。天然橡胶比顺丁橡胶的自黏强度高，是因为天然橡胶的生胶强度和结合橡胶数量都比顺丁橡胶高。

（3）增塑剂的影响

增塑剂（或软化剂）虽然能降低胶料黏度，有利于橡胶分子扩散，但它对胶料有稀释作用，使胶料强度降低，结果使胶料的自黏力下降。随软化剂用量增加，胶料的自黏力下降。

使用增黏剂可以有效地提高胶料的自黏性。常用增黏剂有松香、松焦油、妥尔油、萜烯树脂、古马隆树脂、石油树脂和烷基酚醛树脂等，其中以烷基酚醛树脂的增黏效果最好。近年来，国内开发的非热反应型酚醛树脂 TKO 和 TKB，对提高顺丁橡胶、丁苯橡胶、天然橡胶胶料的自黏性有明显效果。TKO-80 为对叔辛基苯酚甲醛树脂，TKB-140 为对叔丁基苯酚甲醛树脂，TKO 对三种胶料均有明显的增黏作用，以丁苯橡胶最为显著。当 TKO 用量在 4～6 质量份时，丁苯橡胶胶料的自黏性可提高一倍，并可高于不含 TKO 的天然橡胶胶料的自黏性。当 TKB 用量为 4～6 质量份时，丁苯橡胶胶料的自黏强度增加最快，并高于天然橡胶胶料的自黏强度。

容易喷出的配合剂，如蜡类、促进剂 TMTD、硫等应尽量少用，以免污染胶料表面，降低胶料的自黏性。

胶料焦烧后，自黏性急剧下降，因此对含有二硫代氨基甲酸盐类、秋兰姆类等容易引起焦烧的硫化体系要严格控制，使其在自黏成型前不产生焦烧现象。

8. 喷霜

喷霜是指胶料中的液体或固体配合剂由内部迁移到表面的现象。常见的喷霜形式大体上有三种，即"喷粉""喷油"和"喷蜡"。喷粉是胶料中的硫化剂、促进剂、活性剂、防老剂、填充剂等粉状配合剂析出胶料（或硫化胶）表面，形成一层类似霜状的粉层；喷蜡是胶料中的蜡类助剂析出表面形成一层蜡膜；喷油是胶料中的软化剂、润滑剂、增塑剂等液态配合剂析出表面，而形成一层油状物。

喷霜不仅影响制品的外观质量，使制品表面出现泛白、泛黄、泛灰、泛蓝，有时还会出现亮点，表面失去光泽，而且还会影响胶料的工艺性能和硫化胶物理性能，降低胶料的自黏性而给成型带来困难，以及影响胶料与织物和金属骨架的黏合性能。喷霜严重还会造成胶料焦烧和制品老化。如果喷霜的主要成分是硫和促进剂，那么靠近胶料表面的硫化剂和促进剂浓度很大，在储存和加工过程中很容易引起焦烧，硫化时会造成表面层和内部硫化程度不均，使硫化胶的物性下降。特别是医用和食品用橡胶制品，都不允许有喷霜现象。喷霜确有"百害"，但也有一利，这就是有些工业制品如轮胎，需要喷蜡，形成一层蜡膜，以防止被臭氧老化。喷霜是橡胶加工厂经常出现的问题，到目前为止，仍然无法全部掌握或彻底解决这个难题。

导致喷霜的内在原因是，某些配合剂在胶料中发生过饱和（或）不相容。对于溶解性的配合剂而言，达到过饱和状态后，总是接近表面层的配合剂首先喷出表面，所以离表面层越近则浓度越稀。而胶料中呈过饱和状态的配合剂，正如溶液中的溶质一样，总是由高浓度向低浓度扩散转移，因此造成这些配合剂由胶料内部向表面层迁移析出，当这些配合剂在胶料中降低到饱和状态时，则喷出过程终止。而对于那些无溶解性的配合剂如某些填料的喷出，则属于不相容的问题。

造成配合剂在胶料中呈现过饱和状态的主要原因是配方设计不当，某些配合剂的用量过多，超过其最大用量。一般配合剂在一定的温度、压力条件下，在橡胶中都有一定的溶解度，达到配合剂溶解度的配合量为其最大用量。当配合剂用量超过其最大用量时，配合剂就不能完全溶解在橡胶中，在橡胶中呈过饱和状态，不能溶解的那部分便会析出表面形成喷霜。

某些加工工艺性能，如橡胶的可塑度过大、配合剂分散不均、炼胶时辊温过高、硫化温度过高、硫化不足等，都是导致喷霜的内部原因。而硫化后的制品在储存和使用过程中，较高的温度、湿度及强烈的阳光照射是造成喷霜的外部因素。

（1）胶种对喷霜的影响

天然橡胶中含有蛋白质脂肪酸、糖分及灰分等物质，另外它还含有较多的双键，易与氧、臭氧等活性物质反应，从而使橡胶分子链断裂，容易产生喷霜。而合成橡胶，如丁苯橡胶、顺丁橡胶，不具备天然橡胶上述特点，因此喷霜的程度要差一些。

为了消除喷霜现象，可以在不影响使用性能的情况下，选用或并用溶解度大的生胶，以及选用与配合剂溶解度参数相近的生胶。

（2）配合剂的影响

通常容易造成喷霜的配合剂有：硫，促进剂 TMTD、DM、M、TMTM、NA-22，防老剂 D、4010、H、DNP、MB、石蜡，还有氧化锌、硬脂酸、CTP、轻质碳酸钙、碳酸镁，以及机油、酯类油等。

硫是很容易引起喷霜的一种硫化剂，它在胶料中的溶解度随胶种而异，在室温下易溶解于天然橡胶、丁苯橡胶中，而难溶解于其他合成橡胶。硫在各种生胶中的溶解度均随温度升高而增大。在高温条件下，硫用量过多时，产生一种高温下的假溶解，一旦温度降低就会出现过饱和状态，从而引起喷出。因此硫用量不能过多，一般控制在 1.5～2.5 质量份之间。使用前最好经 0.15mm 筛网过筛，混炼温度不宜过高。此外为防止喷霜，可考虑采用不溶性硫（可防止胶料喷硫）或半有效硫化体系、有效硫化体系、硫载体硫化体系。

促进剂并用比单用好，但要注意搭配，以免降低促进效果或用量过多。促进剂 DM、D 比较稳定，在橡胶中的溶解度较高，不易喷出。形成多硫键的硫化体系（传统硫化体系），比单硫键、碳-碳键的硫化体系容易产生喷霜。

氧化锌和硬脂酸在硫化过程中生成的硬脂酸锌，在顺丁橡胶中溶解度较小。因此在掺用顺丁橡胶的胶料中，过量使用硬脂酸会引起喷霜。一般硬脂酸的用量在 0.5～3 质量份之间。

选用合适的防老剂能防止由臭氧老化而引起的喷霜。例如使用防老剂 4010 0.5～0.8 质量份，防老剂 MB 0.8～1.5 质量份，防老剂 H 0.2 质量份，可以防止或延缓喷霜。但这些防老剂用量过多，自身也会喷出。最好采用防老剂并用，例如防老剂 SP-C 和防老剂 MB 并用，用量分别为 0.8 质量份和 0.5 质量份，能有效地防止喷霜。

填料在不同配方的胶料中，因不相容而产生喷霜的程度也不同。一般说来，白炭黑在合成橡胶中的分散性优于在天然橡胶中，而陶土在天然橡胶中的分散性优于在合成橡胶中。由于陶土酸性大易吸附促进剂，易产生欠硫，为此要求多用促进剂，但又会因此造成促进剂的过饱和。硬度偏高的白炭黑，往往因掺用黏度小的软化剂而引起喷霜。大量使用单一品种的填充剂，对抑制喷霜现象是不利的。陶土与立德粉并用，陶土与碳酸钙并用，以及陶土与白炭黑并用，都比单用其中的一种能延缓喷霜时间。

总之，配方设计时，配合剂的用量必须控制在所允许的最大用量范围之内。可以选用溶解度与配方中所用生胶溶解度相近的配合剂，或采用几种配合剂并用，以减少用量，避免喷霜。

9. 注压

注压工艺是在模压法和移模硫化的基础上发展起来的一种新型硫化方法。其特点是把半成品成型和硫化合为一体，减少了工序，提高了自动化程度，成型硫化周期短，生产效率高。注压工艺通过塑化注射、热压硫化，使内外胶层温度均一、质地致密，提高了产品质量，实现了高温快速硫化。目前注压工艺已广泛地用于密封制品、减振制品、胶鞋等模型制品中。

注压工艺的特点就是高温快速硫化工艺，要求胶料在高温下，能顺利地通过喷嘴、流胶道并快速充满模腔。这就要求胶料必须具有良好的流动性。胶料在注压机的塑化室、注胶口、流胶道的切变速率较高（达 $10^3 \sim 10^4 s^{-1}$），摩擦生热温度较高，加工硫化温度较高，因此胶料从进入加料口开始，经机筒、喷嘴、流胶道到充满模腔、开始交联之前的这段时间内，必须确保胶料不能焦烧，即要求胶料有足够的焦烧时间。胶料进入模腔后，应快速硫化，即一旦开始交联，很快就达到正硫化。硫化曲线的斜率应尽可能地小，$T_{90} - T_{10} \approx 0$，起始黏度（常用 ML 表示）保持一定值以保证注压能力。硫化诱导期（T_{10}）应足够地长。若机筒的温度为 $90 \sim 120℃$，则胶料的穆尼焦烧时间必须比胶料在机筒中的停留时间长 2 倍以上。

综上可见，在进行注压胶料的配方设计时，必须使胶料的流动性、焦烧性和硫化速度三者取得综合平衡。

（1）橡胶的选择

一般常用的橡胶如天然橡胶、丁苯橡胶、顺丁橡胶、异戊橡胶、三元乙丙橡胶、丁基橡胶、氯丁橡胶、丁腈橡胶、氯磺化聚乙烯橡胶、丙烯酸酯橡胶、聚氨酯橡胶、甲基乙烯基硅橡胶（MVQ），都可以用于注压硫化。

橡胶的穆尼黏度对胶料的注压性能影响很大。橡胶的黏度低，胶料的流动性好，易充满模腔，可缩短注射时间，外观质量好。但穆尼黏度低时，塑化和注射过程中的生热小，因而硫化时间较长。相反，穆尼黏度高的胶料，注射时间长、生热大，对高温快速硫化有利，但黏度过高很容易引起焦烧。一般穆尼黏度在 65 以下较好。正如前文所指出的那样，由于穆尼黏度的测试和注压过程的切变速率相差甚大，所以穆尼黏度并不能完全表征胶料的注射性能。评价胶料注射能力比较可靠的方法是使用螺旋模具，在一定的温度和压力条件下，将胶料注入螺旋形模腔中，视其充模长度来确定胶料的注射能力。

使用较高的温度是加快硫化速度常用的方法，关于硫化温度与硫化时间的关系，人们已进行了大量的研究，利用阿伦尼乌斯方程，便可大概算出任意温度下的硫化时间。随温度升高，硫化时间缩短，硫化温度每提高 8℃，约可提高硫化速度 1 倍。如果硫化温度从 144℃ 提高到 168℃，则硫化速度可提高 7 倍。

用于注压的胶料，必须适应较高的硫化温度，但在规定的硫化条件下，橡胶的分子结构不应被破坏。

在选择注压用橡胶时，除胶料的流动性外，还要考虑胶料注射时的生热性。若以流动性作为重点时，要尽可能降低注射生热温度，当胶料充满模腔后，用快速硫化体系进行高温短时间硫化。如以注射生热作为重点时，应尽可能提高注射时胶料的温度，实现短时间硫化。

虽然各种常用橡胶均可用于注压硫化，但各种橡胶的注压工艺性能不同，现分述如下。

① 天然橡胶。穆尼黏度高，注压时生热量较大，硫化速度快；注压制品的质量比模压制品好；容易产生硫化返原现象。

② 异戊橡胶。与天然橡胶相似，在 180℃ 时易产生气泡，所以最高硫化温度不宜超过 180℃，可采用与 SBR 或 BR 并用的方法解决。

③ 丁苯橡胶。注射压力较低时，流动性差，注射时间长；当注射压力超过一定数值时，流动速度和生热显著提高，注射时间缩短。充油丁苯橡胶的流动性比丁苯橡胶好，生热量较小。

④ 丁腈橡胶。高丙烯腈含量的丁腈橡胶，硫化速度较快，不易过硫化，适于高温快速硫化。由于快速硫化交联不完全稳定，所以高温下的压缩永久变形大于模压的。

⑤ 氯丁橡胶。生胶黏度高，容易焦烧，需较大的注射压力，控制好注射温度和硫化温度。

⑥ 三元乙丙橡胶。硫化时间长、加工安全，适于注压，但很难实现快速硫化。

⑦ 丁基橡胶。硫化速度很慢，加工安全，需选用快速硫化体系。

（2）硫化体系的选择

注压胶料的焦烧性、硫化速度和抗高温硫化返原性，主要取决于它的硫化体系。实践表明，有效硫化体系对注压硫化较为适宜，因为有效硫化体系在高硫化温度下其抗返原性优于传统硫化体系和半有效硫化体系。

近年来研究高温快速硫化时发现，以硫给予体二硫代吗啉（DTDM）和次磺酰胺类促进剂并用，可以组成"多能"无硫硫化体系，这种硫化体系能使加工和硫化特性完全适合于各种注压条件而不降低硫化胶的物理性能。例如在天然橡胶与顺丁橡胶并用的胶料中，用传统硫化体系（S/NOBS＝2/0.75），在较高的硫化温度（170℃）下，会降低硫的效率，说明在发生交联键缩短反应的同时，主链改性程度也随之增大，交联键的分布也随硫化温度提高而改变。但是在同样的硫化条件下，使用无硫硫化体系（DTDM1.0 质量份，TMTD1.0 质量份，MOR 1.0 质量份）时，交联键分布的变化比使用传统硫化体系时小得多。用有效硫化体系时，交联密度也会因较高的硫化温度而降低，所以采用无硫硫化体系比有效硫化体系更为有利。

人们在研究反应性防老剂时，发现这些防老剂在橡胶大分子中留下一系列活泼基团，能够与橡胶大分子发生交联反应，这就为选择新的交联反应提供了有利的条件。例如氨基甲酸酯就适用于天然橡胶高温快速硫化的硫化体系，能使其硫化返原性小，耐热性好。目前使用的氨基甲酸酯，商品名称为 Novor 硫化剂，是亚硝基化合物和二异氰酸酯的反应产物。这种硫化剂配入胶料后，在硫化温度下分解，其中的亚硝基化合物能与橡胶发生反应，而接到橡胶分子链上成为侧基。该侧基又与分布在橡胶中的二异氰酸酯起反应，从而形成交联结构。亚硝基的加成反应在一般硫化温度下效果不佳，可通过二硫代氨基甲酸盐的催化作用得以改善。

该硫化体系的优点是硫化橡胶几乎完全没有硫化返原现象，而且耐疲劳性、生热性和抗氧化性能得到全面改善，还可以减少胶料中防老剂用量，对尼龙、聚酯等纤维有较好的黏着性，而无需进行浸渍加工。该硫化体系除可用于天然橡胶外，还可用于丁苯橡胶、顺丁橡胶、氯丁橡胶、丁腈橡胶和异戊橡胶等不饱和橡胶，但丁基橡胶、三元乙丙橡胶等低不饱和的橡胶不宜使用。

有人对二硫代烷基化合物作为硫化剂进行了研究，提出用 1,2-二硫代环辛烷作为不饱和橡胶的交联剂。并且认为，其交联机理与硫硫化机理相似，反应的初始阶段应是 1,2-二硫代环辛烷的开环反应，然后与促进剂形成中间体化合物，这样就形成了以硫原子为端基的烷烃交联键，与硫硫化中的"硫桥"相比，就可以不考虑次级反应，并且可以得到具有明确结构的硫化橡胶。因此，可以把硫硫化所出现的问题基本上消除，从而为开发性能优良的新型硫化剂开辟了新天地。

综上所述，注压胶料配方设计的关键，在于硫化体系。

（3）填充体系的影响

填充剂对胶料的流动性影响较大，粒径越小，结构性越高，填充量越大，则胶料的流动性越差。例如超耐磨炭黑、中超耐磨炭黑、高耐磨炭黑粒径小，流动性差，快压出炭黑的结构性较高，其流动性也较差。而半补强炭黑和中粒子热裂炭黑粒径较大，胶料的流动性较好。对无机填料而言，陶土、碳酸钙等惰性填料对胶料的流动性影响不大，而补强性好、粒径小的白炭黑则会显著降低胶料的流动性。

胶料在塑化和通过喷嘴时，胶温都会升高。对于温升较小的胶种如硅橡胶、异戊橡胶，可用增加填料用量的方法来提高胶料通过喷嘴时的温升，以保证较高的硫化温度。相反，有些胶种（如丁苯橡胶、丁腈橡胶）通过喷嘴时温升较大，因此必须充分估计到填充剂加入后的生热因素，以免引起胶料焦烧。在各种填料中，陶土的生热量最小，半补强炭黑和碳酸钙的生热量也较小，超耐磨炭黑、中超耐磨炭黑、高耐磨炭黑的生热量比半补强炭黑高得多。

（4）软化剂的影响

软化剂可以显著提高胶料的流动性，缩短注射时间，但因生热量降低，相应降低了注射温度，从而延长了硫化时间。由于硫化温度较高，为避免软化剂挥发，宜选用分解温度较高的软化剂。为提高耐热性、降低返原性，注压胶料中应选用适当的防老剂。

第三节　PP 用量对 EPDM/PP/AL 性能的影响

聚丙烯是动态硫化热塑性弹性体的主要组分，也是 EPDM/PP/AL 复合材料中塑料性能的提供者，它的用量对复合材料的性能具有重要的影响作用，本节在三元乙丙橡胶用量为 100 质量份的前提下，对聚丙烯用量分别为 50 质量份、100 质量份和 150 质量份时复合材料的性能进行了研究。

一、力学性能

通过图 3-1 可以看出，PP 用量对 EPDM/PP/AL 复合材料的力学性能影响显著。复合材料的弯曲强度、拉伸强度和抗压强度都随着 PP 用量的增加而升高，且差异显著，这是因为聚丙烯是结晶型聚合物，当其含量增加时，EPDM/PP/AL 复合材料的结晶度增加，从而使复合材料承受外力的能力提高，表现为力学性能的变化，这与之前的很多研究结果是一致的。

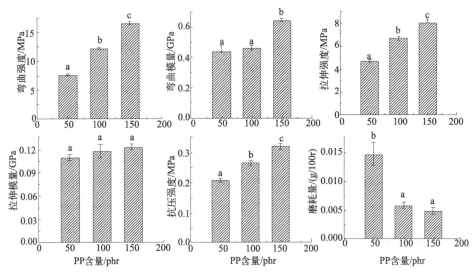

图 3-1　不同 PP 用量对复合材料力学性能的影响

复合材料的弯曲模量和拉伸模量，也随着 PP 用量的增加呈升高的趋势，其中，弯曲模量在 PP 用量为 150 份时数值最高，与另外两种用量下的差异显著，PP 用量为 50 份和 100 份时，复合材料的弯曲模量差异不显著；而复合材料的拉伸模量受 PP 用量影响不显著。这是因为复合材料的弹性模量与结晶度呈一定的线性关系，PP 用量的增加提高了 EPDM/PP/AL 复合材料的结晶度，所以使复合材料的弹性模量得到提高。

复合材料的磨耗量随 PP 用量的增加而减少，当 PP 用量为 50 份时，复合材料的磨耗量最高，且与另外两种 PP 用量时的差异显著，PP 用量为 150 份时，复合材料的磨耗量最低，但与 PP 用量为 100 份时差异不显著。这同样是因为等规聚丙烯的结晶度高，分子链间的作用力强，随着 PP 用量的增加，复合材料的整体强度得到增强的缘故。

图 3-2 显示了不同 PP 含量的 EPDM/PP/AL 复合材料的 SEM 照片，从中可以看出，不同 PP 用量下的 EPDM 粒子均呈微米级，以"岛"相较均匀地分散到 PP 的"海"相中，形成比较明显的"海-岛"两相结构，随着 PP 用量的增加，EPDM 粒子的粒径逐渐减小，界面结合性提高。当 PP 含量为 50 份时，EPDM 粒子的粒径较大，且出现清晰的相界面，这可能是因为当橡胶含量较高时，EPDM 粒子间易发生聚结；当 PP 含量为 100 份时，EPDM 粒子的粒径有所减小，两相结合程度提高，但还是能够看到较多的相界面；当 PP 含量为 150 份时，EPDM 粒子的粒径最小，分散也更加均匀，相界面大量减少，说明两相结合紧密。这也是复合材料的力学性能随 PP 用量的增加而改善的原因之一。

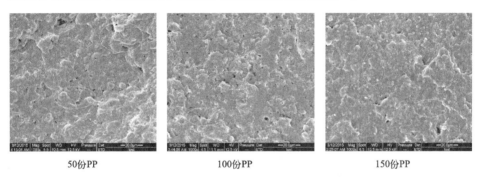

50份PP　　　　　　　　　100份PP　　　　　　　　　150份PP

图 3-2　不同 PP 用量下 EPDM/PP/AL 复合材料的 SEM 照片

二、流变性能

由图 3-3 和图 3-4 可知，PP 的用量对 EPDM/PP/AL 复合材料的流变性能有显著的影响，特别是对于复合材料的储存模量和损耗模量，三种不同 PP 用量下的数值均有显著的差异。复合材料的储存模量、损耗模量和复数黏度均随 PP 用量的增加而降低。

当 PP 用量为 50 份时，复合材料的储存模量和损耗模量最高，PP 用量为 100 份时的次之，PP 用量为 150 份时，复合材料的储存模量和损耗模量均最低。复合材料的复数黏度随 PP 用量的变化也呈现出相同的情况，只是当 PP 用量为 100 份和 150 份时的复数黏度差异不显著。

这是因为在 EPDM、PP 和 AL 三者形成的共混体系中，岛状的 EPDM 分散在海状的 PP 之中，AL 作为补强剂填充在体系中，当 PP 的用量增加时，相当于增加了海的面积，减小了 EPDM 的密度，从而降低了体系的黏度，使得体系的储存模量和损耗模量同时降低。这跟周松等对 HDPE/PP/EPDM 共混物的研究结论是一致的。

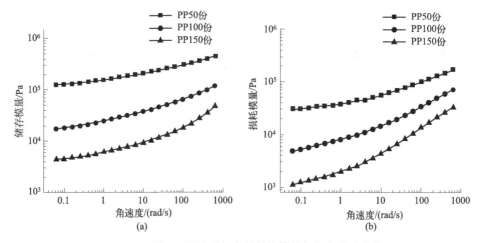

图 3-3　不同 PP 用量下复合材料的模量与频率关系曲线

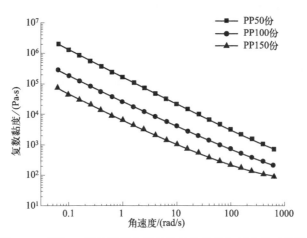

图 3-4　不同 PP 用量下复合材料的复数黏度与频率关系曲线

三、结晶行为

由图 3-5 可知，PP 用量对 EPDM/PP/AL 复合材料的结晶度影响显著，复合材料的峰面积、峰高度和半峰宽均随 PP 用量的增加而增加。其中复合材料的峰面积随 PP 用量不同而差异显著；PP 用量为 100 份时，复合材料的峰高度与其他两种用量差异不显著，但 PP 用量为 50 份和 150 份时，复合材料的峰高度差异显著；PP 用量对复合材料的半峰宽影响不显著。这是因为，EDPM/PP/AL 复合材料的结晶情况主要依赖 PP 中的结晶区，在相同的加工条件下，必然是 PP 用量越多，体系的结晶度越高。

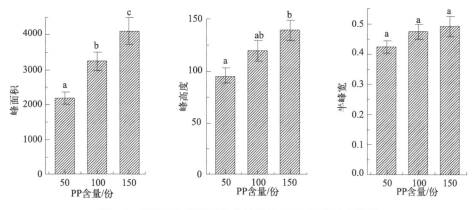

图 3-5　不同 PP 用量下复合材料的 XRD 谱图对应数据

第四节　AL 用量对 EPDM/PP/AL 性能的影响

一、力学性能

由图 3-6 可以看出，EPDM/PP/AL 复合材料的弯曲模量和拉伸模量均随着 AL 用量的增加而增加，且差异显著。这是因为木质素磺酸铵中的官能团，能够提供胶体性质，随着 AL 含量的增加，EPDM/PP/AL 复合材料的黏度增大，从而使弹性模量增加，这说明 AL 在复合体系中起到的作用类似于天然木质素在植物纤维中的作用，对混合体系有补强的效果。另外，AL 在高温剪切力的作用下可以产生部分自由基，这些自由基能够与橡胶分子侧链相结合，提高复合材料抵抗变形的能力，提高其刚度。

复合材料的弯曲强度和拉伸强度受 AL 用量的影响均不显著，弯曲强度随 AL 用量的升高而增大，拉伸强度随 AL 用量的升高先升高后下降，当 AL 用量为 100 份时，复合材料的拉伸强度最高。这与 Toriz 等人在研究 PP 与木质素磺酸盐复合材料时的研究结果并不一致，Toriz 等人认为随着木质素磺酸盐用量的增加，复合材料的拉伸强度和弯曲强度均下降。这是因为 EPDM 的存在，木质素可以增加 EPDM 的力学性能，在一定范围内增加木质素的含量时，EPDM/PP/AL 复合材料的力学性能会有所提高。

复合材料的抗压强度随 AL 用量的增加而增大，当 AL 用量为 50 份时，复合材料的抗压强度最低，且与另外两种用量的差异显著，AL 用量为 100 份和

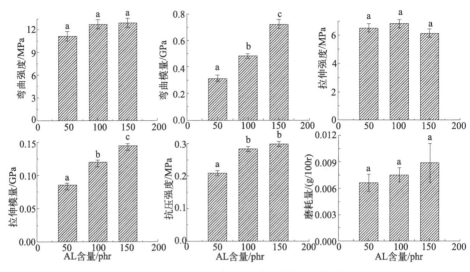

图 3-6　不同 AL 用量下复合材料的力学性能

150 份时的抗压强度差异不显著。抗压强度的这种随 AL 用量增加的变化规律，也是由于 AL 的增加，提高了复合材料的刚度，使其抵抗变形的能力增强。

　　复合材料的磨耗量受 AL 用量的影响不显著，但在数值上随着 AL 用量的升高而增大。这可能是由于摩擦过程中产生的热量作用于复合材料，使 AL 中的高分子物质产生断链现象和热降解所引起的，另外，大量 AL 的添加也可以降低复合材料的界面结合力。

　　图 3-7 显示了不同 AL 用量的 EPDM/PP/AL 复合材料的 SEM 照片，从中可以看出，随着木质素磺酸铵含量的增加，复合材料的界面结合情况越来越差，相界面越来越清晰。当木质素含量为 50 份时，试件断面连续性好，界面结合度高，未见明显的界面分开现象；当木质素含量为 100 份时，试件断面也有很好的连续性，界面结合紧密，但出现了较为清晰的相界面；当木质素含量为 150 份时，试件断面的相界面十分清晰，两相界面的缝隙增大，应力集中点增加，从而引起复合材料的拉伸强度下降和磨耗量增加。

二、流变性能

　　如图 3-8 所示，AL 用量对 EPDM/PP/AL 复合材料的储存模量和损耗模量影响显著，随着 AL 用量的增加，复合材料的储存模量和损耗模量都升高。AL 用量为 100 份和 150 份时，复合材料的储存模量差异不显著，但与 AL 用量为 50 份时的差异显著；复合材料的损耗模量在 AL 三种用量下差异均显著。

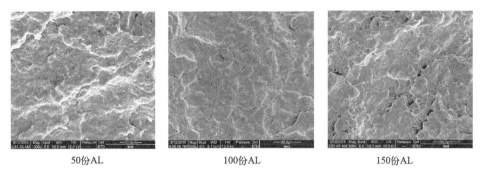

50份 AL　　　　　　　100份 AL　　　　　　　150份 AL

图 3-7　不同 AL 用量下 EPDM/PP/AL 复合材料的 SEM 照片

由图 3-9 可知，复合材料的复数黏度受 AL 用量的影响并不显著，但是在数值上也是随着 AL 用量的增加而增加。

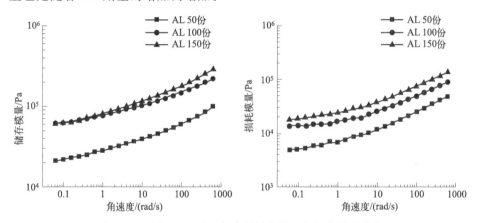

图 3-8　不同 AL 用量下复合材料的模量与频率关系曲线

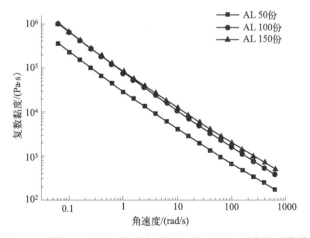

图 3-9　不同 AL 用量下复合材料的复数黏度与频率关系曲线

这是由于木质素磺酸铵的分子量较大，芳环上的位阻大，分子不容易发生运动，同时，在高温剪切力的作用下，AL 形成的自由基与 EPDM 分子侧链间产生作用力，从而导致混合体系的黏度增大、复合材料的模量增加。

三、结晶行为

由图 3-10 可知，AL 用量对 EPDM/PP/AL 复合材料的结晶行为也有很大的影响。复合材料的峰面积和峰高度随 AL 用量的增加而减小，当 AL 用量为 50 份时，复合材料的峰面积最大，AL 用量为 150 份时，复合材料的峰面积最小，二者差异显著，AL 用量为 100 份时，复合材料的峰面积在数值上居中，且与另外两种用量的差异不显著；复合材料的峰高度在不同 AL 用量下的差异不显著；复合材料的半峰宽是随着 AL 用量的增加而升高的，AL 用量为 50 份时与 AL 用量为 150 份时的半峰宽差异显著，AL 用量为 100 份时的半峰宽与其他两种用量下的差异不显著。这是因为随着 AL 用量的增加，整个体系的黏度也会增加，这会导致体系内各组分分散不均匀，从而阻碍聚丙烯分子链间作用力的形成，使结晶区减少，虽然增加了复合材料整体的强度，却使复合材料的整体结晶水平下降。这与孔宪志等人在制备木质素基聚酯多元醇时，针对木质素用量对混合物结晶度影响的研究结果相一致。

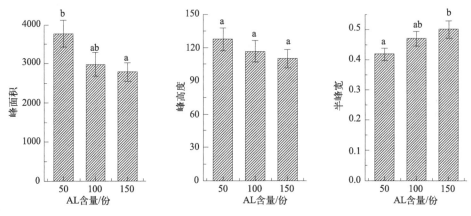

图 3-10　不同 AL 用量下复合材料的 XRD 谱图对应数据

参考文献

[1]　杨清芝. 实用橡胶工艺学[M]. 北京：化学工业出版社, 2005.

[2]　彭晋民. 水润滑塑料合金轴承润滑机理及设计研究[D]. 重庆：重庆大学, 2003.

[3] 张殿荣,辛振祥. 现代橡胶配方设计[M]. 第 2 版. 北京：化学工业出版社,2001.

[4] 张殿荣,马占兴,杨清芝,等. 现代橡胶配方设计[M]. 北京：化学工业出版社,1994.

[5] A. K. Mandal,D. Chakraborty,S. K. Siddhanta. Effect of the compatibilizer,on the engineering properties of TPV based on Hypalon® and PP prepared by dynamic vulcanization[J]. Journal of Applied Polymer Science,2014,131(11):40312-1-40312-8.

[6] V. Choudhary, H. S. Varma, I. K. Varma. Polyolefin blends:effect of EPDM rubber on crystallization,morphology and mechanical properties of polypropylene/EPDM blends. 1[J]. Polymer,1991, 32(14):2534-2540.

[7] L. S. Shibryaeva,G. V. Lunis,A. A. Popov. Polymer compounds based on the three-component blend PP-EPDM-oil:effect of their structure on physical properties[J]. Journal of Macromolecular Science: Part D - Reviews in Polymer Processing,2001,40(5):715-725.

[8] X. Zhang, H. Xie, M. Zhang, et al. Effect of dynamic vulcanization on PP/EPDM composite[C]. International Symposium on Electrical Insulating Materials. 301-304.

[9] S. Humbert,O. Lame,R. Séguéla,et al. A re-examination of the elastic modulus dependence on crystallinity in semi-crystalline polymers[J]. Polymer,2011,52(21):4899-4909.

[10] M. C. E. J. Niesten,R. J. Gaymans. Tensile and elastic properties of segmented copolyetheresteramides with uniform aramid units[J]. Polymer,2001,42(14):6199-6207.

[11] L. Xiong, D. Xiong, Y. Yang, et al. Friction, wear, and tensile properties of vacuum hot pressing crosslinked UHMWPE/nano-HAP composites[J]. Journal of Biomedical Materials Research Part B Applied Biomaterials,2011,98B(1):127-138.

[12] 童荣柏. 动态硫化 EPDM/PP 热塑性弹性体的制备与研究[D]. 成都：西华大学. 2010.

[13] C. F. Antunes, M. V. Duin, A. V. Machado. Morphology and phase inversion of EPDM/PP blends- Effect of viscosity and elasticity[J]. Polymer Testing,2011,30(8):907-915.

[14] 周松,艾刚建,张再昌,等. HDPE/PP/EPDM 共混物的性能研究[J]. 塑料助剂,2008(2):39-42.

[15] D. Areskogh,J. Li,G. Gellerstedt,et al. Investigation of the molecular weight increase of commercial lignosulfonates by laccase catalysis[J]. Biomacromolecules,2010,11(4):904-910.

[16] D. Areskogh, G. Henriksson. Immobilisation of laccase for polymerisation of commercial lignosulphonates[J]. Process Biochemistry,2011,46(5):1071-1075.

[17] 沈品凡,陈福林,岑兰,等. 木质素的改性及其在橡胶中的应用研究进展[J]. 橡胶工业,2013, 60(10):630-635.

[18] G. Toriz,F. Denes,R. A. Young. Lignin-polypropylene composites. Part 1:Composites from unmodified lignin and polypropylene[J]. Polymer Composites,2010,23(5):806-813.

[19] G. Xu,G. Yan,J. Zhang. Lignin as coupling agent in EPDM rubber:thermal and mechanical properties[J]. Polymer Bulletin,2015,72(9):2389-2398.

[20] J. Zhang, Y. H. Ding. Effect of Lignin as Couplant Added in Rubber[J]. Special Purpose Rubber Products,2001.

[21] 巩丽,游海军,刘莉. 硫化体系对天然橡胶耐磨性的影响及磨耗机理的研究[J]. 橡塑技术与装备, 2015(17):9-13.

［22］ 董雪波．木质素/PVC复合材料的制备［D］.成都：成都理工大学．2007.

［23］ 董雪波，李琼，童国林．木质素/PVC 复合材料的研究与发展［J］.林产工业,2008,35（1）：000013-000015.

［24］ 周松,艾刚建,张再昌,等.HDPE/PP/EPDM 共混物的性能研究［J］.塑料助剂,2008,（2）:39-42.

［25］ 孔宪志,赫夯姗,刘彤,等．木质素基聚酯多元醇的合成与表征［J］.化学与粘合,2015,37（3）：171-174.

第四章

EPDM/PP/AL 制备的工艺参数

第一节　常用生产工艺

弹性体制品的主要原料是橡胶、各种配合剂以及作为骨架材料的纤维和金属材料，弹性体的加工工艺过程主要是解决塑性和弹性矛盾的过程，通过各种加工手段，使得弹性的橡胶变成具有塑性的塑炼胶，再加入各种配合剂制成半成品，然后通过硫化得到具有塑性的半成品，进而制成弹性高、力学性能好的弹性体制品。

一、生胶塑炼工艺

橡胶最宝贵的性质就是高弹性。但是，这种高弹性又给橡胶的加工和成型制造带来了极大的困难。所以要对橡胶进行加工制造，就必须设法使生胶的高弹性去掉或减小，使之由原来强韧的高弹性状态转变为柔软而富有可塑性的状态，完成这一转变的工艺加工过程就是生胶的塑炼工艺，简称为塑炼。

经塑炼后的生胶，高弹性已大大减小，其熔体或溶液的黏度降低，硫化胶的力学性能和耐老化性能等都有所降低。但与此相反，其胶料的可塑性和加工流动性大为改善，胶料在溶剂中的溶解度提高，成型时的黏着性增大。总之，塑炼后的生胶加工性能改善，而硫化橡胶的力学性能和使用性能却受到了损害。因此，生胶的塑炼加工的主要目的是获得必要的可塑性和流动性，以满足混炼、压延、压出、成型、硫化、模压、注射、胶浆和发泡胶料制造等各种加工过程的工艺性能要求。

然而，生胶的塑炼程度或可塑度大小并不是任意确定的，塑炼胶的可塑度大小必须以满足后序加工过程的加工性能要求为标准，胶料的可塑度过大和过小，以及可塑度的不均匀，都会影响加工操作和产品质量。若胶料的可塑度过小，混炼时配合剂不易混入，混炼时间会加长，压出半成品表面不光滑，压出和压延半成品收缩率增大，压延胶布半成品容易掉皮，成型时胶料的黏着性差，硫化时不易流动充模，容易造成产品缺胶等。如果胶料的可塑度过大，混炼时配合剂也不易分散均匀，压出半成品加工性能不好，压延时胶料易粘辊筒和垫布，硫化时胶料流失较多，特别是硫化制品的力学性能和使用性能会受到严重损害。所以，胶料的塑炼程度主要根据胶料的加工过程要求和硫化胶的力学性能要求来决定。一般说来，涂胶、浸胶、刮胶、压延擦胶和制造发泡制品的胶料，其可塑度要求都比较高，而对力学性能要求较高，半成品挺性好及模压硫化的胶料，其可塑度要求较低。压出胶料的可塑度要求介于以上二者之间。

混炼工艺一般要求塑炼胶的穆尼黏度在 60 左右，压延纺织物擦胶工艺要求胶料的穆尼黏度在 40 左右，对于初始可塑度已能满足加工性能要求的生胶，一般不需再进行塑炼加工，可以直接进行混炼。近年来，大多数合成橡胶和某些品种的天然生胶，如软丁苯橡胶、软丁腈橡胶及恒黏和低黏标准天然橡胶，因在生胶制造过程中均控制了聚合度或穆尼黏度，使其初始可塑度在混炼加工的可塑度要求范围之内，因而不必进行塑炼便可直接混炼。至于混炼胶的可塑度大小则可以在混炼过程中加以适当控制。如果对塑炼胶的可塑度要求较高时，也可以进行适当塑炼。

总的来说，随着恒黏和低黏标准天然生胶品种的出现及合成橡胶的大量应用，生胶塑炼加工的任务已经大为减少。只是天然生胶的主要品种烟片胶和绉片胶以及某些品种的合成橡胶因初始穆尼黏度较高，还必须经过塑炼。因此，本小节叙述的塑炼工艺主要以天然生胶的塑炼为基础。

1. 塑炼方法

（1）物理增塑法

利用低分子增塑剂加入生胶中增加生胶的可塑性的方法，称为物理增塑法。其基本原理就是利用低分子物质对橡胶的物理溶胀作用来减小大分子间的相互作用力从而降低胶料的黏度，提高其可塑性和流动性。但这种方法不能单独用来塑炼生胶，只能作为生胶塑炼过程中的一种辅助增塑方法，用于提高塑化效果。

（2）化学增塑法

利用某些化学物质对生胶大分子链的化学破坏作用来减小生胶的弹性和黏

度，提高其可塑性和流动性，这种方法叫化学增塑法。从生胶塑化机理看，化学增塑法是比较有效的增塑方法，但与物理增塑法一样，也不能单独用来塑化生胶，只能作为其他机械塑炼方法中的一种辅助增塑法使用。

（3）机械增塑法

利用机械的高剪切力作用对橡胶大分子链破坏降解而获得可塑性的方法叫机械增塑法或机械塑炼法。这是目前生胶塑炼加工中使用最广泛而又行之有效的增塑方法，可以单独用于生胶塑炼加工，也可以与物理增塑法及化学增塑法配合使用，能进一步提高机械塑炼效果和生产效率。

机械塑炼法依据设备类型不同又分为三种，即开炼机塑炼法、密炼机塑炼法和螺杆塑炼机塑炼法。这都是生胶塑炼加工中最常用的塑炼方法。由于设备结构与工作原理上的差别，在具体应用上又各有特点，应当依据具体情况适当选用。

另外，依据塑炼工艺条件的不同，机械塑炼法又分为低温机械塑炼法和高温机械塑炼法。密炼机塑炼法和螺杆塑炼机塑炼法的塑炼温度都在100℃以上，属于高温机械塑炼法；开炼机塑炼法的塑炼温度在100℃以下，故属于低温机械塑炼法。

2. 机械塑炼工艺

生胶在塑炼加工前需经一些准备加工，然后才能进行塑炼，塑炼后的胶料还要经过压片、冷却、停放和质量检查，质量合格后方能供下一步加工使用。

（1）准备工艺

生胶塑炼前的准备加工包括烘胶、切胶、选胶和破胶等处理过程。

① 烘胶。天然生胶经过长时间运输和储存之后，常温下的黏度很高，容易硬化和产生结晶，尤其在气温较低的条件下，常会因结晶而硬化，使生胶难于切割和加工。因此，应先进行加热软化，这就是烘胶。烘胶的作用就是使硬度减小，结晶熔化，以便于切割和塑炼加工，同时还能使水分挥发掉。

烘胶一般在专用的烘胶房中进行。烘胶房的下面和周边设有蒸汽加热器，生胶在烘胶房内按一定规则和顺序堆放在存放架上，但不能与加热器接触。天然生胶烘胶房内的温度保持在50～60℃，加热时间因季节气候和地区的温度差异而不同。在夏季高温季节，烘胶时间较短，一般为24～36h；在冬季低温条件下，加热时间一般为48～72h。氯丁橡胶的烘胶温度要低些，一般为24～40℃，时间为4～6h。

烘胶温度不宜过高，否则会影响橡胶的力学性能。烘胶必须保证胶块内外温度均匀，否则影响塑炼质量和效率。

② 切胶和选胶。烟片胶的包装方式都是 110kg 左右的大胶包。为了便于使用，必须切成小块。生胶经加热后自烘胶房取出，在切胶前应先剥除胶包的外皮或刷洗除去表面的砂粒等其他杂物，然后才能进行切割。

切胶用单刃立式切胶机或多刃立式及卧式切胶机，具体依生产规模和生产条件而定。生胶切割后，须经外观检查，并注明胶种。若胶包中有不符合等级品种质量规定的生胶，或有杂质、霉烂等现象，应加以挑选和分级处理，以便按质量等级适当选用。

③ 破胶。用开炼机进行塑炼时，为了提高生产效率和保证质量及设备安全，在塑炼前还要将切好的胶块用破胶机进行破胶。破胶时，辊温在 45℃ 以下，辊距保持在 2～3mm，破胶操作应注意避免被弹出的胶块打伤。

（2）开炼机塑炼工艺

开炼机塑炼法是应用最早的机械塑炼方法，至今还在使用。与其他机械塑炼方法相比，开炼机塑炼法自动化程度低、生产效率低、劳动强度大、操作危险性大，所以不适于现代化大规模生产。但由于开炼机塑炼温度低，塑炼胶可塑度均匀，胶料的耐老化性能和耐疲劳性较好，动态生热性较小，机台容易清洗，变换胶种灵活，另外设备投资较低，所以适合塑炼胶质量要求高、胶料品种变化多和生产批量较小的加工。

① 开炼机塑炼工艺方法　开炼机塑炼的操作方法主要有包辊塑炼法、薄通塑炼法和化学增塑塑炼法。

A. 包辊塑炼法。胶料通过辊距后，胶片包在前辊筒表面上，随着辊筒一起转动重新回到辊距的上方并再一次进入辊距，这样反复通过辊距受到塑炼，直至达到规定的可塑度要求为止，然后下片、冷却。这就是一次完成的包辊塑炼法，又称为一段塑炼法。一段塑炼法的塑炼操作和胶料的停放管理比较简单方便，但塑炼时间长，效率低，最终能获得的可塑度也较低，不适用于塑炼胶可塑度要求较高的生胶塑炼。

包辊塑炼法也可采用分段的方式，就是先将胶料包辊塑炼一定时间，通常 10～15min，然后下片、冷却和停放 4～8h，再将停放后的胶料重新放到炼胶机上进行第二次包辊塑炼一定时间，并下片、冷却和停放。这样反复塑炼数次，直至达到要求的可塑度为止。包辊塑炼法通常分两段塑炼法和三段塑炼法。分段塑炼法胶料管理比较麻烦，所需胶料停放面积较大，但塑炼温度较低，塑炼效果较好，能达到任意的可塑度要求，适用于可塑度要求较高的生胶塑炼。

B. 薄通塑炼法。薄通塑炼法的辊距在 1mm 以下，胶料通过辊后不包辊而直接落在接料盘上，等胶料全都通过辊后，再将胶料返回到辊上方重新通过辊，这样反复数次，直至达到要求的可塑度为止。具体依可塑度要求而定。胶料的可塑度要求越高，需要通过辊的次数也就越多。薄通塑炼法胶料散热快，冷却效果较好，塑炼胶可塑度均匀、质量高，能达到任意的塑炼程度，是开炼机塑炼法中最普遍采用的和行之有效的塑炼方法，适用于各种生胶的塑炼加工，也可采用分段方法。

C. 化学增塑塑炼法。开炼机塑炼时，可采用化学塑解剂增加机械塑炼效果，提高塑炼生产效率并节约能耗。适用的化学塑解剂类型为游离基接受体型及混合型化学塑解剂，化学塑解剂应以母胶形式使用，并应适当提高开炼机的辊温。

② 开炼机塑炼的影响因素 影响开炼机塑炼的因素主要有容量、辊距、辊速与速比、辊温、塑炼时间、化学塑解剂等。

A. 容量。容量就是一次炼胶的胶料容积。塑炼容量的大小取决于设备规格与生胶种类，容量过大，辊距上方的积存胶数量过多，不仅使散热困难，胶温升高，降低塑炼效果，而且使单位时间内胶料通过辊的次数减少，生产效率下降，同时还会加大操作的劳动强度；容量过小也会降低塑炼的生产效率。

合理的容量应根据以下经验公式计算：

$$Q = KDL$$

式中 Q——塑炼容量，L；

K——经验系数，一般取值范围为 $0.0065 \sim 0.0085 \text{L/cm}^2$；

D——前辊筒直径，cm；

L——辊筒工作部分长度，cm。

合成胶塑炼时生成热量多，升温快，应适当减小容量，如丁腈橡胶塑炼容量一般比天然橡胶低 $20\% \sim 25\%$。

B. 辊距。辊速和速比一定时，辊距越小，机械塑炼效果越大，同时因胶片减薄，冷却效果改善，又进一步提高了机械塑炼效果。例如，天然生胶开炼机塑炼时的辊距从 4mm 减至 0.5mm 时，胶料的穆尼黏度在同样薄通次数内迅速降低。由此可见，采用薄通塑炼法是比较合理的，这种方法对合成橡胶的塑炼也很有效。难以塑炼的丁腈橡胶等只有采用薄通塑炼法才能获得较好的塑炼效果。

C. 辊速和速比。辊距一定时，提高开炼机辊筒的转速或速比都会增大胶料的机械剪切作用，从而提高机械塑炼效果，因此，开炼机塑炼时的速比较大，一般在 1.15～1.27 范围内。但速比过大又会使生胶升温过快，反过来又会降低机械塑炼效果，并增大塑炼过程的能耗；速比过小也会降低机械塑炼效果和生产效率。

D. 辊温。开炼机塑炼温度用辊筒的表面温度表示。辊温低，塑炼效果好。实验证明，塑炼胶的可塑度与辊温的平方根成反比关系。由于胶料塑炼时的摩擦生热会使辊温升高而降低机械塑炼效果，所以在塑炼过程中必须不断向辊筒内腔通入冷却水冷却辊筒，使辊温保持在较低的温度范围内。但如果辊温过低，又容易造成设备超负荷而受到损害，天然橡胶通常控制前辊温度在 45～55℃，后辊温度在 40～50℃ 为宜，采用分段塑炼法和薄通塑炼法有利于辊温的控制。

E. 塑炼时间。在塑炼过程的最初 10～15min，胶料的穆尼黏度迅速降低，此后则渐趋缓慢。这是由于塑炼过程中胶料因生热软化，分子链之间易产生相对滑移，降低了机械作用力的效果所致。所以要获得较大的可塑度，最好的办法就是分段进行塑炼。每次塑炼的时间控制在 20min 以内，不仅塑炼效率高，最终达到的可塑度也大。

F. 化学塑解剂。开炼机塑炼采用化学塑解剂增塑时，可塑度在 0.5 以内的塑性随塑炼时间增加呈线性增长，故不需分段塑炼。塑解剂的用量，天然橡胶一般为生胶质量的 0.1%～0.3%，合成胶则应增大为 2%～3%。化学塑解剂不仅能提高机械塑炼效果、提高塑炼效率、节约电能，还能减小塑炼胶停放过程中的弹性复原性和胶料的收缩率。采用化学塑解剂增塑时，应适当提高开炼机的辊温，一般控制在 70～75℃ 为宜。若辊温过高，例如温度升高到 85℃ 时，会降低塑炼效果，因为这时的机械剪切效果显著降低，而热氧化作用尚未达到足够的程度。

（3）密炼机塑炼工艺

① 密炼机的基本构造和工作原理　密闭式炼胶机的基本构造中的主要组成部分有密闭室、转子、上下顶栓、加热冷却装置、润滑装置、密封装置和电机传动装置。

胶料在密闭室中运动和受力状态十分复杂。胶料从加料口进入密闭室后落在相对回转的两个转子之间的上部；在上顶栓压力及转子表面摩擦力作用下被带入辊对中受到机械剪切力的作用；通过辊后的胶料被下顶栓分为两部分，分别随两个转子回转，通过转子与室壁间隙及其与上下顶栓之间的空隙，同时也受到剪切力作用，并重新返回到辊距上方；在转子不同转速的带动下，下顶栓同时分开的两股胶料在这里以不同速度汇合在一起并重新进入辊对中。如此反复循环，整个胶料在绕转子运行的全过程中，处处受到机械剪切力作用，尤其是通过转子突棱表面与密闭室之间的狭缝时，剪切作用最大。由于转子断面构造上的特点，转子之间的速比变化很大，其变化范围在 0.91～1.47 之间。静止的室壁与高速转动的转子突棱表面之间的速度梯度很高，更使胶料受到剧烈的剪切摩擦作用。转子表面的突棱可以使胶料在绕转子运动的同时还发生轴向移动，进一步增加了胶料之间的搅混和摩擦作用。剧烈的摩擦生热和密闭条件下的难以散热使橡胶在高温下剧烈氧化而发生裂解破坏，从而达到高温机械塑炼的目的。

总之，胶料在密炼机中受到的机械剪切作用比开炼机大得多，加上高温下剧烈的热氧化裂解作用使密炼机的塑炼速度和生产效率大大提高。同时，密炼机操作的自动化程度较高，适合于大规模生产，劳动强度低，操作安全，操作条件得到改善。但是，密炼机塑炼温度高，操作不慎容易发生过炼现象，高温塑炼的胶料质量较差，可塑度也不均匀，加上排胶不规则，所以必须配备专用补充加工设备进行补充塑炼和压片。另外，塑炼胶的热可塑性较大，这在确定塑炼胶可塑度要求时应加以适当考虑。

② 密炼机塑炼的工艺方法　密炼机塑炼的工艺方法有一次塑炼法、分段塑炼法和化学增塑塑炼法三种。

当塑炼胶可塑度要求较低时，采用一次塑炼法比较方便。如果胶料的可塑度要求较高，一次塑炼的时间太长，也可以采用分段塑炼，以避免塑炼温度过分升高。采用化学塑解剂塑炼法可提高塑炼效率，降低塑炼温度，节约能量。

③ 影响密炼机塑炼的因素　影响密炼机塑炼的因素主要有容量、上顶栓压力、转子的转速、塑炼温度、塑炼时间，此外还有烘胶质量和化学塑解剂等。

A. 容量。容量过小不仅会降低生产效率，降低机械塑炼效果，而且使塑炼胶的可塑度不均匀。容量过大易使设备超负荷而受到损害，且散热困难造成温度过高，胶料可塑度也不均匀。合理的容量应依设备规格和新旧程度，以及上顶栓压力而定。通常的填胶体积为密闭室有效容积的 48%～62%，即填充系数在 0.48～0.62 范围内。

B. 上顶栓压力。炼胶时上顶栓要对胶料施加一定的压力，以增加对胶料的剪切和摩擦力作用。上顶栓压力一般在 0.5～0.8MPa。随着密炼机转速的加大，也有达到 1.0MPa 者。在一定范围内提高上顶栓压力有利于提高密炼机塑炼效果和生产效率。

C. 转子的转速。提高转速可以加大密炼机对胶料的剪切搅拌作用和机械塑炼效果。当塑炼温度一定，达到同样的可塑度要求时，转速与塑炼时间成反比。必须注意，转速的提高必然会加速胶料生热升温，因此必须加强冷却措施，使胶温保持在规定限度以内，以防过炼。

D. 塑炼温度。密炼机塑炼属于高温机械塑炼，温度较高，且随温度的升高塑炼效果急剧增加。但温度过高有可能导致过炼，使胶料的物理力学性能降低，所以密炼机塑炼天然生胶时，其排胶温度一般控制在 140～160℃范围内，快速密炼机塑炼的排胶温度可能达到 180℃。合成橡胶塑炼时温度应适当降低，如丁苯橡胶用密炼机塑炼时，其排胶温度应控制在 140℃以下，否则会发生大分子链支化和交联，产生凝胶，反而使胶料的可塑度降低。丁腈橡胶不能用密炼机塑炼，否则，不但不能获得塑炼效果，反而会生成凝胶。

E. 塑炼时间。排胶温度一定，起初密炼机的塑炼效果随塑炼时间的变化几乎呈线性增大，随后逐渐减慢。这很可能是由于在塑炼过程的后期，密闭室中低分子挥发物增多，减少了氧的含量所致。这时采用分段塑炼便可克服。分段塑炼法不仅提高了生产效率，还能节约能量。密炼机塑炼时必须严格控制排胶温度和时间，否则极易发生过炼现象。

F. 化学塑解剂。密炼机塑炼温度高，采用化学塑解剂增塑法最合理且最有效，这样不仅能更充分地发挥塑解剂的增塑效果，而且在同样条件下还可以降低排胶温度，提高塑炼胶质量。例如，用促进剂 M 增塑时，天然生胶的塑炼排胶温度可由纯胶塑炼时的 160～180℃降低到 140～160℃，可以节省能耗。同时，采用化学增塑剂的塑炼胶的弹性复原性也比较小。

适用于密炼机塑炼的化学塑解剂品种主要有硫酚及其锌盐、二硫化物及其锌盐、胺类化合物等。目前使用较广泛的是二硫化物和促进剂 M。二邻苯甲酰胺基苯基二硫化物的增塑效果最好，五氯硫酚及其锌盐和 β-萘硫酚次之，促进剂 M 最差。因此，二硫化物是比较适用于密炼机塑炼的化学塑解剂。随着塑解剂用量的增加，塑炼胶的可塑度增大，弹性复原性减小。

在密炼机中采用化学塑解剂塑炼时，还可使塑炼与胶料混炼合并在一起进行，不仅简化了工艺，节约能耗与时间，而且有利于炭黑的分散。另外，采用上述合并一段塑炼-混炼工艺时，应适当提高塑解剂的用量，由 0.1～0.2 份增加到 0.25 份，以补偿炭黑对塑解剂吸附作用所造成的影响。

（4）螺杆塑炼机塑炼工艺

与开炼机塑炼和密炼机塑炼的间歇式操作不同，螺杆塑炼机塑炼属于连续操作，适合于机械化自动化生产，具有生产效率高、能量消耗少等特点，适合在塑炼胶品种较少、需要量大的大规模生产上采用。其主要缺点是排胶温度高，可达 180℃以上，胶料的质量较差，可塑度也不均匀，胶料的耐老化性能较差，热可塑性较大。同时所能获得的最大可塑度较低，加之螺杆塑炼机排胶不规则，所以必须进行补充塑炼和压片。因此，这一方法只能用于可塑度要求较低的天然生胶的塑炼加工。

螺杆塑炼机的螺杆螺纹分为前后两段，靠加料口的一段为三角形螺纹，其螺距逐渐减小，以保证吃胶、送料及初步加热和捏炼。靠排胶孔的一段为不等腰梯形螺纹，胶料在这里经进一步挤压剪切后被推向机头，并再次受到捏炼作用。在前后两段螺纹中间的机筒内表面上装有切刀，以增加胶料被切割翻转的作用。机头由机头套和芯轴组成。机头套内表面有直沟槽，芯轴外表面有锥状体螺旋沟槽，胶料通过机头时进一步受到捏炼。机头套与芯轴之间的出胶孔隙可以通过机筒或螺杆的前后相对移动而调整其大小。排胶孔出来的筒状塑炼胶片在出口处被一切刀划开呈片状，经运输带送往压片机补充塑炼和冷却下片。在机筒尾部加料口上设有气筒加压喂料装置。

胶块自加料口喂入机筒后，即受到螺纹与机筒内壁衬套之间的摩擦、剪切、撕裂和搅混作用，由于生热升温而产生热氧化裂解，达到了塑炼的目的，并在螺杆推动下向机头和排胶孔方向流动而排出机外，为避免设备超负荷损坏，在开始塑炼前，先用蒸汽预热机身、机头和螺杆至一定温度，然后加入胶块进行塑炼。在正式塑炼过程开始后，因胶料剪切摩擦生热会使温度不断升高，要通入冷却水进行冷却，使胶料温度控制在规定限度之内。由于胶料在螺杆塑炼机内的停留时间很短，所以不能采用化学塑解剂增塑法塑炼。从螺杆塑炼机排出的胶料用送输带送往开炼机进行冷却、压片和补充塑炼加工。

影响螺杆塑炼机塑炼效果的因素主要有塑炼温度、喂料速度、排胶孔隙大小及烘胶质量。具体影响情况如下：

用螺杆塑炼机塑炼时，喂入的生胶块温度必须在 70～80℃，最低不能低于 60℃，胶块的温度要均匀，塑炼操作才能顺利，生产效率高且可塑度均匀。喂料时，如果胶块温度偏低，设备负荷太大容易损坏，塑炼胶可塑度偏低且不均匀。胶块温度不均匀，塑炼胶质量也不均匀。

① 喂料速度　喂料速度要适当而均匀。速度过快，胶料在机筒内的塑炼停留时间太短，塑炼程度不足，也容易不均匀，出现"夹生"现象。速度太慢，不仅降低生产效率，还可能造成过炼，损害胶料力学性能。喂料速度快慢不均，塑炼胶可塑度和质量也不均匀。所以在整个塑炼过程中，喂料速度必须始终保持适当而均匀。

② 塑炼温度　如塑炼温度偏低，设备负荷偏大，塑炼胶可塑度也偏低，

且不均匀；若温度太高，易使大分子链过度氧化降解而损害胶料质量。因此，塑炼温度必须严格控制在适当范围内。而且机筒内前后各部位的温度要有一个合理的分布。天然生胶塑炼温度一般控制在机尾 60℃ 以下，机身 80～90℃，机头 90～100℃，排胶温度 180℃ 以下。塑炼排胶温度必须保持稳定，否则会使塑炼胶质量发生波动。

③ 排胶孔隙大小　排胶孔隙大小依据胶料塑炼程度要求而定。孔隙小，排胶速度和排胶量减小，胶料在机筒内停留塑炼的时间长，胶料可塑度偏大，生产效率降低。反之，出胶孔隙加大，排胶量增大，生产能力提高，但胶料在机筒内的停留时间缩短，塑炼胶的可塑度偏低且不均匀。

（5）塑炼后的补充加工工艺

① 压片或造粒。塑炼后的胶料必须压成 8～10mm 厚的规则胶片，或者根据需要制成胶粒，以增加冷却时的散热面积，便于堆放、管理和输送、称量等操作。

② 冷却与干燥。塑炼胶压片或造粒后，温度仍比较高，应立即浸涂或喷洒隔离剂进行冷却隔离，以防堆放过程中发生黏结，再用冷风吹干，防止胶料中含有水分并使温度降到室温。

③ 停放。干燥后的胶片按规定堆放 4～8h 以上才能供给下道工序使用。

④ 质量检验。停放后的塑炼胶在使用前还要进行质量检查，可塑度符合要求才能使用。若可塑度偏小，需进行补充塑炼，使之符合规定再用；若可塑度偏大，可少量掺混使用，严重者必须降级使用。

3. 合成橡胶的机械塑炼特性

多数合成橡胶的机械塑炼特性与天然橡胶不同，对此须予以充分注意。尽管合成橡胶在机械塑炼过程中其黏度降低的倾向与天然橡胶相似，但其效果远低于天然橡胶，且在 150～160℃ 的高温下塑炼时还容易产生凝胶。总的来说，绝大多数合成橡胶比天然橡胶难于进行机械塑炼。根据生胶的机械塑炼机理，在低温下塑炼时，要获得必要的机械塑炼效果，就必须具备以下条件：

① 大分子链中有较弱的化学键存在；

② 大分子链容易受到机械力的作用；

③ 大分子链在机械力作用下断裂生成的自由基在低温下比较稳定，不容易发生再结合或与其他分子链发生活性传递；

④ 大分子氧化生成的氢过氧化物分解时应导致大分子链断裂破坏，而不应成为大分子间交联反应的引发剂。

对天然橡胶来说，上述条件基本上都能满足，故比较容易用机械塑炼法进行塑炼。但大多数丁二烯类合成橡胶都不具备这些条件。首先，丁二烯合成橡胶分子链中不具备天然橡胶分子中的甲基共轭效应，因而没有像天然橡胶那样的弱键存在；其次，合成橡胶的平均分子量一般都比较低，初始黏度低，机械力作用下容易发生分子间相对滑移，减小了分子链的受力作用；同时，多数合成橡胶在外力拉伸下结晶性很小或根本不发生结晶，这又进一步减小了机械力的作用。所以，合成橡胶分子链难以被机械力破坏。另外，低温下丁二烯类合成橡胶大分子链被外力破坏生成的自由基的化学稳定性比天然橡胶低，缺氧时容易发生再结合而失去机械塑炼效果，或发生分子间活性传递，产生支化或凝胶而不利于塑炼。有氧时虽发生氧化降解，但同时也发生支化和产生凝胶。故合成橡胶低温机械塑炼效果不如天然橡胶好。

高温塑炼时，天然橡胶大分子链氧化生成的大分子氢过氧化物的分解反应主要导致大分子降解。但丁二烯类合成橡胶生成的大分子氢过氧化物在发生裂解反应的同时还会产生凝胶。这是因为高温下丁二烯类合成橡胶大分子生成的自由基活性比天然橡胶大所致。另外，严格地讲，合成橡胶本身就含有部分交联结构的分子，这也是难于塑炼的原因之一。同时，合成橡胶的分子结构不如天然橡胶稳定，在储存过程中容易发生结构化反应使穆尼黏度增大，产生自然硬化现象。为此，在合成过程中常加入适量的防老剂改善储存时的结构稳定性，这恰好又对化学增塑作用产生了抑制。因此，在合成橡胶使用前，必须严格进行质量检验，防止过期使用。在机械塑炼时应尽可能采用低温、小辊距操作，并减小炼胶容量。

但是，改善合成橡胶加工性能的最合理的方法还是控制和调节其聚合度和分子量分布，制得初始穆尼黏度较低、加工性能较好的生胶（如软丁苯、软丁腈）。这些橡胶一般不必进行塑炼。天然橡胶中的恒黏度和低黏度标准胶也不需要塑炼，即可直接进行混炼。

目前，塑炼的主要对象除天然生胶以外，还有高温聚合的丁腈橡胶类等高穆尼值合成胶品种。合成橡胶经过机械塑炼后的弹性复原性比天然橡胶大。因此，合成橡胶经过塑炼后最好不要进行停放，应立即进行混炼，以获得较好的效果。

二、混炼工艺

混炼是用炼胶机将生胶或塑炼生胶与配合剂炼成混炼胶的工艺，是橡胶加工最重要的生产工艺，本质来说是配合剂在生胶中均匀分散的过程，粒状配合剂呈分散相，生胶呈连续相。混炼是对胶料的进一步加工，对成品的质量有着决定性的影响，即使配方很好的胶料，如果混炼不好，也会出现配合剂分散不均，胶料可塑度过高或过低，易焦烧、喷霜等，使压延、压出、涂胶和硫化等工艺不能正常进行，而且还会导致制品性能下降。

混炼可采用开炼机、密炼机和螺杆塑炼机。

1. 开炼机混炼

开炼机混炼依胶料种类、用途、性能要求不同，工艺条件也不同。混炼中要注意加胶量、加料顺序、辊距、辊温、混炼时间、辊筒的转速和速比等各种因素。既不能混炼不足，又不能过炼。开炼机的混炼过程分为三个阶段，即包辊（加入生胶的软化阶段）、吃粉（加入粉剂的混合阶段）和翻炼（吃粉后生胶和配合剂均达到均匀分散的阶段）。

① 包辊　不饱和橡胶在开炼机上加工时，改变辊筒温度会出现四种不同的包辊状态。

A. 温度较低，胶料较硬，弹性高，橡胶主要停留在堆积胶处滑动，延迟生产过程；

B. 温度适宜，橡胶能正常包于辊筒上，既有塑性流动又有适当高的弹性变形，有利于混炼操作；

C. 随着温度的提高，流动性增加，分子间力减小，强度降低，胶片不能紧包在辊筒上，出现脱辊或破裂现象；

D. 橡胶在更高的温度下呈黏弹性流体包于辊筒，并产生塑性流动。

② 吃粉　胶料包辊后，为使配合剂尽快混入胶中，在辊缝上应保持适量的堆积胶。吃粉时，当胶料进入堆积胶的上层时，由于受到阻力而拥塞、折叠起来，在堆积胶的前方形成绉纹沟，粉剂就能进入这些沟纹中，并被带进堆积胶的内部。在吃粉过程中，堆积胶量必须适中。如无堆积胶或堆积胶量过少时，一方面配合剂只靠后辊筒与橡胶间的剪切力擦入胶料中，不能深入到胶料内部，从而影响分散效果；另一方面未被擦入橡胶中的粉状配合剂会被后辊筒挤压成片落入接料盘，如果是液体配合剂则会粘到后辊筒上或落到接料盘上，造成混炼困难。若堆积胶过量，则有一部分胶料会在辊缝上端旋转打滚，不能进入辊缝，使配合剂不易混入。

③ 翻炼　由于橡胶黏度大，混炼时胶料只沿着开炼机辊筒转动方向产生周向流动，而没有轴向流动，而且沿周向流动的橡胶也仅为层流，因此大约在

胶片厚度约 1/3 处的紧贴前辊筒表面的胶层不能产生流动而成为"死层"或"呆滞层"。此外，辊缝上部的堆积胶还会形成部分楔形"回流区"。以上原因都会使胶料中的配合剂分散不均。为了弥补堆积胶对混炼的不良影响，工艺上必须辅以切割翻炼，使"死层"中的胶料不断地被带到堆积胶顶部并进入"活层"，使左右两边胶料互相掺匀，才能破坏"死层"和"回流区"，使混炼均匀，确保质地均匀。

2. 密炼机混炼

① 一段混炼法　是指一次性完成所有配合剂的加入而制备混炼胶的方法，常用于制备那些焦烧性能良好、不含或只含少量活性配合剂的全天然橡胶或掺有合成橡胶不超过 50% 的胶料。为使混炼中胶料温度不致上升过快，一般在密炼机中进行一段低速混炼。其方法是依次往塑炼好的生胶中加入配合剂（包括填料、操作油、硫化剂、促进剂等）。混炼周期根据胶料特性及转子转速而定。一段混炼时，一般在混炼结束前约 60s 内加入硫化剂与促进剂，或是在排料后下片时，在开炼机上加硫化剂与促进剂。但无论采用哪一种方式加入硫化剂与促进剂，操作时的混炼胶温度必须控制在 110℃ （硫与促进剂体系）或 120℃ （DCP 硫化体系）以下，以防胶料焦烧，并且要根据不同的硫化体系进行调整。不易分散的配合剂或用量较小的配合剂，通常可制备成各种母胶颗粒或油膏状混合物，以方便加入并快速混入胶中。

一段混炼法必须严格遵守配合剂的加入顺序、混炼温度、混炼时间等工艺条件的要求，同时还应注意上顶栓的压力及上顶栓在混炼过程中的位置。相对于二段或多段混炼法，节省了每段之间的压片、冷却与停放时间，提高了生产效率，降低了混炼胶的制造成本。但前提是对密炼机性能（主要是冷却能力、调速能力和温控能力）要求较高，并且要有足够的混炼时间以达到所要求的分散程度。

一段混炼法的缺点是：制备出的混炼胶料可塑度较低（穆尼黏度较高），炭黑等配合剂有时不易分散均匀，容易产生焦烧危险，硫化胶的物理力学性能相对较低。

一段混炼法仅适用于一般用途（硫化速度相对较慢）的混炼胶制备，对于大型密炼机应谨慎使用，对于高填充、高黏度或高硬度混炼胶料的制备也要谨慎对待。作为改进，可将密炼机排出的胶料在下片开炼机上充分降温后再加入硫化剂与促进剂。

② 二段混炼法　与一段混炼法基本相同，只是不添加硫化剂及活性大的

促进剂，适用于合成橡胶含量超过 50% 的胶料，可以避免一段混炼法过程中混炼时间长、胶料温度高的缺点。首先制成一段混炼胶（通常称为母炼胶），然后下片冷却，停放一段时间（一般在 16h 以上）。其后的二段混炼是在一段混炼的基础上，再加入硫化剂、促进剂等剩余配合剂进行补充混炼。二段混炼可以在密炼机上进行也可在开炼机上进行。通常采用慢速密炼机进行二段混炼，以便在较低的温度下加入硫化剂与促进剂，并具有较高的生产效率。在密炼机中进行的二段混炼时间一般为 2～4min。

二段混炼法的优点是能够获得更好地润湿性和分散性。如果混炼末期密炼机中的温度很高，可以采用二段混炼法，即将一段混炼的胶料冷却下片、停放，然后再次投入密炼机中，进行第二段加硫化剂的混炼。对于一些低黏度的软胶，由于混炼后期温度的升高使胶料黏度变得更低，混炼时产生的剪切力过小，不足以打开炭黑聚集体或一些结团的配合剂粒子，这时采用二段混炼法，可以提高这些低黏度软胶料的分散性。

采用二段混炼法对提高胶料的质量，改善胶料的工艺性能具有良好作用，也可以显著提高胶料的分散均匀性和硫化胶的力学性能，减少由持续高温引起的焦烧倾向。在密炼机中进行二段混炼时应注意：

A. 加入硫、促进剂的初始混炼温度应低于 90℃，且排料温度应不超过 110℃，混炼时间一般不能超过 2min，以防止焦烧。

B. 加入吸湿剂氧化钙后一般不能在超过 120℃ 的条件下长时间混炼，否则应在开炼时加入。

③ 串联混炼法　传统的一段混炼法局限于较软或硫化较慢的胶料制备以及使用中小型设备的情况，这是由母炼胶制备后密炼机设备的冷却要求所决定的。串联混炼法的装置由两台串联的密炼机机组所构成，前一设备在后一设备之上，上面的密炼机可以是剪切型的，生产一段母炼胶料。密炼机可保持高转速、高温度或长时间混炼，以获得更好的均匀分散性。密炼机的正常混炼周期一结束，热胶料即排入下面的密炼机中。下面的密炼机容积大于上面的密炼机，转速较低并具有较强的冷却能力，可使胶料温度在不到 2min 内迅速从 140℃ 下降到 100℃ 以下，然后将反应性配合剂加入到下面的密炼机中，再以 15r/min 的典型转子转速混炼 1～2min 后排料。

④ 传统混炼法　又称为标准混炼法或正序法，通常是指将所有聚合物先加入到密炼机中进行掺混，随后再加入填料和液体组分，从最难混入和分布的组分开始，因为它们需要分散功。这种方法混炼周期时间较长，但对老式密炼机却很适用，这些密炼机剪切速率较低，冷却能力一般。

⑤ 逆序混炼法　又称为反序或倒序混炼法，即先把除硫化剂、促进剂以外的其他配合剂投入到密炼机中，然后投入生胶进行混炼的方法。常用于那些自黏性有限的聚合物，如 EPDM。当聚合物含量较低（15％～25％）时也常常采用此工艺。逆序混炼法的主要优点是改善分散性，缩短混炼时间，适用于生胶黏性差和高填充配合胶料的混炼；缺点是在混炼初期所需功率较高，有时会导致密炼机停机，还会出现分散不佳的情况。值得注意的是，用逆序混炼法对补强填料不能进行很好的分散，若使用精细炭黑粒子，则胶料可采用传统混炼法或后期加油工艺。

当 EPDM 采用逆序混炼法进行一段混炼时，填料、操作油和小料加入后，允许短暂混合后，再加入聚合物并落下上顶栓。硫化剂可以与氧化锌和硬脂酸等小料一起加入，若它们活性很强也可以在混炼周期的后期加入。较难混入的硫化剂也可与小料同时加入，剩余部分在混炼后期加入，但应严格控制胶料的温度。对那些没有特别分散要求的大多数乙丙胶料，均可采用逆序混炼法。

⑥ 后期加油混炼法　这种混炼工艺是在投料时，先将除了操作油和硫化剂以外的所有配合剂在混炼的初始全部加入，并且使用足够的输入功率进行混炼，使其在 1～2min 内完成混入、分散和分布；此时，密炼机中的温度达到 130～140℃，然后选择一种既能维持现状又能对混炼作用稍加调整的速率，开始注入操作油。后期加油混炼法曾经广泛用于轮胎胶料的一段混炼，同时得到较高的产出和良好的炭黑分散性。不过，该方法目前已不盛行，其原因是高结构的炭黑在没有操作油存在时也能被分散。

3. 螺杆塑炼机连续混炼

螺杆塑炼机的特点是在高温下进行连续塑炼。在螺杆塑炼机中生胶一方面受到强烈的搅拌作用，另一方面由于螺杆与机筒内壁的摩擦产生大量的热，加速了生胶的氧化裂解。用螺杆塑炼机塑炼时，温度条件很重要，实践表明，机筒温度以 95～110℃为宜，如果机筒温度高于 110℃，生胶的可塑性不会再有大的变化。

当机筒温度超过 120℃时，由于排胶温度太高而使胶片发粘，粘辊，不易补充加工。机筒温度低于 90℃时，设备负荷增大，塑炼胶会出现夹生的现象，合成橡胶塑炼较天然橡胶困难。为改进合成橡胶塑炼工艺性能，最好在合成过程中注意控制和调节分子量的大小和分布，以便制得穆尼黏度较低和工艺性能良好的品种，如软丁苯橡胶和软丁腈橡胶等，这些品种可直接用于混炼。顺丁橡胶分子量较低，易冷流，塑炼效果不好，因此顺丁橡胶的适宜穆尼黏度也应在合成过程中获得。氯丁橡胶穆尼黏度低，一般不需塑炼，只要经过 3～5 次薄通就可进行混炼。硬丁腈橡胶穆尼黏度为 90～120，塑性低，工艺性能差，只有经过充分塑炼才能进一步加工。但是，由于丁腈橡胶韧性大，塑炼生热大，收缩剧烈，塑炼特别困难。欲提高丁腈橡胶的塑炼效果，应采用低温薄通法，即尽可能降低塑炼温度，强化机械作用力。加入增塑剂虽可提高丁腈橡胶的塑炼效果，但对混炼胶可塑度的提高不利，因此，不宜采用。丁基橡胶、乙丙橡胶的化学性质稳定，因此塑炼效果差，前者穆尼黏度一般为 38～75，可不经塑炼而直接混炼，后者加工所必需的可塑性应在合成过程中获得。

三、压延工艺

压延是指将混炼胶在压延机上制成胶片或与骨架材料制成胶布半成品的工艺过程，它包括压片、贴合、压型和纺织物挂胶等作业。

压延工艺所使用的设备主要是压延机。压延机一般由工作辊筒、机架、机座、传动装置、调速和调距装置、辊筒加热和冷却装置、润滑系统和紧急停车装置等组成。压延机种类很多，为适应不同的工艺要求，共组辊筒有两个、三个和四个不等。两辊排列形式有立式和卧式；三辊排列形式有直立型、L 型、三角型等；四辊排列形式有 L 型、Z 型和 S 型等多种。辊筒的数量及其排列形式对各种工艺操作的难易、压延半成品质量的高低都有很大影响。

按工艺用途来分，主要有压片压延机、擦胶压延机、通用压延机、压型压延机、贴合压延机、钢丝压延机等。其中压片压延机用于压延胶片或纺织物贴胶，大多为三辊或四辊，各辊速度相等；擦胶压延机用于纺织物的擦胶，通常为三辊，各辊间有一定的速比，中辊速度大于上下辊的速度，胶料借助中、下辊之间的速比擦入纺织物中；通用压延机也称万能压延机，兼有上述两种压延机的作用，通常为三辊或四辊，各辊间的速比可以改变。

1. 压延前的准备工艺

在进行压延前，需对胶料及纺织物进行预加工，即准备工艺。

（1）胶料的热炼及供胶

胶料进入压延机之前，需要先将其在热炼机上翻炼，这一工艺过程称之为热炼或预热，目的是提高胶料的混炼均匀性，进一步增加胶料的可塑性，提高胶料的温度，增大热可塑性。热炼过程一般分两步，都是在开炼机上进行，第一步叫粗炼，通过低温薄通，胶料变软而均匀；第二步叫细炼，辊距较大，辊温较高，以提高胶料温度，获得较大的热可塑性，同时增进胶料与纺织物的黏合性。粗炼辊温一般为 40～45℃，辊距为 2～5mm，薄通 7～8 次；而细炼辊温一般是 60～70℃，辊距为 7～10mm，翻炼 6～7 次。

热炼和供胶过程分为如下步骤：粗炼—细炼—供胶—压延机压延。

（2）纺织物烘干

为了提高胶料与纺织物的黏合性能，保证压延质量，需要对纺织物进行烘干，减少纺织物的含水量，一般控制含水率在 1%～2% 之内，含水率过大将降低橡胶与纺织物的黏附力，而过于干燥，又会使纺织物变硬，在压延过程中受损伤，强度降低。另外在烘干过程中，纺织物温度升高也有利于橡胶分子通过热运动渗透到纺织物缝隙中，增进橡胶和纺织物的黏合。

纺织物的烘干一般在立式或卧式干燥机上进行，干燥机是由一系列干燥辊组成。经干燥后的纺织物直接进入压延机压延，不能停放，以免吸湿回潮，实际上烘干机是与压延机组成联动装置。

2. 压延工艺流程

（1）压片

压片是将已预热好的胶料，用压延机在辊速相等的情况下，制成一定厚度和宽度的胶片，可采用两辊、三辊或四辊压延机进行。

① 影响压片速度的因素

A. 辊温：辊温取决于胶料的性质，通常含胶率高或弹性大的胶料，辊温应高些（增大热可塑性）；含胶率低或弹性小的胶料，辊温应该低些。另外，为了使胶片在辊筒间顺利压延，各辊筒间应有一定的温差。例如，天然橡胶包热辊，胶片由一个辊筒移到另一个辊筒时，后者的辊温应该高些；而一般合成橡胶则相反，易包冷辊，故合成橡胶辊温的顺序应与天然橡胶相反。

B. 胶料可塑度：可塑度大，流动性好，胶片光滑，收缩性小，但可塑性太大时易产生粘辊现象；可塑度低，流动性差，胶片不光滑，收缩率大。

C. 辊速：辊速快，生产能力大，但胶料收缩率大，表面不光滑。压延机的辊速应根据胶料的可塑度和温度而定。

② 压片中常出现的质量问题及原因　压片的质量要求是表面光滑、厚度均匀、无绉、内部胶料致密、无气泡等。常出现的质量问题原因如下：

A. 内部有气泡：因配合剂含水率高、软化剂挥发性大、压延温度高、积胶过多、胶卷放入不当、返回胶含水多、压延胶片太厚等。

B. 表面皱缩：因胶料可塑度低、收缩率大、胶料与返回胶配比不均、热炼不均等。

C. 胶片表面不光滑：因胶料的可塑度低、辊温低、压延速度快等。

D. 胶片厚度不均：因胶料可塑度不均、胶温波动大导致收缩不均、两侧辊距不一致、卷取松紧不一样等。

（2）贴合

贴合是通过压延机将两层薄胶片贴合在一起的工艺过程。通常用于制造较厚、质量要求较高的胶片和两种不同胶料组成的胶片、夹布层胶片等。贴合方法有二辊压延机贴合法、三辊压延机贴合法、四辊压延机贴合法。其中四辊压延机贴合法效率高、质量好、精度高，但压延效应大。

（3）压型

压型是将胶料制成一定断面形状的半成品或表面有花纹的工艺过程。压型可用二辊、三辊、四辊压延机进行，其中必有一个辊筒或数个辊筒刻有花纹。对压型的要求是规格准确、花纹清晰、胶料致密。为保证胶料有恒定的可塑度，对混炼胶的可塑度、热炼程度、返回胶掺用比例等都要严格控制。压型过程中采用提高辊温、降低转速等方法提高压延质量，压延出来的半成品应迅速冷却，使花纹定型、防止花纹流动变形。

（4）纺织物挂胶

① 挂胶方法　挂胶方法可分为贴胶、压力贴胶和擦胶三种。

A. 贴胶　是在压延机上利用两个转速相同的辊筒将一定厚度的胶片贴于纺织物上的过程。贴胶常用三辊压延机或四辊压延机，三辊一次只能贴一面，四辊一次可贴两面。在贴胶时，进行贴合的两个辊筒的转速应相同，但供胶的两个辊筒的转速则既可相同，也可不同。有一定速比，反而有利于消除气泡，贴合效果较好。

B. 压力贴胶　这种方法形式上与贴胶相同，区别是两个贴胶辊筒之间也有一定量的堆积胶存在，利用堆积胶的压力将胶料压入布缝中。这种方法橡胶附着力好，但帘线易受损害。

C. 擦胶　擦胶是利用压延机辊筒速比不同所产生的剪切力和辊筒的挤压力，将胶料挤压擦入纺织物缝隙中去的过程。它通常是在三辊或四辊压延机上进行的。擦胶时工作辊筒的速比在$(1:1.3) \sim (1:1.5)$范围内，速比越大，擦入力越强，胶料的渗透就越好，但纺织物受到的伸张力也越大，擦胶通常只用于帆布挂胶。

② 挂胶工艺中的主要影响因素

A. 可塑度　可塑度大，胶料流动性好，渗透力强，胶与布附着力好，胶布表面光滑，收缩率小，但硫化胶强度低。

B. 辊温　辊温高，胶料的热塑性提高，但温度过高时易产生焦烧。

C. 辊速　辊速大，压延速度快，生产能力大，但胶料受力时间短，而收缩率大，胶布表面不光滑。而且由于受力时间短，胶料渗透到布缝中的能力下降，胶与布的附着力下降。辊速慢则效果相反。一般辊速视胶料的可塑度而定，可塑度大，辊速快；可塑度小，辊速慢。

D. 辊距　压延时，上、中辊起供胶作用，其辊距大小根据挂胶厚度来定。中、下辊起贴合作用，其辊距大小直接影响挂胶质量。如中、下辊间的辊距过小，则纺织物不易通过或者易被压坏；若辊距过大，则失去辊的压力作用，胶层不能很好地贴在纺织物上，附着力差。

③ 挂胶中常见的质量问题及原因

A. 掉胶　即胶层剥落下来。原因：纺织物干燥不好，含水率高；布面有油污、灰尘等杂物；胶料热炼不均，可塑度小；压延温度低、速度快、辊距过大等。

B. 帘布跳线、弯曲　原因：胶料可塑度不均；布卷过松；中辊积胶过多，局部受力过大；帘布纬线松紧不一。

C. 出兜　这是帘布中部松而两边紧的现象。原因：纺织物受力不均，中部受力大于边部；纺织物本身密度不均匀，伸长率不一致。

D. 压偏、压坏、打折　压偏是由于辊距一边大一边小、递布不正、辊筒轴承松紧不一致造成的；压坏一般是由于操作不当所致，如辊距、速度、积胶控制不好等原因造成的；打折则是由于垫布卷取过松、挂胶布与冷却辊速度不一致引起的。

E. 表面麻面或出现小疙瘩　原因一般是胶料热炼不足、可塑度小，热炼不均匀，温度过高产生自硫或胶料中含有自硫胶粒等。

3. 几种常用橡胶的压延特性

（1）天然橡胶

热塑性大、收缩率小、压延容易。天然橡胶易黏附热辊，压延时应适当控制各辊的温差，以使胶片能在辊筒间顺利转移。

（2）丁苯橡胶

热塑性小，收缩率大，因此用于压延的胶料必须充分塑炼。由于丁苯橡胶对压延的热敏感性很显著，其操作与天然橡胶有所不同，压延温度应低于天然橡胶（一般低 5～15℃），各辊温差由高到低。

（3）顺丁橡胶

压延温度应比天然橡胶低些，压延的半成品较丁苯橡胶胶料光滑、紧密和柔软。

（4）氯丁橡胶

通用型氯丁橡胶在 75～95℃ 时易粘辊，难于压延。压延应采用低温法（65℃以下）或高温法（95℃以上）。压延后要迅速冷却。若在胶料中加入少许石蜡、硬脂酸或掺用少量顺丁橡胶可减少粘辊现象。

（5）乙丙橡胶

压延性能良好，可以在广泛的温度范围内（80～120℃）连续作业，温度过低时胶料收缩率大，易产生气泡。另外，压延胶料应选择适当的穆尼黏度。

（6）丁基橡胶

在无填料时不能压延，填料多时则较易压延。丁基橡胶粘冷辊，脱热辊，压延时各个辊筒应保持一定的温度范围。

（7）丁腈橡胶

热塑性小，收缩性大，在胶料中加入填充剂或软化剂可减小收缩率。当填充剂的质量占生胶质量的 50% 以上时，才能得到表面光滑的压延胶片。丁腈橡胶胶料黏性小，易粘冷辊。

4. 压延的注意事项

压延工艺包括将胶料制成一定厚度和宽度的胶片，在胶片上压出某种花纹，以及在作为制品结构骨架的织物上覆上一层薄胶（如擦胶、贴胶）等。根据产品的种类和外观的不同，具体压延工艺有压片、压型、帘布贴胶和帆布擦胶。橡胶经压延制作出的成品（橡胶气囊、堵水气囊等）使橡胶本身的特性加强。

用作压延的胶料，应要求有良好的包辊性，流动性，焦烧性和收缩性。在进行配方设计时，应注意以下几点：

① 各种生胶的压延特性：天然生胶强度高，包辊性好，流动性好，易于压延，顺丁橡胶次之；氯丁橡胶包辊性好，但对热敏感性大，易粘辊；丁苯橡胶和丁腈橡胶流动性差，比较难以压延，压延胶片收缩性大。无论选用哪种生胶，都必须有足够低的黏度值，才能获得良好的流动性。

② 填料的选择：在一般压延中，都要配入一定量的填料，有利于压延操作，炭黑、白炭黑、碳酸钙都很适用。陶土不宜使用，再生胶有利于压延。

③ 软化剂：加入软化剂可取得良好压延效果，但应根据具体的压延作业的要求加以选用。压片要求胶片有一定的挺性，不易变形，采用增塑作用不太大的软化剂，如油膏。

④ 硫化体系：压延通常在较高温度（90～110℃）下进行，对于硫化体系的选择首先应考虑不易焦烧。通常压延胶料的穆尼焦烧时间应控制在 20～25min 以上。

四、挤出工艺

挤出（压出）是使高弹态的橡胶在挤出机机筒及转动螺杆的相互作用下，连续地制成各种不同形状半成品的工艺过程。

1. 挤出成型的特点

① 操作简单、工艺控制较容易，可连续化、自动化生产，生产效率高，产品质量稳定。

② 应用范围广。通过挤出机螺杆和机筒的结构变化，可突出塑化、混合、剪切等作用中的一种，与不同的辅机结合，可完成不同工艺过程的综合加工。

③ 可根据产品的不同要求，通过改变机头口型成型出各种断面形状的半成品。也可通过两机（或三机）复合压出不同成分胶料或多色的复合胎面胶。

④ 设备占地面积小、质量轻、结构简单、造价低、灵活机动性大。

2. 挤出机

挤出机的规格用螺杆的外径表示，并在前面冠以"SJ"或"XJ"，S 表示塑料，X 表示橡胶，J 表示挤出机。如 SJ-90 表示螺杆外径为 90mm 的塑料挤出机，而 XJ-200 表示螺杆外径为 200mm 的橡胶挤出机。

（1）挤出机的分类

① 根据加工物料的不同可分为：橡胶挤出机和塑料挤出机。

② 根据结构特征可分为：热喂料挤出机、冷喂料挤出机和排气冷喂料挤出机。

③ 根据螺杆数量可分为：单螺杆挤出机、双螺杆挤出机和多螺杆挤出机。

④ 根据工艺用途不同分为：压出挤出机、滤胶挤出机、塑炼挤出机、混炼挤出机、压片挤出机及脱硫挤出机等。

（2）挤出机结构

挤出机结构通常由机筒、螺杆、加料装置、机头（口型）、加热冷却装置、传动系统等部分组成。挤出机的主要技术参数有：螺杆直径、长径比、压缩比、转速范围、螺杆结构、生产能力、功率等。

① 机筒　机筒在工作中与螺杆相配合，使胶料受到机筒内壁和转动螺杆的相互作用，以保证胶料在压力下移动和混合，通常它还起到热交换的作用。

为了使胶料沿螺槽推进，必须使胶料与螺杆和胶料与机筒间的摩擦系数尽可能悬殊，机筒壁表面应尽可能粗糙，以增大摩擦力，而螺杆表面则力求光滑，以减小摩擦系数和摩擦力。否则，胶料将紧包螺杆，而无法向前推进。

机筒的结构形式可分为整体式和组合式两种。喂料口的结构与尺寸对喂料影响很大，而喂料情况往往影响挤出产量。在喂料口侧壁螺杆的一旁增加一个压辊构成旁压辊喂料，此种结构供胶均匀，无堆料现象，半成品质地致密，可以提高生产能力，但功率消耗增加。

② 螺杆　螺杆是挤出机的主要工作部件。它在工作中产生足够的压力使胶料克服流动阻力而被挤出，同时使胶料塑化、混合、压缩，从而获得致密均匀的半成品。

A. 螺杆的分类：

（A）按螺纹头数分：单头、双头、三头和复合螺纹螺杆。双头螺纹螺杆用于压型挤出，单头螺纹螺杆多用于滤胶，复合螺纹螺杆多用于塑炼等。

（B）按螺纹方向分：有左旋和右旋两种，橡胶挤出机多用右旋螺纹螺杆。

（C）按螺杆外形分：有圆柱形、圆锥形、圆柱圆锥复合形螺杆。圆柱形螺杆多用于压型和滤胶，圆锥形螺杆多用于压片和造粒，复合形螺杆多用于塑炼。

（D）按螺纹的结构形式分：普通型（如等深变距型或等距变深型），分流型（如销钉型），分离型（如副螺纹型）和复合型螺杆等。

B. 螺杆的结构：螺杆的结构分为工作部分（指螺纹部和头部）和连接部分（指尾部），工作部分直接完成挤出作业，连接部分起支持和传动作用。螺杆工作部分的主要参数有：螺纹头数、压缩比、导程、槽深及螺纹升角等。

③ 机头　机头对不同的挤出工艺（如压型、滤胶、混炼、造粒等），其作用与结构也不相同。对压型挤出机的机头来说，其主要作用是使胶料由螺旋运动变为直线运动；使机筒内的胶料在挤出前产生必要的挤出压力，以保证挤出半成品密实；使胶料进一步塑化均匀；使挤出半成品成型。

A. 机头的类型：

（A）按机头的结构分：有芯型机头和无芯型机头。

（B）按与螺杆的相对位置分：直向机头、直角机头和斜角机头。

（C）按机头用途不同分：内胎机头、胎面机头、电缆机头等。

（D）按机头内胶料压力大小分：低压机头、中压机头、高压机头。

B. 机头的结构：橡胶挤出机的机头结构主要分为圆筒形、扁平形、T型和Y型。

圆筒形机头也称为内胎挤出机头，用以制造各种空心制品，如胶管、内胎、密封条等等，这种结构的机头又分为可调整口型和可调节芯型；扁平形机头也称为胎面挤出机头，用以制造轮胎胎面，这种机头又分为整体式和复合式两种；电线、电缆挤出机头（T 型和 Y 型）用以制造电线电缆绝缘层、轮胎钢丝圈及胶管包胶等，其结构一般有两种形式，分别为直角机头和斜角机头。

（3）挤出机的选用

挤出机的选用，由所需半成品的断面大小和厚薄来决定。对于压出实心或圆形中空半成品，一般口型尺寸约为螺杆直径的 0.3～0.75。口型过大，螺杆推力小，机头内压力不足，排胶不均匀，半成品形状不规整；口型过小，压力太大，速度虽快些，但剪切作用增加，引起胶料生热，增加胶料焦烧的危险。

3. 挤出过程原理

（1）工作原理

挤出成型是在一定条件下将具有一定塑性的胶料通过一个口型连续压送出来，使它成为具有一定断面形状的产品的工艺过程。

胶料沿螺杆前移过程中，由于机械作用及热作用的结果，胶料的黏度和塑性等均发生了一定的变化，成为一种黏性流体。根据胶料在挤出过程中的变化，一般将螺杆工作部分按其作用不同大体上分为喂料段、压缩段和挤出段三部分。

各段工作特点如下：

① 喂料段 又称为固体输送段，此段从喂料口起至胶料熔融开始。胶料进入喂料口后，在旋转螺杆的推挤作用下，在螺纹槽和机筒内壁之间做相对运动，并形成一定大小的胶团。

② 压缩段 又称为塑化段，此段从胶料开始熔融起至全部胶料产生流动为止。压缩段接收由喂料段送来的胶团，将其压实、进一步软化，并将胶料中夹带的空气向喂料段排出。

③ 挤出段 又称为计量段，把压缩段输送来的胶料进一步加压搅拌，此时螺纹槽中已形成完全流动状态的胶料。螺杆的转动促使胶料流动，并以一定的容量和压力从机头流道均匀挤出。

（2）胶料在挤出段中的流动状态

一般把胶料在挤出段中的流动看成是顺流、倒流、漏流和环流的综合流动。

① 顺流 螺杆转动促使胶料沿着螺纹槽向机头方向的流动，它促使胶料

挤出，又称为挤流。它的速度分布近似直线，在螺杆表面速度最大，在机筒内壁速度近似为零。顺流对挤出产量有利。

② 倒流　由机头对胶料的阻力引起的，也称压力倒流或逆流。胶料顺着压力梯度沿螺杆通道而产生倒流。倒流引起挤出产量减少。

③ 漏流　在螺杆螺峰与机筒内壁间缝隙中，由于机头阻力而引起的，它与顺流方向相反，它引起挤出产量减少。

④ 环流　又称为横流，由螺杆旋转时产生的推挤作用引起的流动，它与顺流成垂直方向，促使胶料混合，对产量无影响。环流对胶料起着搅拌混炼、热交换和塑化的作用。

（3）胶料在机头内的流动状态

胶料在机头内的流动，是指胶料在离开螺纹槽后，到达口型板之前的流动。

胶料在螺杆螺纹槽中的流动是呈螺旋状前进的，但从螺杆头端出来进入机头流道时，料流形状发生了急骤的变化，即由旋转运动变为直线运动，而且由于胶料具有一定的黏性，其流动速度在流道中心要比靠近机头内壁处快得多，其速度分布呈抛物线状。

在机头流道所形成的对物料的压力，称为机头压力，该压力在通过机头时，逐渐下降。当物料挤出机头口型时，压力下降为零。机头压力的成因有两个：由过滤网和过滤板的阻力形成；由机头口型流道内壁摩擦及流道收缩而形成。

机头的结构要使物料在由螺杆到口型的整个流动方向上受到的推力和流动速度尽可能保持一致。为此，机头内的流道应呈流线型，无死角或停滞区，不存在任何涡流。

（4）胶料在口型中的流动和压出膨胀

① 胶料在口型中的流动　胶料经机头流道进入口型后，通过口型时受到更强烈的剪切塑化后挤出口型外。因此，口型内的流动状态及口型结构尺寸决定了制品的最终形状和质量。胶料是在机头所形成的流体静压力作用下流过口型的，因此，胶料在口型中的流动只表现为轴向运动。由于口型厚度一般很薄，胶料在口型中形成的压力梯度很大。

② 压出膨胀　胶料是黏弹性体，当它流过口型时，同时经历黏性流动和弹性变形。胶料由机头进入口型时，一般是流道变窄，流速增大，在流动方向上形成速度梯度。这种速度使胶料产生拉伸弹性变形。当口型流道较短时胶料拉伸变形来不及恢复，压出后产生膨胀现象（即压出物的直径大于口型直径，

而轴向出现回缩)。

压出膨胀量主要取决于胶料流动时可恢复变形量和松弛时间的长短。一般来说,胶料可塑性小、含胶率高、压出速度快,胶料、机头和口型温度低时,压出物的膨胀率(或收缩率)大。

(5) 挤出机的生产能力

根据流动分析,影响挤出机生产能力的是顺流、逆流和漏流。横流对挤出量没有影响,但对挤出过程中物料的混合和热交换的作用却很大。

4. 口型设计

(1) 口型设计的一般原则

① 根据胶料在口型中的流动状态和压出变形分析,确定口型断面形状和压出半成品断面形状间的差异及半成品的膨胀程度;

② 口型孔径大小或宽度应与挤出机螺杆直径相适应,压出实心或圆形半成品时,口型孔的大口宜为螺杆直径的 1/3～3/4。对于变平形的口型(如胎面胶等),一般相当于螺杆直径的 2.5～3.5 倍。

③ 口型要有一定的锥角,口型内端口型应大,出胶口端口径应小。锥角大,压出半成品光滑致密,但收缩率大。

④ 口型内部应光滑,呈流线型,无死角,不产生涡流。

⑤ 在有些情况下,为防止胶料焦烧,可在口型边部适当开流胶口。

⑥ 对硬度较高,焦烧时间短的胶料,口型应较薄;对于较薄的空心制品或再生胶含量较多的制品,口型应较厚。

(2) 口型的具体设计

要掌握口型的设计首先要了解胶料的膨胀率。影响胶料膨胀率的因素很多:

① 胶种和配方　胶种不同,其挤出膨胀率不同,含胶率高挤出膨胀率大,无机填料膨胀率比炭黑小;

② 胶料可塑度　胶料可塑度越大,挤出膨胀率越小;

③ 机头温度　机头温度高,挤出膨胀率小;

④ 挤出速度　挤出速度快,膨胀率大;

⑤ 半成品规格　半成品规格大的,膨胀率小;

⑥ 压出方法　胶管管坯采用有芯压出时,膨胀率比无芯压出时要小。

由于影响压出膨胀的因素很多,所以口型很难一次设计成功,需要边试验、边修正,最后得到所需要的口型。

5. 挤出的工艺条件及其过程

(1) 挤出操作中的主要工艺条件

① 胶料的可塑性　供挤出用胶料的可塑度为 0.25～0.4 (冷喂料挤出为 0.3～0.5)。胶料可塑性小，则流动性不好，挤出后半成品表面粗糙、膨胀率大；但可塑度太大，半成品缺乏挺性，容易变形。

② 挤出机温度　挤出机各段温度直接影响到挤出工艺的正常进行和制品的质量。挤出机温度随不同部位、不同胶料而有差异。挤出机一般以口型温度最高，机头次之，机筒最低。采用这种控温方法，有利于机筒进料，可获得表面光滑、尺寸稳定和收缩率较小的挤出物。

③ 挤出速度　挤出速度通常以单位时间内挤出物料体积或质量来表示，对一些固定产品，也可用单位时间挤出长度来表示。同一机台，当挤出胶料中生胶含量低或挤出性能较好时，挤出速度可选取较高的范围，反之取低速范围。

④ 挤出物的冷却　冷却的目的：防止半成品存放时自硫；使胶料恢复一定的挺性，防止变形；使半成品冷却收缩定形。

冷却方式：喷淋和水槽冷却。为防骤冷 (冷却程度不一导致变形不规则、喷霜)，常采用 40℃左右的温水冷却，然后进一步降至 20～30℃。

(2) 挤出工艺过程

① 胎面胶的挤出工艺　胎面胶采用挤出成型的优点是胎面胶质量较高，更换胎面尺寸规格比较容易，劳动生产率高。胎面胶分为胎冠、胎冠基部层和胎侧三部分。胎面胶的挤出方法，可分为整体挤出和分层挤出两类。

A. 整体挤出：用一种胶料，在一台挤出机上通过变平机头成型；用两种胶料，在两台挤出机上通过复合机头挤出。两种胶料为胎冠料和胎侧 (包括胎冠基部层) 料，或胎冠 (包括胎冠基部层) 料和胎侧料。

B. 分层挤出：用两台挤出机挤出两种胶料，分别压出胎冠和胎侧 (包括胎冠基部层)，在运输传送带上热贴合，并经过多圆盘活络辊压实为一整体，目前生产上多采用此方法。

此外，还有采用三种胶料分别制造胎冠、胎冠基部层和胎侧复合胎面的挤出方法 (三方四块)。

胎面分层压出联动装置一般包括挤出机及附属的热炼供胶装置、胎面的压出运输带、胎面贴合用多圆盘活络辊、标记辊、检查秤、收缩辊道、冷却水槽、吹风干燥器、胎面定长称量裁断装置、胎面堆放装置等。

② 滤胶工艺 一般薄壁或质量要求高的制品，要求去除胶料中的杂质，以免影响制品的气密性和抗撕裂性。滤胶工艺中，胶料内不能加入硫、超速级促进剂，以防胶料温度过高时产生焦烧。

胶料过滤前要在开炼机上热炼，以增加热塑性。热炼和供胶方法与一般挤出机相同。滤胶机各部分温度：机筒为 $40 \sim 50 ℃$，机头为 $60 \sim 90 ℃$，滤板处为 $60 \sim 80 ℃$。过滤后 NR 胶料温度不超过 $130 ℃$，掺用 30% SBR 的胶料，也不能超过 $140 ℃$。过滤后的胶料，可用开炼机压片降温，并按工艺要求加入硫和促进剂。

（3）冷喂料挤出

可以节省热炼设备，易于实现机械化、自动化，而且由于主机强化了螺杆的剪切及塑化作用，使胶料获得均匀的温度和可塑度；改善了挤出制品的质量，提高了表面光洁度，挤出的半成品具有较稳定的尺寸规格；冷喂料挤出对压力的敏感性小，应用范围广，灵活性大，冷喂料挤出机的投资和生产费用较低。

目前冷喂料挤出机在电线、电缆、胶管等小规格制品挤出方面逐渐取代了热喂料挤出机。冷喂料挤出常采用冷喂料排气挤出机，其特点是在挤出过程中排出胶料中的气体，提高胶料的致密性，减少胶料中的气孔，降低胶料的挤出膨胀率。

（4）其他类型挤出机挤出

随着橡胶工业的发展，目前又出现了很多特种用途的挤出机，以满足橡胶生产的需要。

① 排气式挤出机挤出 该类挤出机的螺杆由加料段、第一计量段、排气段和第二计量段组成。由排气挤出机挤出的半成品，气孔少，产品密实。排气式挤出机常与微波或硫化设备组成连续硫化流水线，生产电线、电缆、密封条等挤出产品。

② 传递式螺杆挤出机挤出 传递式螺杆挤出机又称为剪切式混炼挤出机，主要用于胶料的补充混炼、胎面压出及压延机供胶。该挤出机的螺纹槽深度由大渐小乃至无沟槽，而机筒上的槽由小至大，互相配合，一般在挤出机上这样的变化有 $2 \sim 4$ 个区段。当螺杆转动时，胶料在螺杆与机筒的槽沟内互相交替，不断更新对胶料的剪切面，致使对胶料产生强烈的剪切作用，从而产生十分有效的混炼效果。

③ 挡板式螺杆挤出机挤出 挡板式螺杆挤出机可用于快速大容量密炼机排料后的补充混炼，也可以用于压出胎面及最终混炼。挡板式螺杆挤出机的主

要工作部分是一个带有横向挡板和纵向挡板的多头螺杆,胶料在挤出过程中多次被螺纹和挡板进行分割、汇合、剪切、搅拌,完成混合作用。

④ 销钉型挤出机挤出 销钉型挤出机装有穿过机筒并指向螺杆轴线的销钉。由于胶料的流动与传递均伴随着一个低的剪切梯度,所以胶料的掺混程度与均匀现象特别好,温升也不太高。

⑤ 槽穴式挤出机挤出 在槽穴式挤出机内有许多槽穴,胶料在挤出机内要经过这些槽穴,挤出时胶料在挤出机内受到两种不同的作用。

五、注射工艺

注射成型的优点是能够简化生产工艺,减少操作人员数量,降低能耗约10%,提高生产效率4~7倍,提高制品的均匀性、稳定性、尺寸精确性和合格率,减少飞边,节省胶料,操作方便,劳动强度低,机械化和自动化程度高。近年来,注射成型技术越来越受到关注,并在橡胶制品生产中得到了迅猛发展。

目前全球注塑机的拥有量为数万台,现已成为汽车、电子产品等橡胶制品的主流设备。而在注塑机生产规模方面,世界注塑机年产量也在突飞猛进,全球销售额超过了5亿美元。随着橡胶制品应用领域的不断拓展和生产规模的不断扩大,橡胶注射成型技术的应用前景将十分广阔,市场占有额也将显著增加。

1. 注射成型设备及工艺

(1) 注射成型设备与相应成型方法

塑料工业早在20世纪30年代就已开始应用注射成型法来生产塑料制品,但橡胶本身具有高黏度、易焦烧的特性,使得它从模压成型到注射成型经历了一段漫长的时间。到目前为止,橡胶注射成型已经历了3个阶段,即柱塞式注射、螺杆往复式注射和螺杆-柱塞式注射,并相应出现了柱塞式注射成型机、螺杆式注射成型机和螺杆-柱塞式注射成型机。从生产过程上看,柱塞式注射、螺杆往复式注射和螺杆-柱塞式注射三种成型技术均需要经过胶料塑化和注射两个步骤才能完成。随着注射成型技术的不断发展,科研人员又对两步法注射工艺进行了改进,提出了胶料塑化和注射同步进行的一步法工艺,并研制了一步法注射成型机。

① 柱塞式注射成型机 柱塞式注射成型机是最早使用的橡胶注射成型设备。注射成型方法是将胶料从喂料口喂入料筒后,由料筒外部的加热器对胶料

进行加热、塑化，使胶料达到易于注射而又不会焦烧的温度为止，最后由柱塞将已塑化的胶料高压注入模具中。

② 螺杆式注射成型机　螺杆式注射成型机是在挤出机的基础上加以改进的，将螺杆的纯转动改成既能转动以进行胶料的塑化，又可以轴向移动以将胶料注入到模腔中的橡胶成型设备之中。注射成型方法是胶料从喂料口进入挤出机后，在螺杆的旋转作用下受到强烈的剪切，胶温很快升高，当胶料沿螺杆移动到螺杆前端时，已得到充分而均匀的塑化，螺杆一边旋转一边向后移动，当螺杆前端积聚的胶料达到所需要的注射量时，轴向动力机构以强大的推力推动螺杆向前移动，从而将胶料注入模腔。

③ 螺杆-柱塞式注射成型机　螺杆-柱塞式注射成型机结合了柱塞式注射成型机和螺杆式注射成型机的优点，是目前应用较多的橡胶注射设备。这种机器的注射部分主要由螺杆塑化系统和柱塞注射系统组成。

注射成型的方法是：首先将冷胶料喂入螺杆塑化系统，胶料经螺杆塑化后，挤入到柱塞注射系统中，最后由柱塞将胶料注射到模腔中。为了使胶料按照一定的顺序流动，在螺杆挤出机的端部安装一个止逆阀，胶料塑化后通过止逆阀进入注射系统中并将柱塞顶起，这时胶料不会从喷嘴出去。因为喷嘴通道狭窄、阻力大，当柱塞将胶料以高压从喷嘴注入模腔时，由于止逆阀的作用，胶料不会倒流进入挤出机中。

④ 一步法注射成型机　青岛科技大学高分子材料机械研究所针对传统注射成型方法存在的问题，经过 20 多年的理论研究和实践研究，并通过工业中试和工业研制，研究出了橡胶一步法注射成型技术与设备，并成功地应用于油田螺杆钻具（泵）橡胶定子的生产制造以及轮胎胶囊的生产制造。

注射成型方法是将胶料通过特殊的螺杆-机筒-增压系统的作用，得到充分的塑化，在一步法注射系统的作用下，胶料在高速、高压、高温状态下注入模腔中，从而获得致密的橡胶制品。一步法注射成型技术，其工作过程是胶料塑化后直接通过信息定量，并同时注入模腔，当模腔的胶料达到预定的密度后，注塑机停止注射。

一步法注射成型方法的塑化、定量、注射是同步完成的，也就是一步完成的，故这种技术称为一步法注射成型技术，其加工设备称为一步法注射成型机。该技术突破了传统注射成型技术容量的限制，使一步法注射成型技术能够应用到大型橡胶制品，如注射轮胎、注射翻新轮胎、注射胶辊、注射实心轮胎、注射护舷以及轮胎胶囊等；同时，突破了传统成型技术的机械体积定量，取消了定量装置和独立的注射装置，大大地简化了结构和设备，为制造、使用大容量注塑机奠定了基础；一步法注射成型技术取消了传统的液压传动方式，采用了全电动方式，提高了设备的可靠性，节省了能源，降低了设备的运行成本。

（2）目前在用的大型注射成型机

① VMI RIMM 注射成型机　在橡胶注射模压机领域经济效益和产量质量方面处于领先地位的是荷兰 VMI 公司，这家公司已经获得了 Maschinenhandel Mayenhofer 机械公司的独家许可证，生产并以 VMI RIMM（Rubber Injection Molding Machine）品牌在世界范围内销售该机械。目前，公司对装置技术细节、合模装置、微处理器控制、带有扩展功能的 RIMM 控制等方面进行了较大改进，坚持面向顾客的设计理念，使得该产品性能已有极大改进。

② KRV-60 型橡胶注射成型机　KRV-60 型橡胶注射成型机是由日本生产的，主要结构包括：进料、塑炼和加热的螺杆挤出装置；保温、注射量给定和高精度的柱塞注射装置；采用 V 型机头，保持注射结构的平衡；合模装置中有推进、推出电热板和上热板；从模具中取出制品的顶装置；抽真空装置；传动系统的液压回路和控制系统的电气回路。控制系统由程序控制器、流量和压力控制器、数控器（DNCT-1/2）、日历式计时器组成。另外，上、下热板，螺杆和注射装置设有温度控制器，对硫化时间设有数显计数器，对平板还设有对人体起保护作用的光电安全保护装置等。

③ 其他注塑机　目前，世界范围内生产和销售的大型注塑机还有：法国 REP 公司的 V47 型注塑机，意大利 RU-TIL 公司的 RS1000/150 型橡胶注射成型机，以及德国 DE-SMA 公司、LWB 公司生产的橡胶注射成型机。这些注塑机在结构上的变化不是很大，只是控制系统有显著改进，如由单板机发展到计算机控制，并增加了许多智能软件。这些设备都采用先进的注射方式，在温度控制上采用精确的温度比例积分（PID）调节，在控制系统方面采用微信息处理系统，智能控制通过工业用计算机和专门软件来完成，达到高级过程控制。

随着现代电子技术和计算机技术的发展，橡胶注射成型机的控制系统也得到了不断的发展和完善。近年来先后出现了许多控制系统，如执行联机的统计工程系统 SPC，计算机集成管理生产控制系统 CIM，分级数据收集和处理控制系统 MIR，以及信息控制管理系统 MCS2 等，控制系统的发展不仅减轻了劳动强度，提高了自动化程度，还能够节约能源，提高生产效率，提高制品质量。

（3）注射成型工艺技术

在橡胶注射成型机的发展过程中，人们同时在提高制品尺寸精度、节省原材料、降低能耗、减少制品缺陷等方面进行了大量研究，从而使橡胶注射成型工艺也得到了很大的发展。

① 抽真空注射成型工艺　与模压成型法相比，注射成型法成型的橡胶制品尺寸精度高、飞边少，但是随着现代科技的快速发展，对橡胶制品的精度提出了更高的要求，由于在橡胶注入模腔时，模具为封闭状态，排出模腔中的气体的常用方法就是通过分型面微小间隙或排气槽进行排气，这样成型的制品会形成飞边，从而影响到制品的尺寸精度。而消除飞边，进一步提高制品精度的唯一方法就是要提高模具的精度，但这样合模后模腔内的气体就不易排出，从而产生缺胶、焦烧、气泡等缺陷，针对这一问题，抽真空注射成型法产生了。这种成型方法是在合模后，启动真空系统将模腔内气体抽出，大约 3～5s 后，真空度达到设定值，真空泵自动关闭，然后进行注射。抽真空注射成型法除了用于成型高精度制品外，还可用于形状复杂制品的成型。因为对于形状复杂的制品用排气槽、分型面来排气，有时很难将模腔内气体排净，从而导致一系列成型缺陷。另外，抽真空注射成型的产品硫化后不需要专门修整飞边，因此节约了劳动力，生产效率也得到进一步提高。

② 冷流道注射成型工艺　通常的橡胶注射成型方法是将注入到模具中的所有胶料，包括主流道、分流道及模腔内的胶料，同时硫化脱模后再将制品上连带的流道废料除去，这样一来势必造成一定的浪费，尤其是小型制品，废料比例较大。冷流道注射成型法是将停留在主流道、分流道中的胶料控制在硫化温度以下，脱模时只脱出制品，流道中的胶料仍保留在流道中，下次注射时将流道中的这些胶料注入模腔内成为制品。这种注射成型方法减少了原材料的浪费，节省了能源，而且制品脱模时因为不带流道废料，还可以减少开模距离，缩短成型周期。

③ 气体辅助注射成型工艺　注射成型热塑性橡胶时，由于胶料冷却时体积收缩会导致出现凹坑和缩痕的现象，如用补压方法，离浇口较远处压力很难达到，浇口附近过量充模还会使制品产生残余应力。面对这种情况，出现了气体辅助注射成型方法。这种方法可将气体的压力均匀地施加于胶料上，从而补偿了胶料冷却时所产生的体积收缩，避免了凹坑、缩痕等缺陷。利用这种方法成型的制品为中空形状，因此在总体积、形状不变的情况下，可减少制品重量、节省原材料；当用料量不变时，中空结构可提高制品的刚度和强度。

另外，采用一般的注射成型方法，胶料注射时为了 100％充满模腔，充模压力非常大；而使用气体辅助注射成型方法，胶料注射时不完全充满模腔，因此胶料充模压力很小。因气体为非黏性的，可有效地传递压力，因此气体注射压力也很小，注射压力减小，所需锁模力也相应减小，从而可降低能耗和设备的制作成本。

（4）橡胶注射成型制品的性能研究

多年来模压成型一直是橡胶制品生产的主要成型方式，但是随着社会发展和技术进步，对橡胶制品的质量、生产效率、能耗和原材料消耗等方面都有了更高的要求。与模压成型胶料相比，注射成型胶料的密度较大，硬度、拉伸性能和拉断伸长率提高，拉断永久变形减小，注射成型有利于橡胶制品性能的提高。吕柏源研究了模压法和注射法制备的橡胶制品的性能，发现：注射成型胶料的硬度比模压成型提高约 1％；注射成型胎面和油田防喷器胶芯胶料的拉伸强度比模压成型胶料分别提高 1.3％和 4.6％；油田防喷器胶芯注射成型胶料的 100％和 300％定伸应力分别比模压成型胶料提高了 13％和 20％；全钢载重子午线轮胎胎面注射成型胶料的拉断伸长率比模压成型胶料提高了 20％，撕裂强度比模压成型胶料提高了 27％；油田防喷器胶芯注射成型胶料的拉断永久变形比模压成型胶料减小 12％。分析认为，注射成型过程中胶料的高流动性和高注射压力使分子网络交联程度提高，从而提高了胶料的拉伸强度和定伸应力，同时使分子网络之间的距离减小，使胶料硬度增大。所以注射成型工艺对制品的弹性、耐磨性、耐撕裂性和耐屈挠性等性能的提高有益。

2. 与橡胶注射成型加工技术相关的技术

（1）模具技术

注射成型中的模具技术是极为重要的，模具结构对注射成型产品性能的优劣有着极大的影响，注射成型机用模具设计的要点除了自动化、节省劳力、提高质量、排除故障等方面以外，对无飞边模具和抗污染模具方面也给予了关注。在模具的设计中，需要重点发展的技术有：自动化生产用模具设计、无飞边模具设计和成型加工技术、提高质量和排除故障的模具设计、可防止污染的模具设计、应用模拟法的模具设计。

（2）解决生产现场问题的措施

注射成型生产现场的主要质量问题是有气泡，疏松，凹缩，外观不良，在模具合模处产生了开模缩裂，在模腔内有接头痕迹以及注胶量不足等。上述缺点是早就存在的老问题，对于橡胶的成型硫化来说，这也是经常影响产品质量的顽症。所以实际生产中应在橡胶材料、设备模具和成型加工技术等方面采取相应措施。从根本上说，胶料的流动性、硫化性能和模具结构对产品质量有很大的影响。实际上可从成品的物理性能、胶料配合方面的制约和降低成本等几个重要因素的综合平衡来确定相应的产品加工条件。

（3）测试设备的电子计算机化和自动化

就注射成型来说，从温度表和压力表直至其他各种装置皆已实现了电子计算机化和自动化，除喂料和模具摆放外，其他基本上已实现了无人操作的自动化生产。预计今后胶料黏度的变化、焦烧的状况或可塑度等可使用在线黏度计、超声波测定装置和可视化装置等进行在线检测，从而实现注射全过程的监控。

六、硫化工艺

1. 影响硫化工艺过程的主要因素

① 硫用量。其用量越大，硫化速度越快，可以达到的硫化程度也越高。硫在橡胶中的溶解度是有限的，过量的硫会在胶料表面析出，俗称"喷硫"。为了减少喷硫现象，要求在尽可能低的温度下，或者至少在硫的熔点以下加硫。根据橡胶制品的使用要求，硫在软质橡胶中的用量一般不超过 3%，在半硬质胶中用量一般为 20%左右，在硬质胶中的用量可高达 40%以上。

② 硫化温度。温度每高 10℃，硫化时间约缩短一半。由于橡胶是不良导热体，制品的硫化进程由于其各部位温度的差异而不同。为了保证比较均匀的硫化程度，厚橡胶制品一般采用逐步升温、低温长时间硫化。

③ 硫化时间。这是硫化工艺的重要环节，时间过短，硫化程度不足（亦称欠硫）。时间过长，硫化程度过高（俗称过硫）。只有适宜的硫化程度（俗称正硫化），才能保证最佳的综合性能。

2. 硫化工艺方法

按硫化条件可分为冷硫化、室温硫化和热硫化三类。

① 冷硫化可用于薄膜制品的硫化，制品在含有 2%～5%氯化硫的二硫化碳溶液中浸渍，然后洗净干燥即可。

② 室温硫化时，硫化过程在室温和常压下进行，如使用室温硫化胶浆（混炼胶溶液）进行自行车内胎接头、修补等。

③ 热硫化是橡胶制品硫化的主要方法。根据硫化介质及硫化方式的不同，热硫化又可分为直接硫化、间接硫化和混气硫化三种方法。

A. 直接硫化，将制品直接置入热水或蒸汽介质中硫化。

B. 间接硫化，将制品置于热空气中硫化，此方法一般用于某些外观要求严格的制品，如胶鞋等。

C. 混气硫化，先采用空气硫化，而后再改用直接蒸汽硫化。此方法既可以克服蒸汽硫化影响制品外观的缺点，也可以克服由于热空气传热慢，而造成的硫化时间长和易老化的缺点。

3. 注压成型硫化工艺

普通模压与注压最明显的区别在于前者胶料是以冷的状态充入模腔的，而后者则是将胶料加热混合，并在接近硫化温度时注入模腔。因此，在注压过程中，加热模板所提供的热量仅仅用于维持硫化，它能很快将胶料加热到 190～220℃。在模压过程中，由加热模板所提供的热量首先要用于预热胶料，由于橡胶的导热性能差，如果制品很厚，热量要传导到制品中心需要较长的时间。采用高温硫化也可在一定程度上缩短操作时间，但往往导致靠近加热模板的制品边缘出现焦烧。采用注压法硫化，可以缩短成型周期，实现自动化操作，这对大批量生产最为有利。注压还具有以下优点：可以省去半成品准备、起模和制品修边等工序；可以生产出尺寸稳定、力学性能优异的高质量产品；减少硫化时间，提高生产效率，减少胶料用量，降低成本，减少废品，提高企业经济效益。

注压成型硫化工艺要采用合理的螺杆转速、背压，控制适当的注塑机温度。一般地，应保持出料口胶温和控制循环温度之差不大于 30℃ 为宜。注塑机螺杆的用途是在选定的和均匀的温度下为每一循环制备足够量的胶料，它明显地影响着注塑机的产量。背压是通过放慢注射缸中出油口的流量而产生的，并对注塑机射出胶料和注射油缸的推挤作用进行限制。实践中，背压只会稍微增加对胶料的剪切作用，而不会引起硫化制品物理性能的降低。

喷嘴连接注塑机头和模具，同时对热平衡有一定作用。经过喷嘴的压力损失会经由注射而转换成为热量，胶料绝不允许在这个部位硫化。因此，选择合适的喷嘴直径非常重要，它影响着喷嘴部位的摩擦生热、胶料注射时所需要的压力和充模时间。

合适的模具温度，决定最佳的硫化条件。在选择好胶料的最佳配合之后，重要的就是注射成型条件与硫化条件的相互配合。注压成型与模压成型相比，由于模具表面、内部温度分布不同，要实现良好的硫化就必须对温度进行高精度控制，使模具表面、内部同时达到最佳硫化条件。高温会增大橡胶的收缩率，但二者关系是线性的，在生产前应有充分的估计。此外，就成型压力而言，高压成型是极为有利的，因为压力与收缩率成反比关系。

4. 氮气硫化工艺

采用充氮气硫化的主要优点是节能和延长胶囊寿命，可节省蒸汽 80％，胶囊使用寿命可延长 1 倍。轮胎在硫化过程中要消耗大量热能和电能，因此开发和推广节能硫化工艺意义重大。由于氮气分子量小、热容很小，氮气充入轮胎胶囊内腔时，不会吸热而引起温度降低，也不易造成胶囊氧化裂解破坏。

先通入高温高压蒸汽，若干分钟后切换通入氮气，利用充氮硫化的"保压变温"工艺硫化至结束。因为最初通入几分钟蒸汽的热量足够保持硫化一条轮胎，理论上只要在完成硫化之前温度不降到 150℃ 以下即可。但是，采用氮气硫化时，首先通入的是高温高压蒸汽，会造成上下胎侧的温差，要消除上下胎侧的硫化温差，必须合理布置硫化介质喷射的位置，改进密封和热工管路系统。硫化用氮气的纯度要求达 99.99％，最好达到 99.999％，并建议企业自配制氮系统，以降低使用成本。氮气纯度不够，会影响胶囊的使用寿命。

将氮气硫化的"保压变温"硫化原理应用于传统循环过热水硫化工艺的改造，人们又开发出了用高温高压蒸汽加过热水的硫化工艺取代常规的循环过热水硫化工艺。硫化时，先通入高温高压蒸汽，若干分钟后切换通入循环过热水，再过若干分钟后关闭回水阀停止循环，直到利用热量硫化至结束。采用这种新的加热硫化方法，据理论计算，其能耗仅是传统硫化工艺方法的 1/2。

5. 高温硫化工艺

根据成品物理性能试验和生产经验，采用高温硫化，缩短硫化时间，这在一定程度上减轻了过硫化程度。近年来小型轮胎硫化工艺逐渐向高温硫化方向发展，且考虑后硫化效应，硫化时间短，对减轻过硫化和提高硫化程度的均匀性有一定作用。

进行硫化测温，找到制品中的最慢硫化点，以该点为依据来确定硫化时间，效果较好。利用该方法可不同程度地提高硫化效率，改善硫化程度的均匀性。但由于实际生产中只考察外部温度，轮胎各部位的实际温度并不测定，加上并不是每次温度都固定不变，因此根据测温计算出的结果与实际硫化的结果有较大误差。橡胶厚制品硫化过程温度场模拟仿真与预测表明，温度不均匀是造成轮胎外胎硫化程度不均匀的主要因素。橡胶工业普遍认为外温恒定是保证质量的重要条件，在设备上要千方百计地实现恒温。这对非厚橡胶制品来说是正确的，而对轮胎外胎等厚橡胶制品则不然。轮胎在模型中加热硫化，热经由模型传到外胎各部位。橡胶是热的不良导体，升温慢，加热早期外胎各部位存在明显的温度梯度，经过较长时间才能达到平衡。

第二节　挤出温度对 EPDM/PP/AL 复合材料性能的影响

温度在复合材料的生产工艺中是一个非常重要的因素，它主要通过影响混合体系的黏度，来改变复合材料的综合性能，同时，温度对橡胶的硫化程度以及塑料和木质素磺酸盐的降解都有着明显的影响。本节选择 EPDM/PP/AL 复合材料的挤出温度作为研究对象，选择 170℃、180℃ 和 190℃ 三个温度条件，探讨其对复合材料性能的影响。

一、过氧化物硫化体系

1. 力学性能

力学性能是一种材料在应用过程中的重要考察指标，本部分主要讨论挤出温度对复合材料力学性能的影响。图 4-1 列出了不同挤出温度下 EPDM/PP/AL 复合材料的各项力学指标，除磨耗量以外，复合材料的弯曲强度、弯曲模量、拉伸强度、拉伸模量和抗压强度均受挤出温度影响显著。总的来说，复合材料的力学性能随挤出温度的升高，先增加后下降。

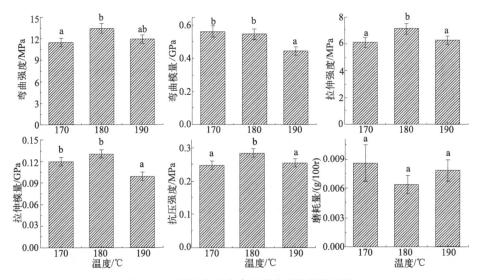

图 4-1　不同温度对复合材料力学性能的影响

当温度为 170℃时，复合材料的弯曲强度最小，当温度为 180℃时，复合材料的弯曲强度最大，二者差异显著。复合材料的拉伸强度和抗压强度也是在 180℃时出现了最大值，且与另外两种温度条件下的拉伸强度和抗压强度差异显著。这是由于当温度较低时，三元乙丙橡胶的硫化速度减慢，交联反应进行得不充分，橡胶分子链间的联系不紧密，且混合体系中各物质的熔体黏度差异较大，使复合材料的整体强度降低，而温度过高，又会使聚丙烯发生降解，从而导致复合材料的强度下降。

复合材料的弯曲模量和拉伸模量在挤出温度 190℃时最低，且与另外两个温度下的差异显著。这是由于，在 EPDM/PP/AL 复合材料的组成原料中，聚丙烯是主要起到刚性作用的，而过高的温度会增加聚丙烯的降解，从而导致复合材料的刚度降低，模量下降。

对于复合材料的磨耗量，三种不同挤出温度条件下的差异并不显著，但从数值上看，170℃时的磨耗量最高，180℃时的最低，190℃时的居中。这是因为，在挤出温度为 170℃时，复合材料内部交联不充分，混合体系整体强度低，所以耐磨性能差，在挤出温度为 180℃的条件下，复合材料的交联密度大、刚度高，所以磨耗量就相应最小，而在挤出温度为 190℃时，虽然聚丙烯发生了一定程度的降解，但橡胶的交联作用充分，降低了磨耗的程度，使得复合材料的磨耗量低于 170℃时的磨耗量。这与严海彪等采用双辊开炼机和密炼机制备 EPDM/PP 复合材料时的研究结果相一致。

2. 流变性能

流变性能对复合材料的成型加工有着重要的影响，图 4-2 显示的是不同挤出温度下，EPDM/PP/AL 复合材料的储存模量和损耗模量。由图可知，随着挤出温度的升高，复合材料的模量下降，在挤出温度为 190℃时，复合材料的储存模量和损耗模量最低，且与挤出温度 170℃和 180℃时的模量差异显著。这说明在挤出温度为 190℃时，聚丙烯的降解行为对复合材料的流变性能影响显著，它破坏了原有的长分子链段的结构和位置，使材料的模量有所降低。

通过图 4-3 所示的不同挤出温度下复合材料的复数黏度可以看出，复数黏度随温度的变化规律与模量相同，即随着挤出温度的升高而降低。挤出温度为 190℃时，复合材料的复数黏度最低，挤出温度为 170℃时，复合材料的复数黏度最高，二者差异显著，挤出温度 180℃时，复合材料的复数黏度居中，且与其他两种挤出温度下的复数黏度差异不显著。这是因为，在较高的温度下，聚丙烯会发生降解，大分子链的减少会使混合体系的黏度降低。另外，温度升高会使复合材料内部的自由体积增大，这也是造成材料复数黏度下降的一个原因。复合材料的复数黏度与组成各原材料粒子的分散程度有关，分散性越好，复数黏度越小，这说明挤出温度越高，复合材料的分散性就越好。这与李素等人对 EPDM/PP 流变性的研究结果相一致。

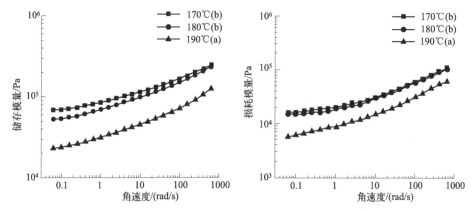

图 4-2　不同挤出温度下复合材料模量与频率关系曲线

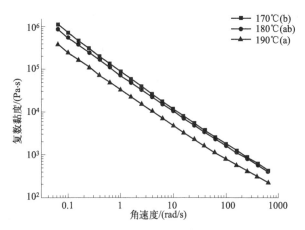

图 4-3　不同挤出温度下复合材料复数黏度与频率关系曲线

3. 结晶行为

复合材料的结晶行为会直接影响材料的性能。图 4-4 列出了不同挤出温度下 EPDM/PP/AL 复合材料的 XRD 谱图对应数据，总的来说，挤出温度对复合材料的结晶行为的影响并不显著。图中，峰面积是指峰在背景线以上部分的总面积，也称积分强度，是体现复合材料结晶行为的有效参数，峰高度则反映了晶体成分的多少，这两个参数与材料的结晶度成正比；半峰宽则与材料的结晶尺寸成反比，晶粒直径越大，对应的半峰宽越小。由图可知，复合材料的结晶度随挤出温度的升高，先升高后降低，在挤出温度为180℃时，复合材料的结晶度最高。

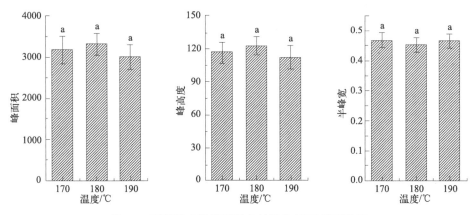

图 4-4　不同挤出温度下复合材料的 XRD 谱图数据

这是由于随着温度的升高，混合体系中的木质素磺酸铵和过氧化二异丙苯（DCP）受热分解的程度升高，分解后的 AL 和 DCP 都具有活性很强的自由基，这些自由基可吸附聚丙烯中的氢原子，使聚丙烯的分子链产生具有活性的自由基，进而促使更多结晶区的形成。当温度进一步升高时，聚丙烯降解的程度增加，从而使复合材料的结晶度下降，这与前面力学和流变学性能的分析相吻合。

二、硫硫化体系

1. 力学性能

由图 4-5 可知，在硫硫化体系下，挤出温度对 EPDM/PP/AL 复合材料的力学性能有一定的影响，但与 DCP 硫化体系下挤出温度对复合材料力学性能的影响并不一致。复合材料的弯曲强度和弯曲模量都是随挤出温度的升高而降低的。弯曲模量在挤出温度为170℃时最高，且与其他两种温度条件下的差异显著，挤出温度为180℃和190℃时，复合材料的弯曲模量的差异不显著，挤出温度对复合材料的弯曲强度影响不显著。复合材料的磨耗量受挤出温度的影响也不显著，在数值上是随着温度的升高而增大的。这是因为随着温度的升高，复合材料中的 PP 和 AL 都会发生降解，而复合材料的弯曲强度、弯曲模量和磨耗量受降解影响显著，从而导致复合材料的弯曲强度和弯曲模量降低，磨耗量增加。

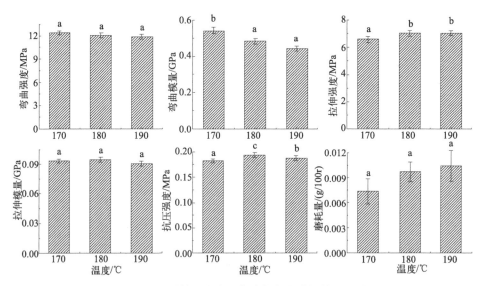

图 4-5　不同挤出温度对复合材料力学性能的影响

复合材料的拉伸强度、拉伸模量和抗压强度都是随着温度的升高先增加后减少的，这种变化规律与过氧化物硫化体系的一样。当挤出温度为 170℃时，复合材料的拉伸强度最低，且与其他两种温度时的拉伸强度差异显著，挤出温度为 180℃和 190℃时，复合材料的拉伸强度差异不显著；复合材料的拉伸模量受挤出温度影响不显著；不同挤出温度下，复合材料的抗压强度差异均显著。这是因为当温度较低时，橡胶分子间的交联程度较低，各组分的熔体黏度相差较大，所以复合材料的拉伸强度、拉伸模量和抗压强度都较低，随着温度的升高，橡胶相分子间交联充分，各组分的熔体黏度相接近，虽然 PP 和 AL 有一定程度的降解，但橡胶分子的交联作用占据主要位置，所以复合材料的拉伸强度、拉伸模量和抗压强度会有一定程度的升高，当温度继续升高时，橡胶相过度交联，产生交联密度不均，再加上 PP 和 AL 的降解程度加剧，所以复合材料的力学性能下降。复合材料拉伸强度随挤出温度的变化规律与蒋涛等在研究动态硫化 EPDM/PP 热塑性弹性体性能时的结论是一致的。

2. 流变性能

由图 4-6 和图 4-7 可知，在硫硫化体系下，挤出温度对 EPDM/PP/AL 复合材料的流变性能影响不显著，不同温度下，复合材料的储存模量、损耗模量和复数黏度均相差无几。与 DCP 硫化体系不同的是，随着挤出温度的升高，复合材料的模量和黏度均有小幅升高，这个结果与之前的很多研究也不相同，这些研究都认为复合材料的黏度会随着挤出温度的升高而降低。这是因为在硫硫化体系下，随着温度的升高，混合体系活性增加，分子间的交联程度提高，模量升高，材料的黏度增大，在一定温度范围内，交联密度的增加抵消了 PP 和 AL 降解在黏度和模量方面对混合体系的影响，从而升高复合材料的储存模量、损耗模量和复数黏度，只是这种影响极为不显著。

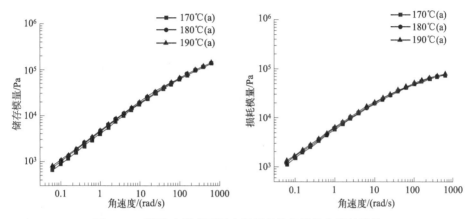

图 4-6　不同挤出温度下复合材料的储存模量和损耗模量

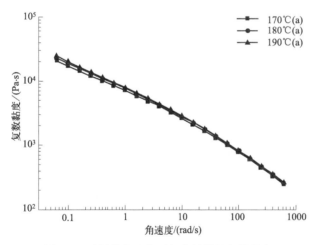

图 4-7　不同挤出温度下复合材料的复数黏度

3. 结晶行为

由图 4-8 可知，挤出温度对 EPDM/PP/AL 复合材料的结晶行为影响不显著。复合材料 XRD 谱图数据中的峰面积和峰高度随着挤出温度的升高而下降，半峰宽随着挤出温度的升高而升高。这说明在硫硫化体系下，复合材料的结晶度是随着温度的升高而下降的。

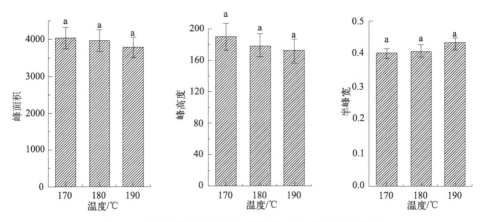

图 4-8　不同挤出温度下复合材料的 XRD 谱图对应数据

在挤出温度较低时，PP 的降解行为不显著，随着温度的升高，PP 的降解行为越来越明显，分子链断开会导致晶格的减少，从而使整个混合体系的结晶度下降。但在有限的温度跨度下，这种影响并不显著。这个结果与 DCP 硫化体系下的并不一致，是因为硫在高温下并不会像 DCP 那样产生自由基，参与混合体系中晶格的形成。

三、酚醛树脂硫化体系

1. 力学性能

由图 4-9 可知，在酚醛树脂硫化体系下，挤出温度对 EPDM/PP/AL 复合材料的力学性能影响并不十分显著，只有抗压强度和磨耗量表现出了显著性。复合材料的各项力学性能随挤出温度高低变化的规律与过氧化物硫化体系下的完全一致。弯曲强度、拉伸强度、拉伸模量和抗压强度都随着挤出温度的升高，先升高后下降；弯曲模量随挤出温度的升高而下降；磨耗量随挤出温度的升高，先下降后升高。其中，复合材料的抗压强度在挤出温度为 170℃ 时最低，且与另外两个温度条件下的差异显著，挤出温度为 180℃ 时，复合材料的抗压强度最高，挤出温度为 190℃ 时略低，二者差异不显著；复合材料的磨耗量在挤出温度为 180℃ 时最低，且与另外两种温度条件下的磨耗量差异显著，说明在此时复合材料的耐磨性能最好，190℃ 时复合材料的磨耗量最大，170℃ 时的次之，二者差异不显著。产生这种现象的原因与采用过氧化物硫化体系时的一致，前面已经介绍，这里就不再赘述了。

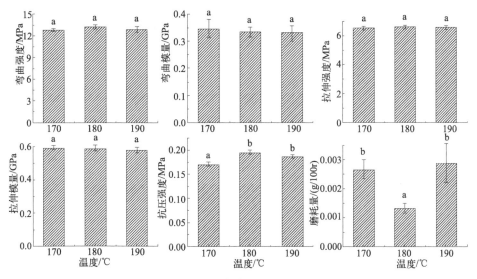

图 4-9　不同温度对复合材料力学性能的影响

2. 流变性能

由图 4-10 和图 4-11 可知，挤出温度对 EPDM/PP/AL 复合材料的流变性能影响不显著。复合材料的储存模量、损耗模量和复数黏度在数值上都是随温度的升高而略微增大的，这种变化趋势跟硫化体系下的趋势相同，原因也基本相同，这里不再赘述。

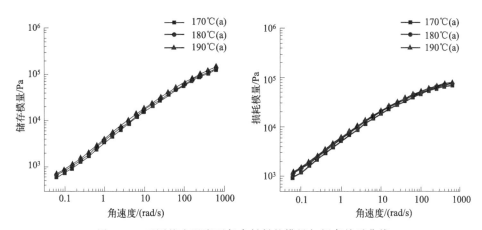

图 4-10　不同挤出温度下复合材料的模量与频率关系曲线

3. 结晶行为

图 4-12 列出了不同挤出温度下 EPDM/PP/AL 复合材料的 XRD 谱图数

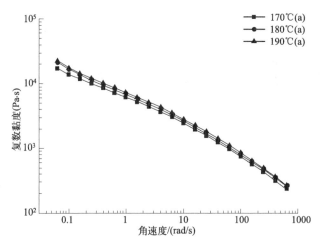

图 4-11　不同挤出温度下复合材料的复数黏度与频率关系曲线

据，在酚醛树脂硫化体系下，复合材料的结晶行为受挤出温度的影响也不显著。其中峰面积随着挤出温度的升高而减小；峰高度在挤出温度为 180℃时，略有升高，然后在 190℃时，又有所下降；半峰宽随挤出温度的升高而增大。总的来说，复合材料的结晶度是随着挤出温度的升高而降低的，这是因为，随着温度的升高，混合体系中的 PP 会发生降解，而 PP 分子链的断裂会减少晶格的形成，使复合材料的结晶度下降，这一点与硫硫化体系下的情况是一致的。

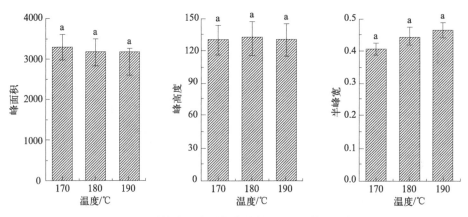

图 4-12　不同挤出温度下复合材料的 XRD 谱图对应数据

第三节 挤出速率对 EPDM/PP/AL 复合材料性能的影响

在复合材料的动态硫化过程中，挤出速率主要影响橡胶相的粒径大小和硫化时间，这些都会对复合材料的性能产生直接影响。本节选择 50r/min、100r/min、150r/min 三个速率条件，研究挤出速率对 EPDM/PP/AL 复合材料性能的影响。

一、过氧化物硫化体系

1. 物理力学性能

由图 4-13 可知，挤出速率对 EPDM/PP/AL 复合材料的弯曲强度影响显著，对其他力学性能影响不显著。

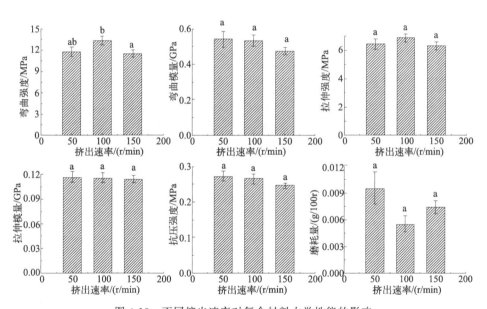

图 4-13 不同挤出速率对复合材料力学性能的影响

随着挤出速率的增加，复合材料的弯曲强度和拉伸强度先增大后减小，磨耗量先减小后增大。这是因为，在动态硫化的过程中，混合体系受到转子的剪切作用，同时发生着橡胶相的交联与断裂过程和塑料相的分子链断裂过程，当挤出速率较低时，转子产生的剪切力也较低，聚丙烯的断链程度很低，但混合体系中的三元乙丙橡胶颗粒较大，而较大的橡胶颗粒很难均匀地分散在体系之中，这会导致复合材料力学性能的下降；随着挤出速率的增加，转子的剪切力增大，橡胶相的颗粒变小，分布均匀，复合材料的力学性能有所增加；当挤出速率过高时，聚丙烯的断链程度会加剧，导致分子量减小，这种情况会抵消三元乙丙橡胶颗粒变小带来的利好影响，同时，过高的挤出速率会使混合体系在挤出机中停留时间缩短，减少硫化时间，降低橡胶相的交联密度，所以复合材料的力学性能又会下降。这与王春玮在研究动态硫化 TPV 时的结论相类似。

EPDM/PP/AL 复合材料的弯曲模量、拉伸模量和抗压强度都是随着挤出速率的增加而减小的，这是因为，随着挤出速率的增加，混合体系中的聚丙烯会发生断链现象，挤出速率越大，断链程度越严重，从而使聚丙烯的分子量减小，这会直接导致复合材料弹性模量和抗压强度的减小。

2. 流变性能

由图 4-14 和图 4-15 可知，挤出速率对 EPDM/PP/AL 复合材料流变性能的影响不显著，随着挤出速率的提高，复合材料的储存模量、损耗模量和复数黏度均呈升高的趋势。这是因为在发生剪切时，混合体系中没有断裂的大分子链受力被拉伸，偏离了能量平衡点，随着挤出速率的提高，偏离程度增大，体系储存的弹性能就增多，所以复合材料的储存模量就增大；挤出速率越高，转子产生的剪切力就越大，橡胶相的径粒就越小，在混合体系中分散越均匀，这在一定程度上增加了复合材料的损耗模量；而复合材料的复数黏度与混合体系内部的交联密度有关，挤出速率越高，分散均匀的小径粒橡胶的交联密度越大，与 PP 连续相间的分子链缠结作用也就越强，其复数黏度就越高。这与程思怡等人在研究动态硫化 EPDM/PP 热塑性弹性体时的结论相类似。

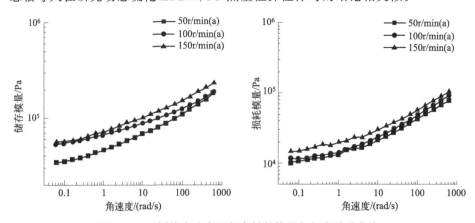

图 4-14　不同挤出速率下复合材料模量与频率关系曲线

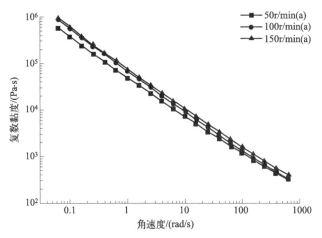

图 4-15　不同挤出速率下复合材料复数黏度与频率关系曲线

3. 结晶行为

图 4-16 列出了不同挤出速率下 EPDM/PP/AL 复合材料的 XRD 谱图对应数据，在 DCP 硫化体系下，挤出速率对复合材料的峰面积影响显著，对复合材料的峰高度和半峰宽影响不显著。其中，当挤出速度为 50r/min 时，复合材料的峰面积最大，且与挤出速率为 150r/min 时的峰面积差异显著。随着挤出速率的增加，复合材料的峰面积和峰高度降低，半峰宽增大，说明挤出速率越高，复合材料的结晶度越低。

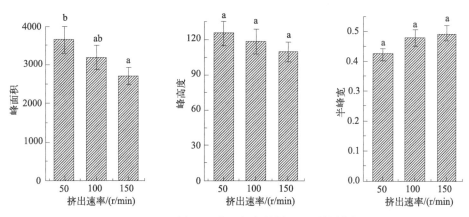

图 4-16　不同挤出速率下复合材料 XRD 谱图数据

原因如前所述，随着挤出速率的增加，混合体系中的聚丙烯会发生断链降解，速率越快断链的程度越大，而聚丙烯是复合材料结晶行为的主要提供者，受到聚丙烯断链的影响，复合材料的结晶度随着挤出速率的增加而降低。本研究结果与王春玮在研究动态硫化 EPDM/PP 热塑性弹性体时，关于挤出速率对复合材料结晶度影响的结论是一致的。

二、硫硫化体系

1. 物理力学性能

由图 4-17 可知，在硫硫化系统下，挤出速率对 EPDM/PP/AL 复合材料的力学性能有一定的影响，对复合材料的弯曲模量和弯曲强度影响显著，对复合材料的其他力学性能影响不显著。复合材料的弯曲强度、弯曲模量、拉伸强度、拉伸模量和抗压强度都是随着挤出速率的增加呈现出先降低后升高的趋势；复合材料的磨耗量随着挤出速率的增加先升高后降低。当挤出速率为 150r/min 时，复合材料的弯曲强度和弯曲模量最高，且与其他速率下的差异显著。

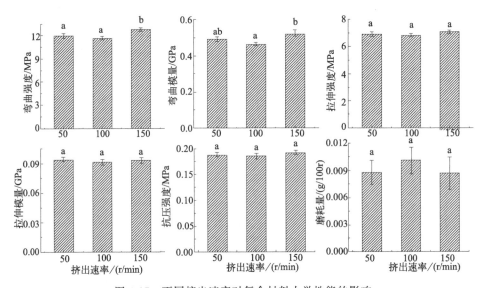

图 4-17　不同挤出速率对复合材料力学性能的影响

复合材料力学性能随挤出速率的这种变化情况与 DCP 硫化体系下的是不一致的，这是因为在硫硫化体系下，当挤出速率从 50r/min 升高到 100r/min 时，混合体系内部的分子断链情况高于分散均匀带来的交联作用，所以表现为复合材料的力学性能降低，当挤出速率增加到 150r/min 时，混合体系内各成分的径粒减小，分散均匀，交联程度增加，交联作用占主要地位，大于分子链断裂对混合体系的影响，所以复合材料的力学性能增加。

2. 流变性能

由图 4-18 和图 4-19 可知，在硫硫化体系下，挤出速率对 EPDM/PP/AL 复合材料的流变性能影响不显著，复合材料的储存模量、损耗模量和复数黏度都是随着挤出速率的增加而升高的，这种变化规律与 DCP 硫化体系下的一致。

这是因为随着挤出速率的增加，混合体系内各原料的径粒都会减小，分散均匀，交联程度高，混合体系的模量和黏度都会升高。同时，随着挤出速率的增加，转子的剪切力也会增大，导致体系内的大分子链会发生断链现象，又会使混合体系的模量和黏度降低，这种现象在一定程度上抵消了交联作用带来的影响。所以虽然交联作用占据主导，但影响并不显著。

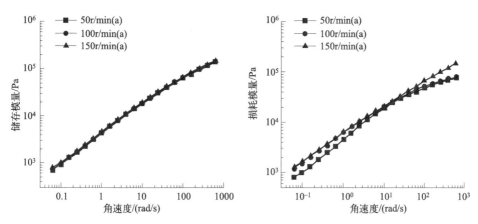

图 4-18　不同挤出速率下复合材料模量与频率关系曲线

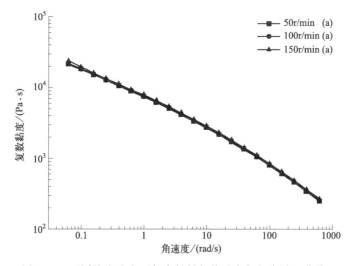

图 4-19　不同挤出速率下复合材料复数黏度与频率关系曲线

3. 结晶行为

由图 4-20 可知，硫硫化体系下，挤出速率对 EPDM/PP/AL 复合材料的结晶行为影响不显著。复合材料 XRD 谱图数据中的峰面积和峰高度都是随挤出速率的增加而减小的，复合材料的半峰宽随挤出速率的增加而升高，这说明随着挤出速率的增加，复合材料的结晶度降低。这种变化规律与 DCP 硫化体系下的一致，原因也相同，这里就不再赘述了。

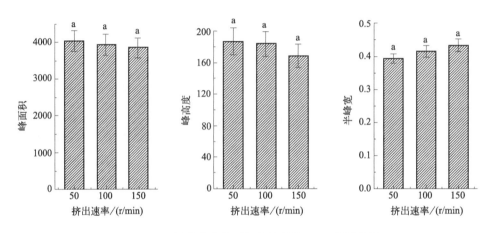

图 4-20　不同挤出速率下复合材料的 XRD 谱图数据

三、酚醛树脂硫化体系

1. 力学性能

由图 4-21 可知，在酚醛树脂硫化体系下，挤出速率对 EPDM/PP/AL 复合材料的力学性能有一定的影响，对复合材料的拉伸强度和抗压强度影响显著，对复合材料的其他力学性能影响不显著。其中，当挤出速率为 50r/min 时，复合材料的拉伸强度和抗压强度都最高，且与挤出速率为 100r/min 时的数值差异显著，挤出速率为 150r/min 时，复合材料的拉伸强度和抗压强度与其他两种速率下的差异均不显著。复合材料的弯曲强度、弯曲模量、拉伸强度、拉伸模量和抗压强度均随挤出速率的增加呈现出先降低后升高的趋势，磨耗量随挤出速率的加快先升高后降低。这种变化趋势与硫硫化体系下的完全一致，其原因也基本相同，这里就不再赘述了。

2. 流变性能

由图 4-22 和图 4-23 可知，在酚醛树脂硫化体系下，挤出速率对 EPDM/

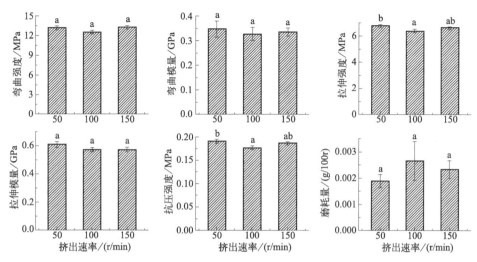

图 4-21 不同挤出速率对复合材料力学性能的影响

PP/AL 复合材料的流变性能影响不显著。与其他两个硫化体系不同的是，在酚醛树脂硫化体系下，随着挤出速率的升高，复合材料的储存模量、损耗模量和复数黏度都是先降低后升高的。

这可能是因为在酚醛树脂硫化体系下，当挤出速率由 50r/min 升高到 100r/min 时，混合体系内的大分子链断链降解占据主导地位，所以体系的黏度和模量都会降低，当挤出速率从 100r/min 升高到 150r/min 时，混合体系内的交联作用占据主导地位，而交联程度的增加会提高混合体系的黏度和模量，这与前面力学性能部分的分析是一致的。

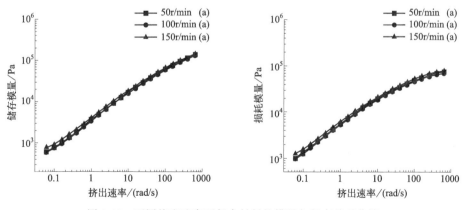

图 4-22 不同挤出速率下复合材料的模量与频率关系曲线

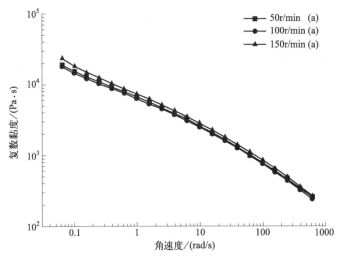

图 4-23　不同挤出速率下复合材料的复数黏度与频率关系曲线

3. 结晶行为

由图 4-24 可知，在酚醛树脂硫化体系下，EPDM/PP/AL 复合材料的结晶行为受挤出速率的影响不显著。随着挤出速率的增加，复合材料 XRD 谱图数据中的峰面积和峰高度都是下降的，而半峰宽是增加的，这说明在酚醛树脂硫化体系下，复合材料的结晶度跟另外两种硫化体系一样，都是随着挤出速率的增加而降低的，其原因此处不再赘述。

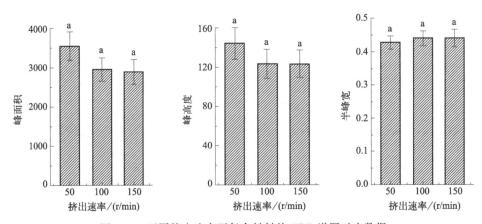

图 4-24　不同挤出速率下复合材料的 XRD 谱图对应数据

值得注意的是，当挤出速率为 50r/min 时，峰面积和峰高度在数值上比另外两种速率下的要高很多，而在挤出速率为 100r/min 和 150r/min 时，复合材料的峰面积和峰高度的差异很小。这是由于，在挤出速率为 50r/min 时，体系内 PP 的断链降解行为不明显，所以复合材料有较高的结晶度，当挤出速率为 100r/min 时，体系内的 PP 会发生一定程度的断链降解，从而会减少结晶区的面积，使结晶度下降，在挤出速率为 150r/min 时，PP 的断链降解行为与速率为 100r/min 时相比，虽有所增加，但此时体系内的材料粒径相比 100r/min 时会减小很多，所以分散更加均匀，交联度更高，所以复合材料的结晶度在数值上相差不多，这与前面的分析是一致的。

参考文献

[1] 王艳秋. 橡胶塑炼与混炼[M]. 北京：化学工业出版社，2007.

[2] 张安强，游长江. 橡胶塑炼与混炼[M]. 北京：化学工业出版社，2012.

[3] 韦邦风，翁国文. 橡胶压延成型[M]. 北京：化学工业出版社，2006.

[4] 张馨，游长江. 橡胶压延与挤出[M]. 北京：化学工业出版社，2013.

[5] 刘洪. 橡胶注射成型技术[J]. 塑料工业. 2011, 39(S1)：104-108.

[6] 张惠敏. 橡胶注射成型技术[J]. 特种橡胶制品. 2005(05)：33-36.

[7] 翁国文. 橡胶硫化[M]. 北京：化学工业出版社，2005.

[8] 侯亚合，游长江. 橡胶硫化[M]. 北京：化学工业出版社，2013.

[9] 张辉，常小刚. 三元乙丙橡胶/聚丙烯热塑性弹性体[J]. 广州化学，2012, 37(3)：50-59.

[10] 江学良，王国成，路红红，等. 制备工艺对动态硫化 EPDM/PP 热塑性弹性体中 EPDM 交联度的影响[J]. 湖北大学学报(自科版)，2000, 22(1)：54-56.

[11] 严海彪，陈名华，胡圣飞. 共混设备工艺对 EPDM/PP 热塑性弹性体性能的影响[J]. 塑料，2004, 33(2)：94-96.

[12] 朱玉俊，王勋林. 共混型热塑性弹性体进展[J]. 北京化工大学学报(自然科学版)，1987 (1)：68-73.

[13] 郭文宇，彭波. 聚丙烯熔体的超声波降解研究[J]. 现代塑料加工应用，2008, 20(2)：7-9.

[14] 慕晶霞，张娜，吴其晔. 反应降解聚丙烯熔体的流变行为[J]. 合成树脂及塑料，2014 (4)：55-58.

[15] 李素，杨东升，魏群. EPDM/PP 共混热塑性弹性体的流变性及挤出性的研究[J]. 合成树脂及塑料，1985, (2)：26-29.

[16] 李计彪，武书彬，徐绍华. 木质素磺酸盐的化学结构与热解特性[J]. 林产化学与工业，2014, 34(2)：23-28.

[17] 李荣勋. PP/EPM/HDPE 共混材料结构与性能的研究[D]. 青岛：青岛化工学院 (青岛科技大学). 1998.

[18] 江学良，蒋涛，黄世强，等. 动态全硫化 EPDM/PP 共混型热塑性弹性体制备工艺研究[J]. 弹性体，1999(3)：48-50.

［19］ 沈丽媛，韩腾，吴宏，等．硫化剂含量及填料类型对三元乙丙橡胶性能的影响［J］．高分子材料科学与工程，2016，32(5)：64-68.

［20］ 蒋涛，何昌鑫．动态硫化 EPDM/PP 热塑性弹性体制备工艺研究［J］．胶体与聚合物，1999，(1)：24-27.

［21］ 闻明涛，姚晨光，宋洪赞，等．PEN 短纤维增强 PTT 复合材料的流变性能及力学性能［J］．高分子材料科学与工程，2008，24(2)：67-70.

［22］ 赵建才．EPDM 橡胶的流变特性实验研究［J］．弹性体，2006，16(4)：11-13.

［23］ LEBLANC, L. J., HARDY. Evolution of bound rubber during the storage of uncured compounds ［J］. Kautschuk Und Gummi Kunststoffe, 1991, 44(12)：1119-1124.

［24］ 吴唯，周达飞．投料顺序对动态硫化 PP/EPDM 性能影响及其机理的研究［J］．功能高分子学报，1998，(3)：343-350.

［25］ 王春玮．动态硫化 EPDM/PP 热塑性弹性体的研究［D］．青岛：青岛科技大学硕士论文．2011.

［26］ 耿海萍，朱玉俊，伍社毛．动态硫化 EPDM/PP 热塑性弹性体的流变性能［J］．合成橡胶工业，1995，(6)：354-356.

［27］ 程思怡，邵禹通，周峰，等．动态硫化过程中 EPDM/PP 热塑性弹性体的相态演变及流变行为 ［J］．高分子材料科学与工程，2014，30(12)：54-59.

第五章

EPDM/PP/AL 制备的硫化体系

硫化是橡胶制品加工的主要工艺过程之一，也是橡胶制品生产中的最后一个加工工序。在这个工序中，橡胶要经历一系列复杂的化学变化，由塑性的混炼胶变为高弹性的交联橡胶，从而获得更完善的力学性能和化学性能，提高和拓宽了橡胶材料的使用价值和应用范围。因此，硫化对橡胶及其制品的制造和应用具有十分重要的意义。

第一节　硫化体系概述

传统的弹性体要具有优良的使用性能，就应该进行硫化。硫化是指橡胶的线型大分子链通过化学交联作用而形成三维空间网状结构的化学变化过程。硫化后，胶料的物理、力学性能及其他性能都发生根本变化。硫化的本质就是化学交联，之所以称为硫化，是因为最初的交联是用硫交联得到的。1839 年，美国人 Charles Goodyear 发现橡胶和硫一起加热可得到硫化橡胶，改变了橡胶原来受热后发黏、流动的弱点，橡胶工业一直沿用这一术语至今。

橡胶的硫化，经历了由单纯硫硫化到硫加无机氧化物的活化复合体系，进而发展到硫加无机氧化物加有机氧化物的复合体系，形成了由硫化剂、活性剂、促进剂三部分组成的完整的硫化体系，硫化时间明显缩短，硫化效率和橡硫化橡胶性能显著提高。

橡胶硫化以后，结构和性能都发生了很大变化：硫化橡胶由线型分子链转变为三维网状结构，加热后不再流动，不再溶于它的良溶剂中，模量和硬度提高，力学性能提高，耐老化性能和化学稳定性提高。

一、硫化的定义

硫化就是线型的高分子在物理或化学作用下，形成三维网状结构的过程。实际上就是把塑性的胶料转变成具有高弹性橡胶的过程。

二、硫化历程及硫化参数

1. 硫化历程

硫化历程是橡胶大分子链发生化学交联反应的过程，包括橡胶分子与硫化剂及其他配合剂之间发生的一系列化学反应以及在形成网状结构时伴随发生的各种副反应。可分为三个阶段：

① 诱导阶段：硫化剂、活性剂、促进剂之间的反应，生成活性中间化合物，然后进一步引发橡胶分子链，产生可交联的自由基或离子。

② 交联反应阶段：可交联的自由基或离子与橡胶分子链之间发生连锁反应，生成交联键。

③ 网状结构形成阶段：交联键的重排、短化，主链改性、裂解。

2. 硫化历程图

根据硫化历程分析，可将硫化曲线分成四个阶段，即焦烧阶段、热硫化阶段、平坦硫化阶段和过硫化阶段，如图 5-1 所示。

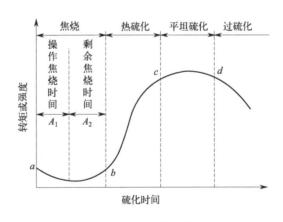

图 5-1　硫化历程图

3. 硫化参数

① T_{10}。胶料从加热开始至转矩上升到最大转矩的 10% 所需要的时间。

② 诱导期（焦烧期）。从胶料放入模具至出现轻微硫化的整个过程所需要的时间叫硫化诱导期，又称为焦烧时间。诱导期反映了胶料的加工安全性，诱导期短，加工安全性差；诱导期太长，会降低生产效率。

③ 焦烧。胶料在存放和加工过程中出现的早期硫化现象。

④ 工艺正硫化时间。胶料从加热开始，至转矩上升到最大转矩的 90% 时所需要的时间。

⑤ 理论正硫化时间。交联密度达到最大程度时所需要的时间。

⑥ 硫化返原。如果胶料再继续硫化就会使交联结构产生降解，性能下降，这种现象就称为硫化返原。

4. 理想的硫化曲线

较为理想的橡胶硫化曲线应满足下列条件：硫化诱导期要足够长，充分保证生产加工的安全性；硫化速度要快，提高生产效率，降低能耗；硫化平坦期要长，以保证硫化加工中的安全性，减少过硫危险，以及保证制品各部位硫化均匀一致。

5. 橡胶在硫化过程中结构及性能的变化

（1）结构的变化

线型的大分子硫化后不同程度地形成空间网状结构，如图 5-2 所示。

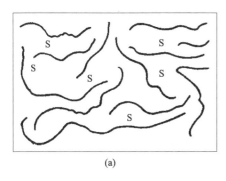
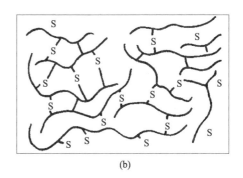

(a)　　　　　　　　　　　　　　(b)

图 5-2　硫化前（a）后（b）橡胶分子结构示意图

（2）性能的变化

拉伸强度、定伸应力、弹性等性能达到峰值后，随硫化时间延长，其值出现下降；伸长率、永久变形等性能随硫化时间延长而渐减，当达到最低值后再继续硫化又缓慢上升；耐热性、耐磨性、抗溶胀性等都随硫化时间的增加而有所改善，并在最佳硫化阶段为最好。

第二节　常见硫化体系

一、无促进剂的硫硫化

1. 硫的品种及用量

（1）品种

硫一般有结晶型和非结晶型两种，常用的一般为结晶型硫。硫在橡胶中的溶解度随温度升高而增大，但温度降低时，硫会从橡胶中结晶析出，形成"喷霜"现象。喷霜破坏了硫在胶料中分散的均匀性，使胶料表面黏着性下降，给加工带来困难。

常采取以下措施来避免喷霜：①在尽可能低的温度下加入硫；②使用不溶性硫；③使用合理的加料顺序；④减少硫用量，增大促进剂用量。

（2）硫的用量

硫在胶料中的用量应根据具体橡胶制品的性质而定。硫用量根据橡胶制品性质特征可分为三类：软质橡胶（如轮胎、胶管、胶带、胶鞋等），硫用量一般为 $0.2 \sim 5.0$ 份；半硬质橡胶（如胶辊、纺织皮辊等），硫用量一般为 $8 \sim 10$ 份；硬质橡胶（如蓄电池壳、绝缘胶板等），硫用量一般为 $25 \sim 40$ 份。

2. 硫的裂解和活性

硫在自然界中主要以菱形硫（S_α-硫）和单斜晶硫（S_β-硫）的形式存在，前者作为硫化剂使用。硫的分子形式为 S_8，一个分子中有 8 个硫，形成一种叠环，这种环状的硫分子的稳定性较高，不易反应，为使硫易于反应，必须使硫环裂解，硫环获得能量后裂解，裂解的方式可能是均裂成自由基，也可能是异裂成离子。

$$S_8 \xrightarrow{\triangle} \begin{cases} \xrightarrow{均裂} \cdot S_8 \cdot \quad 双基活性硫 \\ \xrightarrow{异裂} {}^{(+)}S_8{}^{(-)} \end{cases}$$

硫环裂解后，如果是离子型，则将以离子型机理与橡胶分子链反应；如果是游离基型，则以游离基型机理与橡胶分子链反应。

3. 硫与橡胶的化学反应

以自由基反应为例说明在无促进剂的情况下，橡胶与硫的反应。橡胶与硫的反应，一般认为在最初的反应中形成橡胶硫醇，然后转化为多硫交联键。

① 硫环裂解生成双基活性硫。

$$S_8 \xrightarrow{\triangle} \cdot S_8 \cdot \xrightarrow{\triangle} \cdot S_x \cdot + \cdot S_{8-x} \cdot$$

② 双基活性硫与橡胶大分子反应生成橡胶硫醇，硫化反应一般在双键的 α-亚甲基上进行。

③ 橡胶硫醇与其他橡胶大分子交联或本身形成分子内环化物。

④ 双基活性硫直接与橡胶大分子发生加成反应。

⑤ 双基活性硫与橡胶大分子不产生橡胶硫醇也可以进行交联反应。

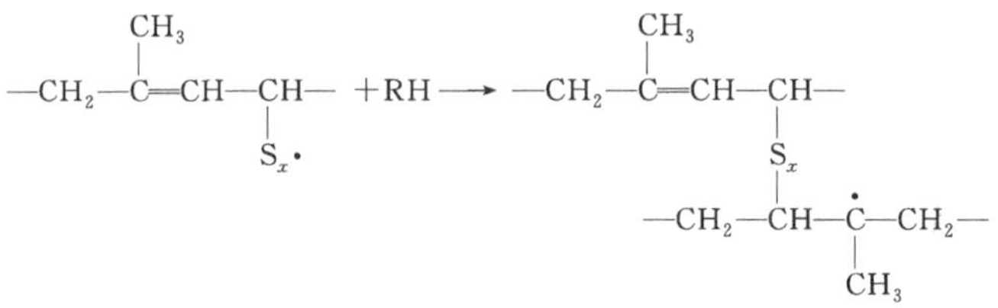

⑥ 多硫交联键的移位　NR 在硫化过程中，当生成多硫交联键后，由于分子链上双键位置等的移动，也有可能改变交联位置，如：

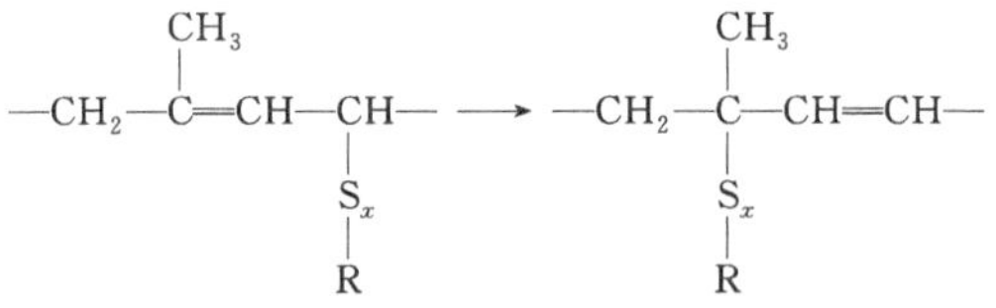

⑦ 硫化过程中交联键断裂产生共轭三烯（多硫交联键断裂夺取 α-亚甲基上的 H 原子，生成共轭三烯）。

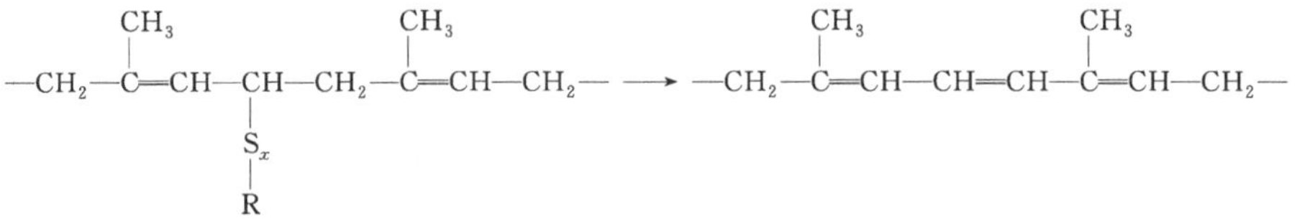

4. 硫硫化胶的结构与性能

（1）结构

硫硫化橡胶时，硫在橡胶大分子间形成单硫键、双硫键或多硫键，同时还生成大分子内部的单硫键或多硫键，但以多硫交联键最多。

（2）性能

多硫交联键不稳定，易分解重排，所以硫化胶的耐热性较差。

二、促进剂硫硫化

未来促进剂的发展方向是"一剂多能"，即兼备硫化剂、活性剂、促进剂、防焦功能以及对环境无污染的特点。促进剂就是指能降低硫化温度、缩短硫化时间、减少硫用量，又能改善硫化橡胶的物理性能的物质。促进剂一般不直接参与硫与橡胶的反应，但对硫化橡胶中化学交联键的生成速率和数量有重要影响，如氧化锌、硬质酸等。

1. 促进剂的分类

（1）按促进剂的结构分类

按促进剂的化学结构可分为八大类，即噻唑类（M、DM）、次磺酰胺类

（CZ、NOBS、DZ）、秋兰姆类（TMTD、TMTM）、硫脲类（NA-22）、二硫代氨基甲酸盐类（ZDMC、ZDC）、醛胺类（H）、胍类（D）、黄原酸盐类（ZIX）等。

（2）按 pH 值分类

按照促进剂呈酸性、碱性或中性，将促进剂分为酸性、碱性和中性促进剂。酸性促进剂含有噻唑类、秋兰姆类、二硫代氨基甲酸盐类、黄原酸盐类。中性促进剂有次磺酰胺类、硫脲类。碱性促进剂主要有胍类和醛胺类。

（3）按促进硫化速度分类

国际上习惯以促进剂 M 对 NR 橡胶的硫化速度为准超速，以此为标准来比较促进剂的硫化速度。比 M 快的属于超速或超超速级，比 M 慢的属于慢速或中速级。慢速级促进剂有 H、NA-22，中速级促进剂是 D，准速级促进剂主要有 M、DM、CZ、DZ、NOBS，超速级促进剂有 TMTD、TMTM，超超速级促进剂有 ZDMC、ZDC、ZIX。

2. 常用促进剂的结构与特点

（1）噻唑类

结构通式为： 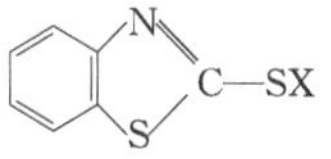 ，X——氢、金属原子或其他有机基团

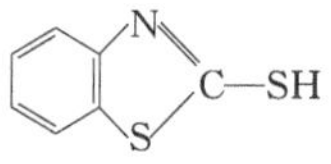

巯基苯并噻唑（M） 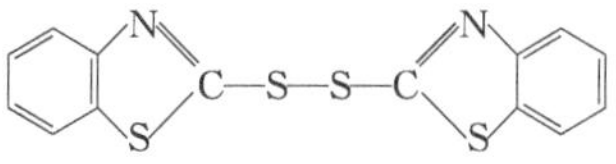　　　　　二硫化苯并噻唑（DM）

作用特性：

① 属于酸性、准速级促进剂，硫化速度快；M 焦烧时间短，易焦烧；DM 比 M 好，焦烧时间长，生产安全性好。

② 硫化曲线平坦性好，过硫性小，硫化胶具有良好的耐老化性能，应用范围广。

配合特点：

① 被炭黑吸附不明显，宜和酸性炭黑配合，槽黑可以与其单独使用，炉黑要防焦烧。

② 无污染，可以用于浅色橡胶制品。

③ 有苦味，不宜用于食品工业。

④ DM、M 对 CR 有延迟硫化和抗焦烧作用，可作为 CR 的防焦剂，也可用作 NR 的塑解剂。

（2）次磺酰胺类

一般结构式为：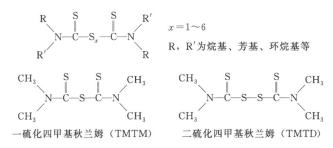

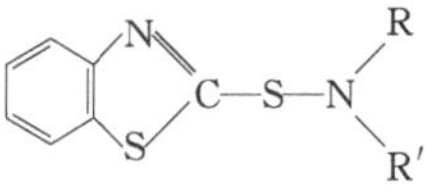

R 为有机基团

R' 为氢原子或有机基团

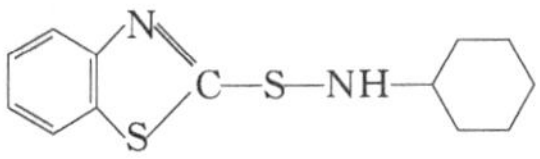

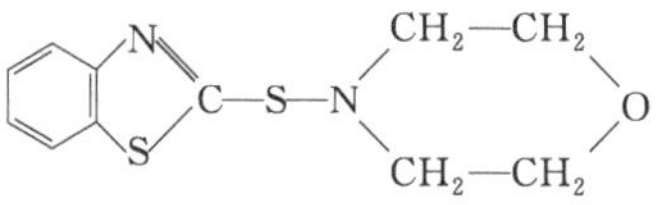

N-环己基苯并噻唑次磺酰胺（CZ）　氧二乙烯基苯并噻唑次磺酰胺（NOBS）

次磺酰胺类促进剂是一种酸、碱自我并用型促进剂，其特点如下：

① 焦烧时间长，硫化速度快，硫化曲线平坦，硫化胶综合性能好；

② 宜与炉法炭黑配合，有充分的安全性，利于压出、压延及模压胶料的充分流动性；

③ 适用于合成橡胶的高温快速硫化和厚制品的硫化；

④ 与酸性促进剂（TMTD）并用，形成活化的次磺酰胺硫化体系，可以减少促进剂的用量。

一般来说，次磺酰胺类促进剂诱导期的长短与和胺基相连基团的大小、数量有关，基团越大，数量越多，诱导期越长，防焦效果越好（如 DZ＞NOBS＞CZ）。

（3）秋兰姆类

一般结构式为：

$x=1\sim6$

R，R' 为烷基、芳基、环烷基等

一硫化四甲基秋兰姆（TMTM）　　二硫化四甲基秋兰姆（TMTD）

作用特点：

① 属超速级酸性促进剂，硫化速度快，焦烧时间短，应用时应特别注意焦烧倾向。一般不单独使用，而与噻唑类、次磺酰胺类并用；

② 秋兰姆类促进剂中的硫原子数大于或等于 2 时，可以作硫化剂使用，用于无硫硫化时制作耐热胶种，硫化橡胶的耐热氧老化性能好。

（4）二硫代氨基甲酸盐类

一般通式如下：

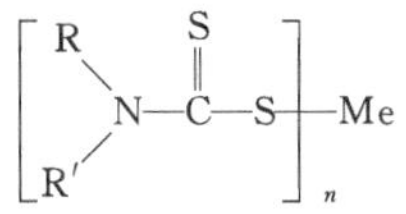

$$\left[\begin{array}{c} R \\ N \\ R' \end{array} \overset{S}{\underset{}{C}} - S \right]_n - Me$$

R，R′为烷基、芳基或其他基团
Me 为金属原子；n 为金属原子价

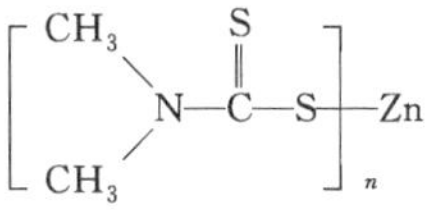

二甲基二硫代氨基甲酸锌
（ZDMC 或 PZ）

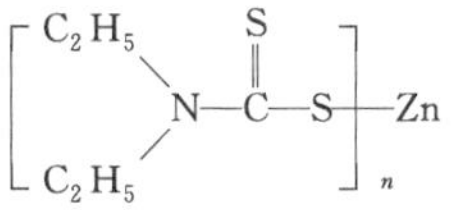

二乙基二硫代氨基甲酸锌
（ZDC、ZDEC 或 EZ）

作用特点：属超超速级酸性促进剂，硫化速度比秋兰姆类还要快，诱导期极短，适用于室温硫化和胶乳制品的硫化，也可用于低不饱和度橡胶如 IR、EPDM 的硫化。

（5）胍类

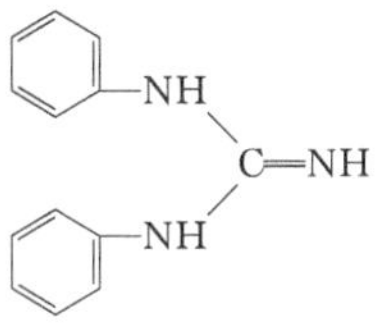

二苯胍（D、DOPG）

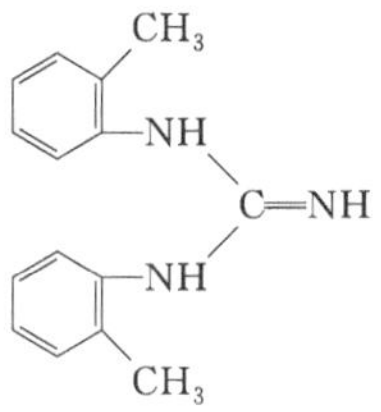

二邻甲苯胍（DOTG）

作用特点：

① 碱性促进剂中用量最大的一种，硫化起步慢，操作安全性好，硫化速度也慢。

② 适用于厚制品（如胶辊）的硫化，产品易老化龟裂，且有变色污染性。

③ 一般不单独使用，常与 M、DM、CZ 等并用，既可以活化硫化体系又克服了自身的缺点，只在硬质橡胶制品中单独使用。

（6）硫脲类

结构通式为：

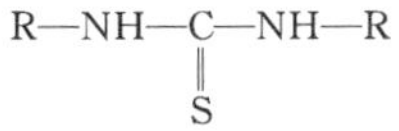

$$R - NH - \underset{\underset{S}{\|}}{C} - NH - R$$　　R 为烷基或芳基

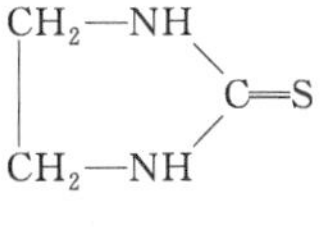

亚乙基硫脲
（NA-22、ETU）

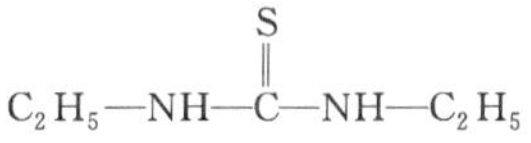

N,N'-二乙基硫脲（DETU）

该类促进剂的促进效能低，抗焦烧性能差，除了 CR、CO、CPE 用于促进和交联外，其他二烯类橡胶很少使用。其中 NA-22 是 CR 常用的促进剂。

（7）醛胺类

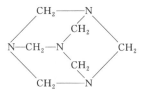

促进剂 H（六亚甲基四胺）

是醛和胺的缩聚物，主要品种是六亚甲基四胺，简称促进剂 H，是一种弱碱性促进剂，促进速度慢，无焦烧危险。一般与其他促进剂（如噻唑类等）并用。其他醛胺类促进剂还有乙醛胺，也称 AA 或 AC，也是一种慢速促进剂。

（8）黄原酸盐类

$$RO{-}\overset{\displaystyle S}{\overset{\|}{C}}{-}SM$$ R 为烷基或芳基，M 为金属原子 Na、K、Zn 等

是一种酸性超超速级促进剂，硫化速度比二硫代氨基甲酸盐还要快，除低温胶浆和胶乳工业使用外，一般都不采用。其代表产品为异丙基黄原酸锌（ZIX）。

3. 促进剂的并用

① A/B 型并用体系：称为互为活化型、活化噻唑类硫化体系，并用后促进效果比单独使用 A 型或 B 型都好。常用的 A/B 型并用体系一般采用噻唑类作主促进剂，胍类（D）或醛胺类（H）作副促进剂。采用 A/B 型并用体系制备相同机械强度的硫化橡胶时，优点是促进剂用量少、促进剂的活性高、硫化温度低、硫化时间短、硫化橡胶的性能（拉伸、定伸、耐磨性）好，克服了单独使用 D 时抗老化性能差、制品龟裂的缺点。

② N/A、N/B 并用型：活化次磺酰胺类硫化体系，它是采用秋兰姆（TMTD）、胍类（D）为第二促进剂来提高次磺酰胺类的硫化活性，增大硫化速度。并用后体系的焦烧时间比单用次磺酰胺类短，但比 DM/D 体系的焦烧时间仍长得多，且成本低，缺点是硫化平坦性差。

③ A/A 并用型：称为相互抑制型，主要作用是降低体系的促进活性。其中主促进剂一般为超速或超超速级，焦烧时间短；另一 A 型能起抑制作用，改善焦烧性能，但在硫化温度下，仍可充分发挥快速硫化作用。如 ZDC 单用时，焦烧时间为 3.5min，若用 ZDC 与 M 并用，焦烧时间可延长到 8.5min。与 A/B 并用体系相比，A/A 并用体系的硫化胶的拉伸强度低，伸长率高，多适用于快速硫化体系。

4. 促进剂的硫硫化作用机理

根据反应特点，起决定性作用的主要反应可以分为四个主要阶段：

① 硫硫化体系各组分间相互作用生成活性中间化合物，包括生成配合物，主要的中间化合物是事实上的硫化剂。

② 活性中间化合物与橡胶相互作用，在橡胶分子链上生成活性的促进剂——硫侧挂基团。

③ 橡胶分子链的侧挂基团与其他橡胶分子相互作用，形成交联键。

④ 交联键的继续反应。

这几个阶段可用硫化流程图来表示，如下图所示。

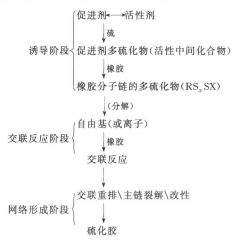

具体反应：

① 在没有活性剂时，促进剂与硫反应生成促—S_x—H 和促—S_x—促的促进剂有机多硫化物。如以 X 代表各种常用促进剂的主要基团，则促进剂可表示为：XSH、XSSX、XSNR$_2$

$$XSH + S_8 \longrightarrow XS\cdot + HS_8\cdot \longrightarrow XS_xH + \cdot S_{9-x}\cdot$$

有活性剂时，促进剂与活性剂生成促—M—促化合物，以及又与硫生成促—S_x—M—S_y—促的多硫中间化合物，其中 M 代表金属。

$$\left.\begin{matrix} XSH \\ XSSX \\ XSNR_2 \end{matrix}\right\} \xrightarrow[RCOOH]{ZnO} XSZnSX$$

（ZMBT）　　　　　　　（ZDMC）

ZnO 一般不溶于非极性的橡胶中，而大多数促进剂具有极性，在橡胶中溶解性也不好，但当它们相互作用生成 ZMBT 或 ZDMC 时，则溶解性会得到改善。当 ZMBT 等与橡胶中天然存在的碱性物质中的氮（如天然橡胶中含有蛋白质，其分解产物如胆碱中含氮），或与添加进去的胺类碱性物质中的氮反应生成配合物时，则具有极好的相容性。

碱性物质中的氮作为配位原子可与 ZMBT 生成配合物：

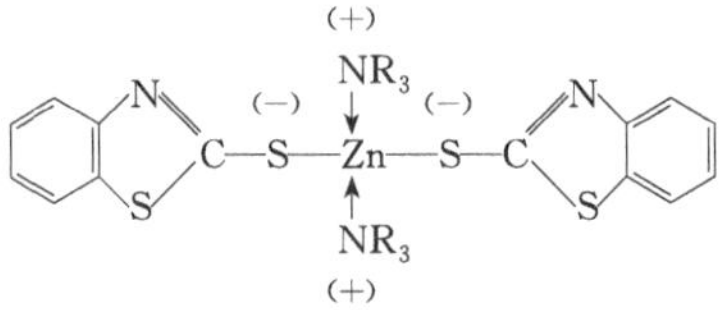

活化剂硬脂酸也可以通过氧的配合与 ZMBT 生成配合物：

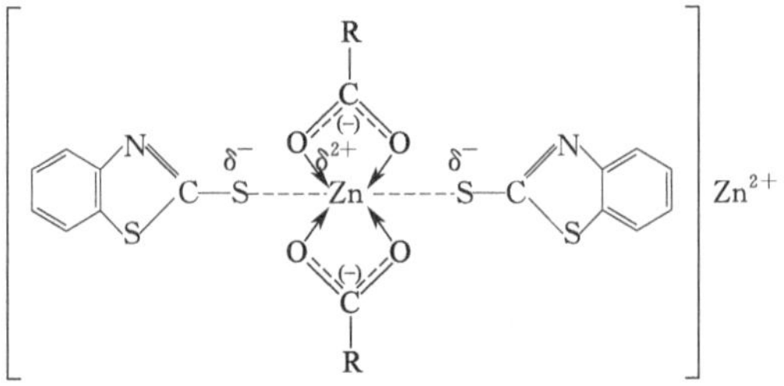

这些配合物不仅溶解性极好，而且活性要比原来的促进剂高很多倍，能够使硫环裂解生成过硫醇盐。

ZDMC 与 S_8 的反应可同时表示：

$$XS—Zn—SX \xrightleftharpoons[\text{RCOOH}]{\text{NR}_3} XS—S_8—Zn—SX \xrightleftharpoons{\text{XSZnSX}} XS—S_x—Zn—S_x—SX$$

过硫醇盐是一种活性硫化剂（强硫化剂）。

② 活性中间化合物与橡胶反应生成活性多硫侧挂基团。

$$RH+XS—S_x—Zn—S_x—SX \longrightarrow RS_xSX+ZnS+XS_xH$$

这种侧挂基团上的硫有—S—、—S_2—和—S_x—几种形式，而且它们对橡胶的老化性能也产生一定的影响。达到正硫化时，单硫侧挂基团较多，多硫侧挂基团较少。

③ 生成橡胶分子间交联键的反应。

A. 在没有活性剂时交联键的生成　此时橡胶分子的多硫侧挂基团与其他橡胶分子相作用形成交联键，在没有 ZnO 时，多硫侧挂基团在弱键处断裂分解成游离基后与其他橡胶分子相互作用，最后生成交联键。

$$R—S_x—SX \longrightarrow R—S_x· +XS·$$
$$XS· +RH \longrightarrow XSH+R·$$
$$R—S_x· +R· \longrightarrow R—S_x—R$$

B. 在有活性剂时交联键的形成　在有活性剂 ZnO 和硬脂酸存在时，硫化胶的交联密度增加，这是因为可溶性锌离子与多硫侧挂基团生成了配合物。这种螯合作用保护了弱键，而在强键处断裂。交联键变短，即交联键中的硫原子数减少。

$$R-S_{x-y}\cdots S_y-SX \xrightarrow[\text{RCOOH}]{\text{ZnO}} R-S_{x-y}\cdot + XS-S_y\cdot$$

$$R-S_{x-y}\cdot + R\cdot \longrightarrow R-S_{x-y}-R$$

游离基 XS—S_y· 与橡胶分子发生反应后又生成新的侧挂基团，又能进一步断链与 RH 反应生成新的交联键，从而使交联密度提高。

④ 交联结构的继续变化（如短化、重排、环化、主链改性等）。

在硫化过程中，最初所得的交联键大多是较长的多硫交联键，但这些多硫交联键将继续变化，变成较短的一硫和二硫交联键。在多硫交联键短化的过程中，还有热解破坏作用等其他变化发生。

5. 硫载体硫化机理

硫载体又称硫给予体，是指分子结构中含硫的有机或无机化合物。在硫化过程中能析出活性硫，参与交联的过程，所以又称为无硫硫化。

硫载体的主要品种有秋兰姆、含硫的吗啡啉衍生物、多硫聚合物、烷基苯酚硫化物。常用的是秋兰姆类中的 TMTD、TETD、TRA 等和吗啡啉类衍生物中的 DTDM、MDB 等，化学结构和含硫量能够影响硫化特性。

6. 氧化锌和硬脂酸的作用

氧化锌和硬脂酸在硫硫化体系中组成了活化体系，主要功能为：活化硫化体系；提高硫化橡胶的交联密度；提高硫化橡胶的耐老化性能。

7. 防焦剂的作用

目前使用的防焦剂的品种主要是硫氮类。1970 年，美国孟山都公司开发 N-环己基硫代邻苯二甲酰亚胺（PVI 或称 CTP）以来，由于其防焦效果明显，卫生安全性好等，从而 PVI 成为应用最多的防焦剂。其优点是不影响硫化胶的结构和性能，硫化诱导期的长短与用量呈线性关系，生产容易控制。虽然价格较高，但用量较小，还是比较经济的。其他防焦剂还有有机酸如水杨酸、邻苯二甲酸酐（PA）和亚硝基化合物如 NDPA 等。

三、各种硫硫化体系

1. 普通硫硫化体系（CV）

普通硫硫化体系（conventional vulcanization，CV），是指二烯类橡胶的

通常硫用量范围的硫化体系。使用普通硫硫化体系（CV）硫化 NR 橡胶时，一般促进剂的用量为 0.5～0.6 份，硫用量为 2.5 份。

通过普通硫硫化体系得到的硫化胶网络中 70% 以上是多硫交联键（—S$_x$—），具有较高的主链改性。其特点是硫化胶具有良好的初始疲劳性能，室温条件下具有优良的动静态性能，最大的缺点是不耐热氧老化，硫化胶不能在较高温度下长期使用。

2. 有效硫化体系（EV）

一般采取的配合方式有两种：

① 高促、低硫配合：提高促进剂用量（3～5 份），降低硫用量（0.3～0.5 份）。

$$促进剂用量/硫用量＝3～5/0.3～0.5≥6$$

② 无硫配合：硫载体配合，如采用 TMTD 或 DTDM（1.5～2 份）。特点是硫化胶网络中单 S 键和双 S 键的含量占 90% 以上；硫化橡胶具有较高的抗热氧老化性能；起始动态性能差，用于高温静态制品如密封制品、厚制品、高温快速硫化体系。

3. 半有效硫化体系（SEV）

为了改善硫化胶的抗热氧老化和动态疲劳性能，发展了一种促进剂和硫的用量介于 CV 和 EV 之间的硫化体系，所得到的硫化橡胶既具有适量的多硫键，又有适量的单、双硫交联键，使其既具有较好的动态性能，又有中等程度的耐热氧老化性能，这样的硫化体系称为半有效硫化体系（SEV）。用于有一定使用温度要求的动静态制品，一般采取的配合方式有两种：

① 促进剂用量/硫用量＝1.0/1.0＝1（或稍大于 1）；

② 硫与硫载体并用，促进剂用量与 SEV 中一致。

4. 高温快速硫化体系

随着橡胶工业生产的自动化、联动化，高温快速硫化体系被广泛采用，如注射硫化、电缆的硫化等。所谓高温硫化是指温度在 180～240℃ 下进行的硫化，一般硫化温度每升高 10℃，硫化时间大约可缩短一半，生产效率大大提高。

（1）高温硫化体系配合的原则

① 选择耐热胶种　为了减少或消除硫化胶的硫化返原现象，应该选择双键含量低的橡胶。

② 采用有效或半有效硫化体系　高温快速硫化体系多使用单硫键和双硫键含量高的有效和半有效硫化体系，其硫化橡胶的耐热氧老化性能好。一般使

用高促低硫和硫载体硫化配合，其中后者采用 DTDM 最好，焦烧时间和硫化特性范围比较宽，容易满足加工要求。TMTD 因为焦烧时间短，喷霜严重而使应用受到限制。虽然 EV 和 SEV 对高温硫化的效果比 CV 好，但仍然不够理想，无法解决高温硫化所产生的硫化返原现象和抗屈挠性能差的缺点，应该寻找更好的方法。

③ 硫化的特种配合　为了保持高温下硫化橡胶的交联密度不变，可以采取增加硫用量、增加促进剂用量或两者同时都增加的方法。但是，增加硫用量，会降低硫化效率，并使多硫交联键的含量增加；同时增加硫和促进剂的用量，可使硫化效率保持不变；而保持硫用量不变，增加促进剂用量，可以提高硫化效率，这种方法比较好，已在轮胎工业界得到广泛推广和应用。如果采用 DTDM 代替硫效果更好，在高温硫化条件下，获得像 CV 硫化橡胶一样优异的性能。

（2）高温硫化的其他配合特点

高温硫化体系要求硫化速度快，焦烧倾向小，无喷霜现象，所以配合时最好采用耐热胶种及常量硫和高促进剂的办法。另外，对防焦、防老体系也都有较高的要求。为了提高硫化速度，须使用足量的硬脂酸以增加锌盐的溶解度，提高体系的活化功能。

5. 平衡硫化体系（EC）

$S_i 69$ 是具有偶联作用的硫化剂，高温下，不均匀裂解成由双（三乙氧基甲硅烷基丙基）二硫化物和双（三乙氧基甲硅烷基丙基）多硫化物组成的混合物。

$S_i 69$ 是作为硫给予体参与橡胶的硫化反应的，生成橡胶-橡胶桥键，所形成的交联键的化学结构与促进剂的类型有关，在 $NR/S_i 69/CZ$（DM）硫化体系中，主要生成二硫和多硫交联键；在 $NR/S_i 69/TMTD$ 体系中则生成以单硫交联键为主的网络结构。

因为含有促进剂 $S_i 69$ 的硫化体系的交联速率常数比相应的硫硫化体系的低，所以 $S_i 69$ 达到正硫化的速度比硫硫化体系慢，因此在 $S/S_i 69/$促进剂等摩尔比组合的硫化体系中，因为硫的硫化返原而导致的交联密度的下降可以由 $S_i 69$ 生成的新的多硫或二硫交联键补偿，从而使交联密度在硫化过程中保持不变。硫化胶的物性处于稳定状态。在有白炭黑填充的胶料中，$S_i 69$ 除了参与交联反应外，还与白炭黑发生偶联，产生填料-橡胶键，进一步改善了胶料的物理性能和工艺性能。

各种促进剂在天然橡胶中的抗硫化返原能力的顺序如下：

$$DM > NOBS > TMTD > DZ > CZ > D$$

四、非硫硫化体系

除了硫硫化体系外，还有一些非硫硫化体系，既可用于不饱和橡胶又可用于饱和橡胶，其中饱和橡胶必须用非硫硫化体系。主要有过氧化物硫化体系、金属氧化物硫化体系、树脂硫化体系等。

1. 过氧化物硫化体系

（1）应用范围

① 应用于不饱和橡胶：如 NR、BR、NBR、IR、SBR 等。

② 应用于饱和橡胶：如 EPM 只能用过氧化物硫化，EPDM 既可用过氧化物硫化也可以用硫硫化。

③ 应用于杂链橡胶：如 Q 的硫化。

（2）过氧化物硫化体系的特点

① 硫化橡胶的网络结构为 C—C 键，键能高，化学稳定性高，具有优异的抗热氧老化性能。

② 硫化橡胶的永久变形低，弹性好，动态性能差。

③ 加工安全性差，过氧化物价格昂贵。

④ 在静态密封制品或高温的静态密封制品中有广泛的应用。

（3）常用的过氧化物

常用的过氧化物硫化剂为烷基过氧化物、二酰基过氧化物〔过氧化二苯甲酰（BPO）〕和过氧酯。其中二烷基过氧化物应用广泛，如过氧化二异丙苯（DCP），是目前使用最多的一种硫化剂，其结构式如下：

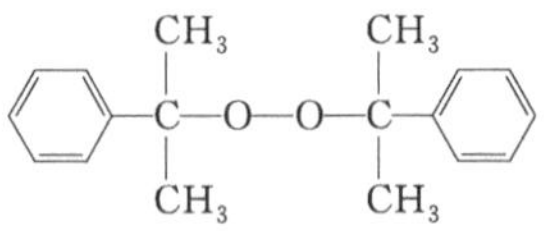

2,5-二甲基-2,5-(二叔丁基过氧)己烷，又称为双二戊。

（4）过氧化物硫化机理

过氧化物的过氧化基团受热易分解产生自由基，自由基引发橡胶分子链发生自由基型的交联反应。

① 硫化不饱和橡胶：

$$ROOR \xrightarrow{\triangle} 2RO\cdot$$

$$-CH_2-\underset{CH_3}{C}=CH-CH_2- \ +RO\cdot \ \longrightarrow \ -CH_2-\underset{CH_3}{C}=CH-\overset{\cdot}{C}H- \ +ROH$$

$$2\ -CH_2-\underset{CH_3}{C}=CH-\overset{\cdot}{C}H- \ \longrightarrow \ \begin{array}{l}-CH_2-\underset{CH_3}{C}=CH-CH-\\ -CH_2-\underset{CH_3}{C}=CH-CH-\end{array}$$

$$-CH_2-\underset{CH_3}{C}=CH-CH_2- \ +RO\cdot \ \longrightarrow \ -CH_2-\underset{\underset{OR}{|}}{\overset{CH_3}{C}}-CH-CH_2-$$

$$2\ -CH_2-\underset{\underset{OR}{|}}{\overset{CH_3}{\underset{\cdot}{C}}}-CH-CH_2- \ \longrightarrow \ \begin{array}{l}-CH_2-\underset{OR}{\overset{CH_3}{C}}-CH-CH_2-\\ -CH_2-\underset{OR}{\overset{CH_3}{C}}-CH-CH_2-\end{array}$$

② 硫化饱和橡胶（如二元乙丙橡胶 EPR）：

$$-CH_2-CH_2-CH_2-\underset{CH_3}{CH} \ +RO\cdot \ \longrightarrow \ -CH_2-CH_2-CH_2-\underset{CH_3}{\overset{\cdot}{C}} \ +ROH$$

$$2\ -CH_2-CH_2-CH_2-\underset{CH_3}{\overset{\cdot}{C}} \ \longrightarrow \ \begin{array}{l}-CH_2-CH_2-CH_2-\overset{CH_3}{C}-\\ -CH_2-CH_2-CH_2-\underset{CH_3}{C}-\end{array}$$

由于侧甲基的存在，EPR 存在着 β 断裂的可能性，必须加入助硫化剂，如加入适量硫、肟类化合物，以提高聚合物大自由基的稳定性，提高交联效率。

③ 硫化杂链橡胶（如 Q）：

$$-O-\underset{CH_3}{\overset{CH_3}{Si}}-O- \ +RO\cdot \ \longrightarrow \ -O-\underset{\overset{\cdot}{C}H_2}{\overset{CH_3}{Si}}-O- \ +ROH$$

$$2\ -O-\underset{\overset{\cdot}{C}H_2}{\overset{CH_3}{Si}}-O- \ \longrightarrow \ \begin{array}{l}-O-\underset{CH_2}{\overset{CH_3}{Si}}-O-\\ \ \ \ \ \ \ |\\ \ \ \ \ CH_2\\ \ \ \ \ \ \ |\\ -O-\underset{CH_3}{Si}-O-\end{array}$$

有机过氧化物还可以交联 EVA、FPM、ANM、PU 等，还可以交联塑料。

（5）过氧化物硫化配合要点

① 用量随胶种不同而不同　过氧化物的交联效率是指 1g 有机过氧化物的分子能使多少克橡胶分子产生化学交联。若 1g 过氧化物的分子能使 1g 橡胶的分子交联，交联效率为 1。如 SBR 的交联效率为 12.5，BR 的交联效率为 10.5，EPDM、NBR、NR 的交联效率为 1，IIR（丁基橡胶）的交联效率为 0。

② 使用活性剂和助硫化剂提高交联效率　ZnO 的作用是提高胶料的耐热性，而不是活化剂。硬脂酸的作用是提高 ZnO 在橡胶中的溶解度和分散性。HVA-2（N,N'-邻亚苯基-二马来酰亚胺）也是过氧化物的有效活性剂。

加入的助硫化剂，主要是硫，其他还有助交联剂如二乙烯基苯、三烷基三聚氰酸酯、不饱和羧酸盐等。

③ 加入少量碱性物质，如 MgO、三乙醇胺等，提高交联效率，避免使用槽法炭黑和白炭黑等酸性填料（酸性物质使自由基钝化）；防老剂一般是胺类和酚类防老剂，也容易使自由基钝化，降低交联效率，应尽量少用。

④ 硫化温度应该高于过氧化物的分解温度。

⑤ 硫化时间一般为过氧化物半衰期的 6～10 倍。过氧化物半衰期是指一定温度下，过氧化物分解到原来浓度的一半时所需要的时间，用 $t_{1/2}$ 表示。

2. 金属氧化物硫化体系

（1）适用的胶种

金属氧化物硫化体系主要用于 CR、CIIR、CSM、XNBR、CO、T 等橡胶，尤其是 CR 和 CIIR，常用金属氧化物硫化。常用的金属氧化物是氧化锌和氧化镁。

（2）金属氧化物硫化机理

金属氧化物硫化 CR 时，氧化锌能将氯丁橡胶 1,2 结构中的氯原子置换出来，从而使橡胶分子链产生交联。

具体反应形式为：

$$\mathrm{-CH_2-\underset{\underset{CH_2}{\overset{\|}{CH}}}{\overset{Cl}{\underset{|}{C}}}-\ \rightleftharpoons\ -CH_2-\underset{\underset{CH_2Cl}{\overset{\|}{CH}}}{C}-}$$

氯丁橡胶的金属氧化物硫化有两种机理：

①

$$\underset{\substack{|\\CH\\|\\CH_2Cl}}{-CH_2-C-} \xrightarrow{\quad ZnO \quad} \underset{\substack{|\\CH\\|\\CH_2\,OZnCl}}{-CH_2-C-}$$

$$\underset{\substack{|\\CH\\|\\CH_2\,OZnCl}}{-CH_2-C-} \;+\; \underset{\substack{|\\CH\\|\\CH_2\,Cl}}{-CH_2-C-} \longrightarrow ZnCl_2+ \underset{\substack{|\\CH\\|\\CH_2\\|\\O\\|\\CH_2\\|\\CH\\|\\-CH_2-C-}}{-CH_2-C-}$$

② $2\ CH_2=CH-\underset{\substack{|\\CH_2\\|}}{C}-Cl\ +ZnO+MgO \longrightarrow CH_2=CH-\underset{\substack{|\\CH_2\\|}}{C}-O-Zn-O-\underset{\substack{|\\CH_2\\|}}{C}-CH=CH_2\ +MgCl_2$

（3）配合体系

① 常用的硫化剂是氧化锌和氧化镁并用，最佳并用比为 ZnO：MgO＝5：4。单独使用氧化锌，硫化速度快，容易焦烧；单独使用氧化镁，硫化速度慢。

② CR 中广泛使用的促进剂是亚乙基硫脲（NA-22 和 ETU），它能够提高 GN 型 CR 橡胶的生产安全性，并使物性和耐热性得到提高。

③ 如果要提高胶料的耐热性，可以提高氧化锌的用量（15～20 份）；若要制得耐水制品，可用氧化铅代替氧化镁和氧化锌，用量高至 20 份。

3. 树脂硫化体系

为了提高二烯类橡胶的耐热性和屈挠性，可以用树脂来硫化。尤其是 IR，用树脂硫化时更能显示出其良好的耐热性，特别适合作胶囊使用。

（1）品种

树脂类硫化剂常用的品种有：烷基酚醛树脂、环氧树脂。

X 代表—OH、卤素原子、—OCOR 等
R 代表烷基

（2）树脂硫化的特点

① 硫化速度慢。树脂硫化时，硫化温度要求高，一般使用含结晶水的金属氯化物作为活性剂，如 $SnCl_2 \cdot 2H_2O$、$FeCl_2 \cdot 6H_2O$、$ZnCl_2 \cdot 1.5H_2O$ 等来加速硫化反应，改善胶料性能。

② 树脂的硫化活性与许多因素有关，如树脂中羟甲基的含量（不小于3%）、树脂的分子量、苯环上的取代基等。

（3）树脂硫化的硫化橡胶的特点

硫化橡胶中形成热稳定性较高的 C—C 交联键，显著地提高了硫化橡胶的耐热性和化学稳定性。另外，硫化橡胶还具有好的耐屈挠性，压缩永久变形小。

第三节　EPDM/PP/AL 的硫化体系及其对性能的影响

前面已经论述过不同硫化体系下，工艺参数对复合材料性能的影响，本节着重讲述三种硫化体系中，硫化剂和助剂的用量对复合材料性能的影响。

一、过氧化物硫化体系

1. DCP 用量对 EPDM/PP/AL 复合材料性能的影响

过氧化二异丙苯（DCP）是本节实验所使用的主硫化剂，可以起到促进混合体系交联的作用，本节选取 DCP 用量分别为 2 份、3 份和 4 份，对复合材料的性能进行了研究。

（1）力学性能

由图 5-3 可知，DCP 的用量对 EPDM/PP/AL 复合材料的力学性能有一定程度的影响，对复合材料的拉伸强度和磨耗量影响显著，对复合材料的其他力学性能影响不显著。其中，DCP 用量为 2 份时，复合材料的拉伸强度最高，与另外两种 DCP 用量的差异显著；DCP 用量为 3 份时，复合材料的磨耗量最高，与 DCP 用量为 2 份时的差异显著。随着 DCP 用量的增加，复合材料的弯曲强度、弯曲模量、拉伸强度、拉伸模量和抗压强度均先降低后升高，磨耗量先升高后降低。总的来说，复合材料的力学性能随着 DCP 用量的增加呈先降低后升高的趋势。

这个结果与石敏等人在研究 DCP 对 EPDM/PP 复合材料性能的影响时得到的结论不一致，石敏等人认为，复合材料的拉伸性能是随着 DCP 用量的增加先升高后降低的，造成这种不同的原因主要有两个方面：一是 DCP 用量的起点不同，在石敏的研究中，DCP 的最小用量是 0.3%，而本节中 DCP 的最小用量是 2 份，折合成质量分数为 0.65%，这个用量与石敏所说的拉伸性能

最好时的 DCP 用量 0.6％相接近，当 DCP 用量高于 0.6％时，因 PP 受多余的
DCP 影响产生降解，复合材料的拉伸性能下降，这一点本节与石敏的研究是
一致的。二是本节研究的复合材料中添加了大量的 AL，这可能是在 DCP 用量
继续增加时，复合材料力学性能增加的主要原因，因为 AL 在转子的剪切应力
下，可以产生自由基，而这些活性极强的自由基可以跟 DCP 自由基以及降解
后的 PP 小分子链形成交联作用，而交联后的三维网络结构在一定程度上可以
增加复合材料的力学性能。

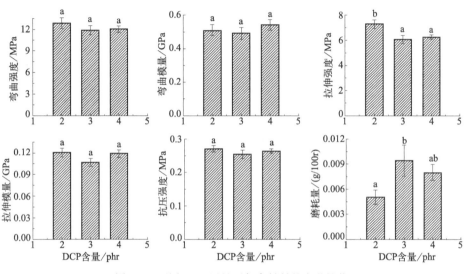

图 5-3　不同 DCP 用量下复合材料的力学性能

（2）流变性能

由图 5-4 和图 5-5 可以看出，DCP 的用量只对 EPDM/PP/AL 复合材料的

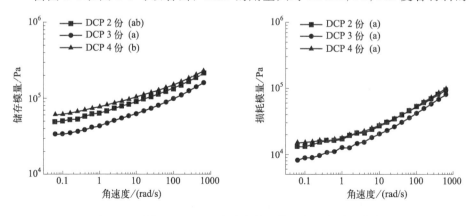

图 5-4　不同 DCP 用量下复合材料的模量与频率关系曲线

储存模量影响显著，当 DCP 用量为 3 份时，复合材料的储存模量最低，DCP用量为 4 份时，复合材料的储存模量最高，二者差异显著。随着 DCP 用量的增加，复合材料的储存模量、损耗模量和复数黏度均呈先降低后升高的趋势。

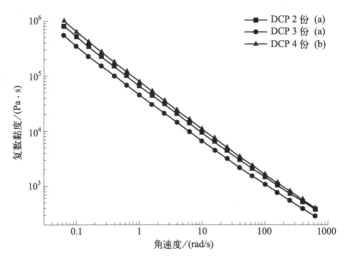

图 5-5　不同 DCP 用量下复合材料的复数黏度和频率关系曲线

　　这是由于 DCP 不仅可以促成 EPDM 的交联，还可以引起 PP 的降解，随着 DCP 用量的增加，EPDM 在充分交联的情况下，PP 降解程度增加，所以混合体系的黏度和模量都会降低，当 DCP 用量继续增加时，DCP 的自由基与 PP降解后的小分子链以及 AL 在剪切应力作用下产生的自由基相结合，形成新的交联结构，从而使复合材料的黏度和模量增加，这与前面力学性能部分的分析是一致的。

　　（3）结晶行为

　　由图 5-6 可知，DCP 用量对 EPDM/PP/AL 复合材料的结晶行为影响不显著。在 DCP 用量为 4 份时，复合材料 XRD 谱图数据中的峰面积最小，而 DCP用量为 2 份和 3 份时，峰面积几乎没有变化；复合材料的峰高度和半峰宽在不同的 DCP 用量下均相差无几。

　　这说明，DCP 用量为 2 份和 3 份时，DCP 主要与 EPDM 和 AL 发生作用，跟 PP 反应造成其降解的很少，所以二者结晶度相差无几；当 DCP 用量为 4 份时，过多的 DCP 增加了与 PP 分子间的反应，造成 PP 降解程度增加，表现为结晶度降低，但这种影响并不显著。同时，DCP 的自由基与 PP 分子链、AL自由基之间形成的分子间作用也可能会产生微量的结晶区，来填补 PP 降解形成的结晶区损耗。

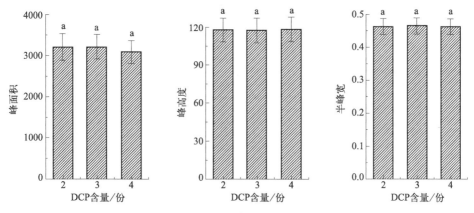

图 5-6　不同 DCP 用量下复合材料的 XRD 谱图对应数据

2. TAIC 用量对 EPDM/PP/AL 复合材料性能的影响

三烯丙基异氰脲酸酯（TAIC）是过氧化物硫化体系中常用的促进剂，可以加快硫化速度，提高混合体系的交联密度，同时抑制分子链的断裂反应。本小节选取的 TAIC 用量分别为 0.5 份、1 份和 1.5 份，对复合材料的性能进行了研究。

（1）物理力学性能

图 5-7 显示了不同 TAIC 用量对 EPDM/PP/AL 复合材料力学性能的影响，结果表明，TAIC 的用量对复合材料的弯曲模量、拉伸强度和抗压强度影响显著，对其他力学性能影响不显著。TAIC 用量为 0.5 份时，复合材料的弯曲模量最低，且与其他两种用量时的差异显著；复合材料的拉伸强度和抗压强度也是在 TAIC 用量为 0.5 份时最低，且与 TAIC 用量为 1.5 份时的差异显著。随着 TAIC 用量的增加，复合材料的弯曲强度、弯曲模量、拉伸强度、拉伸模量和抗压强度都是升高的，复合材料的磨耗量降低。总的来说，复合材料的力学性能是随着 TAIC 用量的增加而升高的。

这是因为，TAIC 可以在 EPDM、PP 和 AL 的分子链之间发生接枝作用，使混合体系的交联程度增加，刚性增大，从而使复合材料的力学性能增加。严长浩在研究 TAIC 对 EVA/LDPE 复合材料性能的影响时得出结论，复合材料的拉伸强度是随着 TAIC 用量的增加，先增大后减小的，而此处没有出现强度减小的情况，这主要是由于在研究过程中选择的 TAIC 用量范围不同，严长浩的研究范围是质量分数 0%～5%，而本研究换算成质量分数是 0.5%～1.5%，正好是在复合材料的力学性能随 TAIC 用量增加而升高的范围内，所以，从这点来看，本研究与严长浩的研究结果是一致的，说明 TAIC 的用量对 EPDM/PP/AL 复合材料和 EVA/LDPE 复合材料力学性能的影响趋势是一致的。

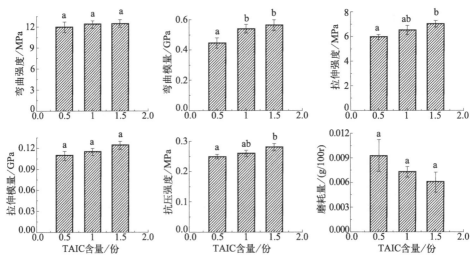

图 5-7　不同 TAIC 用量下复合材料的力学性能

（2）流变性能

如图 5-8 所示，TAIC 用量对 EPDM/PP/AL 复合材料的储存模量和损耗模量影响显著。当 TAIC 用量为 0.5 份时，复合材料的储存模量和损耗模量最低，且与 TAIC 用量为 1.5 份时的差异显著。复合材料的储存模量和损耗模量随 TAIC 用量的增加而升高。由图 5-9 可知，TAIC 用量对 EPDM/PP/AL 复合材料的复数黏度影响不显著，复合材料的复数黏度随 TAIC 用量的增加而升高。

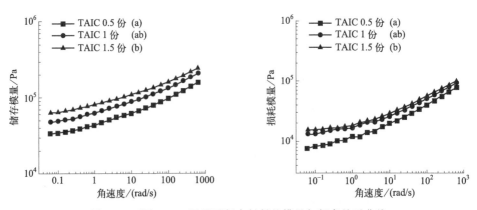

图 5-8　不同 TAIC 用量下复合材料的模量与频率关系曲线

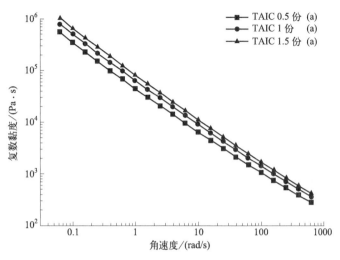

图 5-9　不同 TAIC 用量下复合材料的复数黏度与频率关系曲线

这是因为，随着 TAIC 用量的增加，混合体系内部的交联程度增加，从而使复合材料的模量和黏度升高，而且在本研究的 TAIC 用量范围内，没有出现因过度交联导致材料性能下降的情况。

（3）结晶行为

由图 5-10 可知，TAIC 用量对 EPDM/PP/AL 复合材料的结晶行为影响不显著。随着 TAIC 用量的增加，复合材料 XRD 谱图数据中的结晶峰面积和峰高度都是先升高后下降的，半峰宽先减小后增加。这说明复合材料的结晶度随着 TAIC 用量的增加，先升高后降低。

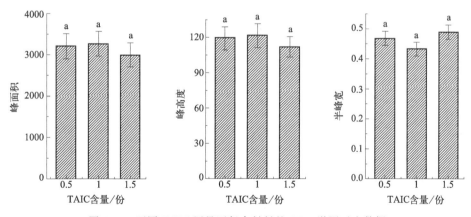

图 5-10　不同 TAIC 用量下复合材料的 XRD 谱图对应数据

这是因为，TAIC 会先与混合体系中的 EPDM 和 DCP 分子发生交联反应，当 TAIC 的用量增加到 1 份时，TAIC 与体系内更多缠绕在 PP 非结晶区的 EPDM 和 AL 分子链交联，产生一定程度的相分离，使 PP 的结晶区增多，当 TAIC 用量增加到 1.5 份时，较多的 TAIC 分子链又会跟 PP 发生交联反应，导致 PP 会出现一定的降解，从而使 PP 的结晶区减少，使复合材料的结晶度下降。

二、硫硫化体系

1. 硫用量对 EPDM/PP/AL 性能的影响

硫（S）是传统橡胶工业中最常用的硫化剂，适用于各种不饱和橡胶的硫化，本小节选取的硫用量分别为 1 份、1.5 份和 2 份，对复合材料的性能进行了研究。

（1）力学性能

如图 5-11 所示，在硫硫化体系下，硫用量只对复合材料的抗压强度影响显著，对 EPDM/PP/AL 复合材料的其他力学性能影响并不显著。当硫用量为 2 份时，复合材料的抗压强度最大，与硫用量为 1 份时的差异显著。复合材料的弯曲强度、弯曲模量、拉伸强度、拉伸模量和抗压强度均随着硫用量的增加呈升高的趋势，复合材料的磨耗量是随着硫用量的升高而降低的。

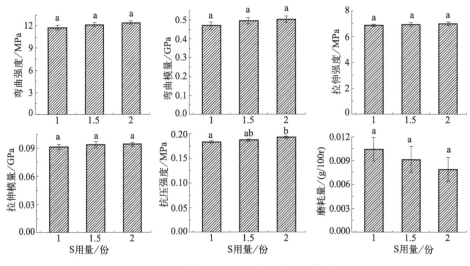

图 5-11　S 用量对复合材料力学性能的影响

这是由于随着硫用量的增加，混合体系内的交联程度也会增加，除了 EPDM

分子间的交联以外，硫中的多硫键可以与 EPDM、PP、AL 分子形成交联结构，使复合材料的强度增加。这与覃锋等人在研究硫用量对 EPDM/WCB 胶料性能的影响时的结论是一致的。

（2）流变性能

由图 5-12 和图 5-13 可知，在硫硫化体系下，硫用量对 EPDM/PP/AL 复合材料的流变特性影响不显著，复合材料的储存模量、损耗模量和复数黏度随硫用量增加的变化都极不明显。但通过数值上的微小差异可以看出，随着硫用量的增加，复合材料的储存模量、损耗模量和复数黏度都是呈先下降后上升的。

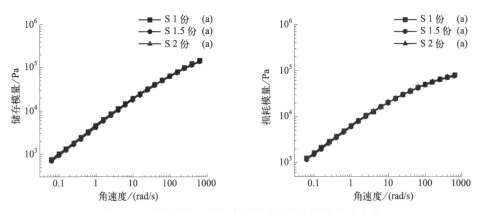

图 5-12 不同硫用量下复合材料的模量与频率关系曲线

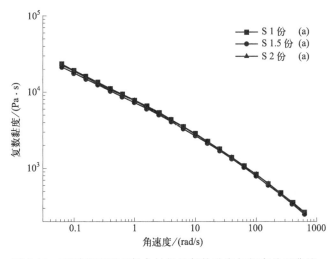

图 5-13 不同硫用量下复合材料的复数黏度与频率关系曲线

这与杨其等人对 EPDM/PP 复合材料的研究结论是不同的，这是因为，硫的添加虽然增加了混合体系内部的交联程度，使复合材料的黏度和模量都有升高，但同时，也会使原来与 PP 非结晶区相互缠绕的 EPDM 和 AL 分子链减少，这在一定程度上又降低了混合体系的黏度。当硫用量从 1 份增加到 1.5 份时，解缠作用占据主导地位，复合材料的模量和黏度都有下降，当硫用量从 1.5 份增加到 2 份时，硫的多硫键会跟 EPDM、PP、AL 分子链之间产生更多的交联反应，此时交联作用占据主导地位，所以复合材料的模量和黏度又会升高。

（3）结晶行为

图 5-14 列出了 EPDM/PP/AL 复合材料的 XRD 谱图数据，复合材料的结晶行为受硫用量的影响不显著。随着硫用量的增加，复合材料 XRD 谱图数据中的峰面积和峰高度都是先增加后减少的，而半峰宽是先减少后增加的。总的来说，复合材料的结晶度随着硫用量的增加，先升高后降低。

这是因为，当硫用量从 1 份增加到 1.5 份时，虽然 EPDM 的交联密度增加，但不足以形成分散的小颗粒，此时 EPDM、AL 与 PP 存在相分离的情况，PP 结晶变得相对容易，所以复合材料的结晶度有一定程度的增加；当硫用量从 1.5 份增加到 2 份时，EPDM 的硫化程度进一步升高，交联橡胶颗粒逐渐细化，抑制了 PP 的结晶行为，从而使复合材料的结晶度下降。这与李梅等人在研究硫化剂含量对 ACM/PA6 共混物结晶性能影响时的结论相一致。

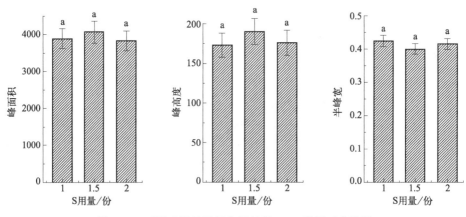

图 5-14　不同硫用量下复合材料的 XRD 谱图对应数据

2. TBSI 用量对 EPDM/PP/AL 性能的影响

2-苯并噻唑次磺酰胺（TBSI），具有良好的热稳定性，硫化速度快，且在加工过程中不会产生致癌物亚硝胺，被广泛地应用于橡胶工业中。本小节选取的 TBSI 用量分别为 1 份、1.5 份和 2 份，对复合材料的性能进行了研究。

（1）物理力学性能

如图 5-15 所示，TBSI 的用量对 EPDM/PP/AL 复合材料的力学性能有一定的影响，对复合材料的抗压强度和磨耗量影响显著，对复合材料的其他力学性能影响不显著。当 TBSI 用量为 1 份时，复合材料的抗压强度最低，且与 TBSI 用量为 2 份时的差异显著；当 TBSI 用量为 1 份时，复合材料的磨耗量最高，且与 TBSI 用量为 2 份时的差异显著。总的来说，复合材料的力学性能是随着 TBSI 用量的增加而升高的。

本研究结果与现有的一些研究成果相类似，这些研究成果认为，TBSI 能够促进整个混合体系中交联网络的形成，赋予橡胶良好的力学性能。在本研究的用量范围内，随着 TBSI 用量的增加，混合体系内部各分子链之间的交联程度会增加，从而使复合材料的力学性能得到提高。

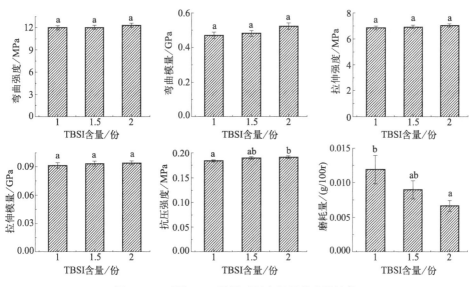

图 5-15　不同 TBSI 用量下复合材料的力学性能

（2）流变性能

如图 5-16 和图 5-17 所示，TBSI 的用量对 EPDM/PP/AL 复合材料的流变性能影响不显著，随着 TBSI 用量的增加，复合材料的储存模量、损耗模量和复数黏度都是先降低后升高的。这是因为，TBSI 的加入一方面可以增加混合体系内部分子链间的交联程度，另一方面也可以减少复合物分子链间的缠绕，当 TBSI 的用量从 1 份增加到 1.5 份时，减少分子链缠绕的作用占主导，使混合体系的黏度和模量降低；当 TBSI 的用量从 1.5 份增加到 2 份时，TBSI 所产生的交联作用成为主导，所以整个混合体系的黏度和模量又都有所增加，但是变化的幅度极不明显。这种情况跟硫化剂（硫）的用量对复合材料流变性能的影响是一致的。

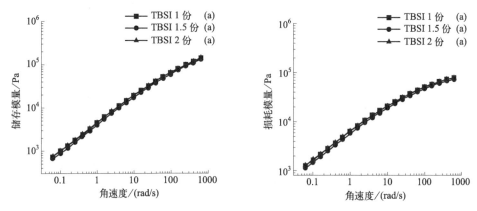

图 5-16　不同 TBSI 用量下复合材料的模量与频率关系曲线

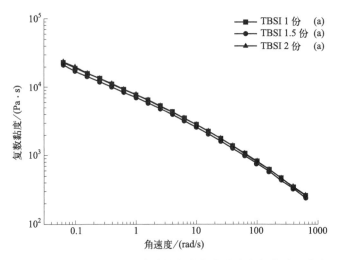

图 5-17　不同 TBSI 用量下复合材料的复数黏度与频率关系曲线

（3）结晶行为

如图 5-18 所示，TBSI 用量对 EPDM/PP/AL 复合材料的结晶行为影响不显著，复合材料的 XRD 谱图数据中结晶峰面积和峰高度是随着 TBSI 用量的增加先增大后减小的，半峰宽随着 TBSI 用量的增加先减小后增大，这说明复合材料的结晶度是随着 TBSI 用量的增加先增大后减小的。

这是因为，当 TBSI 用量从 1 份增加到 1.5 份时，TBSI 对混合体系的解缠绕作用引发了不同相态间的相分离，这在一定程度上增加了 PP 的结晶区，所以会表现出复合材料结晶度的升高；当 TBSI 用量从 1.5 份增加到 2 份时，PP 分子链中的一部分也会与 TBSI 发生交联作用，这会造成一定程度的 PP 降解，从而使复合材料的结晶度下降。这与硫化剂硫的用量对复合材料结晶行为的影响是一致的。

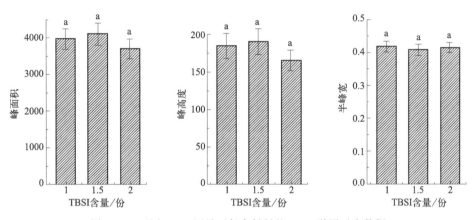

图 5-18　不同 TBSI 用量下复合材料的 XRD 谱图对应数据

三、酚醛树脂硫化体系

1. 酚醛树脂用量对 EPDM/PP/AL 性能的影响

如前所述，采用酚醛树脂（PF）作为硫化剂，可以形成稳定的 C—C 键和 C—O—C 键，提高复合材料的综合性能，本小节选取的 PF 用量分别为 8 份、10 份和 12 份，对复合材料的性能进行了研究。

（1）力学性能

由图 5-19 可知，酚醛树脂（PF）的用量对 EPDM/PP/AL 复合材料的力学性能有一定的影响，其中，对复合材料的拉伸强度影响显著，对其他力学性能影响不显著。当 PF 用量为 12 份时，复合材料的拉伸强度最高，且与 PF 用量为 8 份时的差异显著。复合材料的弯曲强度、弯曲模量、拉伸强度、拉伸模量和抗压强度均随 PF 用量的增加而小幅增加，复合材料的磨耗量随 PF 用量的增加而减小。总的来说，随着 PF 用量的增加，复合材料的力学性能增加。

这是因为在动态硫化过程中，混合体系内的 EPDM、PP、AL 和 PF 的分子之间都会产生交联，交联程度会随着 PF 用量的增加而增加，从而使复合材料的力学性能提高。这与李晶等人在研究硫化剂用量对 EPDM/PP 性能影响时的结论并不一致，李晶等人认为，随着 PF 用量的增加，复合材料的力学性能先升高后下降。造成这种差异的原因是本研究的混合体系中含有 AL，而 AL 与 PF 分子之间也会产生交联反应，当 PF 用量达到 12 份时，混合体系中增多的 PF 继续跟 AL 发生交联作用，使整个混合体系的交联度增加；同时，由于 AL 的存在，在一定程度上减缓了硫化速度，没有出现因硫化速度过快而导致的 EPDM 未完全硫化的情况，所以表现为复合材料力学性能的升高。

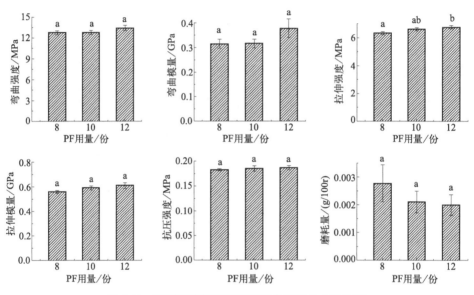

图 5-19 不同酚醛树脂用量下复合材料的力学性能

（2）流变性能

由图 5-20 和图 5-21 可知，PF 的用量对 EPDM/PP/AL 复合材料的流变性能影响不显著。复合材料的储存模量、损耗模量和复数黏度都是随着 PF 用量的增加先降低后升高的。

这是因为 PF 的添加在混合体系中会产生两种作用，一是增加混合体系交联程度，使复合材料的模量和黏度增高；二是使原来相互缠绕的 EPDM 和 AL 分子链与 PP 的非结晶区相互分离，在一定程度上降低了混合体系的模量。当 PF 用量从 8 份增加到 10 份时，降低缠绕的作用略占上风，PF 相当于起到了润滑的作用，表现为复合材料黏度和模量的下降；当 PF 用量增加到 12 份时，混合体系内部的交联作用占据上风，所以复合材料的黏度和模量又会上升。这与硫作为硫化剂时对混合体系流变性能的影响是一致的。

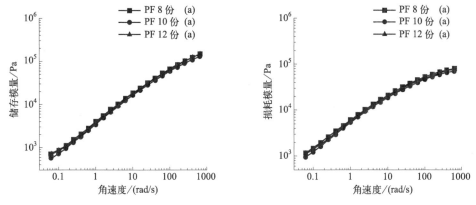

图 5-20　不同酚醛树脂用量下复合材料的模量与频率关系曲线

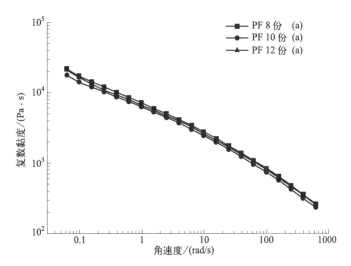

图 5-21　不同酚醛树脂用量下复合材料的复数黏度与频率关系曲线

（3）结晶行为

图 5-22 列出了复合材料 EPDM/PP/AL 的 XRD 谱图数据，从中可知复合材料的结晶行为受 PF 用量影响不显著。复合材料的结晶峰面积和峰高度都是随 PF 用量的增加而减小的，半峰宽随 PF 用量的增加而增大。这说明在酚醛树脂硫化体系下，随着硫化剂用量的增加，复合材料的结晶度是下降的。

这是因为 PF 能够促进 PP 分子链与混合体系中的其他分子链间产生交联作用，在一定程度上使 PP 降解。随着 PF 用量的增加，PP 与其他分子间的交联程度增加，PP 的降解行为也增加了，从而导致复合材料的结晶度降低，不过这种影响并不显著。

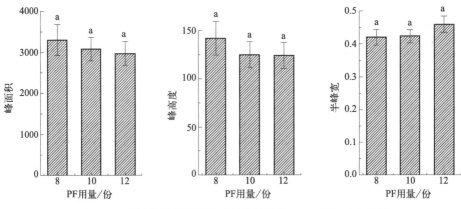

图 5-22　不同酚醛树脂用量下复合材料的 XRD 谱图对应数据

2. SnCl$_2$·2H$_2$O 用量对 EPDM/PP/AL 性能的影响

二水合氯化亚锡（SnCl$_2$·2H$_2$O）是一种无色或白色的斜晶系结晶，常被作为硫化助剂应用于酚醛树脂硫化体系中。本小节在查阅大量文献的基础上，选取 SnCl$_2$·2H$_2$O（以下简称为 SnCl$_2$）用量为 1 份、1.5 份和 2 份三个水平，研究 SnCl$_2$ 用量对 EPDM/PP/AL 复合材料性能的影响。

（1）力学性能

由图 5-23 可知，SnCl$_2$ 用量对 EPDM/PP/AL 复合材料的力学性能有一定的影响，对复合材料的弯曲模量和抗压强度影响显著，对复合材料的其他力学性能影响不显著。当 SnCl$_2$ 用量为 1 份时，复合材料的弯曲模量和抗压强度最低，且与 SnCl$_2$ 用量为 2 份时的弯曲模量和抗压强度差异显著。复合材料的弯曲强度、弯曲模量、拉伸强度、拉伸模量和抗压强度随 SnCl$_2$ 用量增加而升高，复合材料的磨耗量随 SnCl$_2$ 用量的增加而降低。总的来说，随着 SnCl$_2$ 用量的增加，复合材料的力学性能升高。

这是因为 SnCl$_2$ 作为交联助剂添加到混合体系中，可以加快硫化速度，增加混合体系内部的交联程度，随着 SnCl$_2$ 用量的增加，复合材料的交联程度增大，混合体系的刚度增加，从而提高了复合材料的力学性能。这与李宁子等人在研究氯化亚锡对氢化丁腈橡胶配位交联作用时的结论并不一致，李宁子等人认为复合材料的力学性能是随着 SnCl$_2$ 用量的增加先升高后降低的。产生这种差异的原因，与上一小节讨论酚醛树脂用量对复合材料力学性能影响的类似，是由于混合体系中 AL 的存在，在一定程度上减缓了硫化速度，使得混合体系在硫化过程中并没有出现因硫化速度过快而导致的 EPDM 未完全硫化的情况，所以表现为复合材料力学性能的升高。

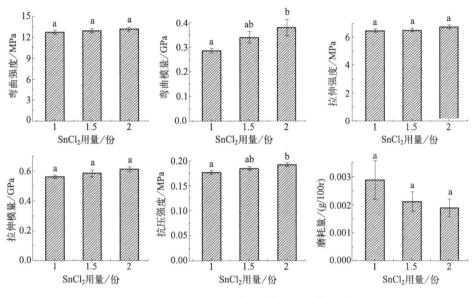

图 5-23　不同 SnCl₂ 用量下复合材料的力学性能

（2）流变性能

由图 5-24 和图 5-25 可知，SnCl₂ 用量对 EPDM/PP/AL 复合材料的流变性能影响不显著，复合材料的储存模量、损耗模量和复数黏度都随着 SnCl₂ 用量的增加，先下降后升高，但变化极不明显。

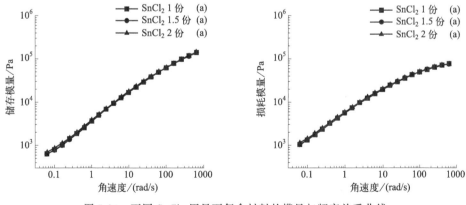

图 5-24　不同 SnCl₂ 用量下复合材料的模量与频率关系曲线

这是因为，同 TAIC 和 TBSI 一样，SnCl₂ 对混合体系的作用也包括两个

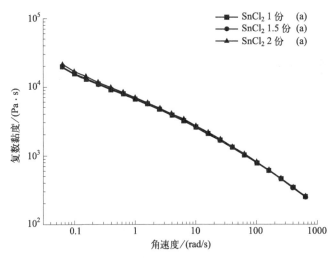

图 5-25　不同 $SnCl_2$ 用量下复合材料的复数黏度

方面，一是增加交联程度，二是使混合体系内部分子链间的缠绕程度降低。当 $SnCl_2$ 用量从 1 份增加到 1.5 份时，缓解混合体系分子链缠绕的作用占据主导，所以表现出模量和黏度的降低；当 $SnCl_2$ 用量从 1.5 份增加到 2 份时，增加混合体系交联程度的作用占据主导，从而使复合材料的模量和黏度升高。这一结论与前面的分析是一致的。

（3）结晶行为

由图 5-26 可知，$SnCl_2$ 用量对 EPDM/PP/AL 复合材料的结晶行为影响不显著，复合材料 XRD 谱图数据中的结晶峰面积和峰高度，随 $SnCl_2$ 用量的增

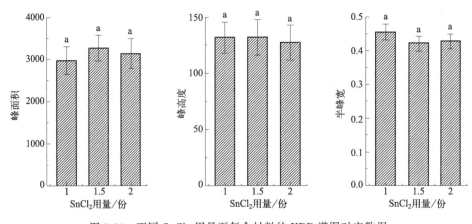

图 5-26　不同 $SnCl_2$ 用量下复合材料的 XRD 谱图对应数据

加先增大后减小，半峰宽随 $SnCl_2$ 用量的增加先减小后增加。总的来说，随 $SnCl_2$ 用量的增加，复合材料的结晶度先增大后减小。

这是由于，当 $SnCl_2$ 用量从 1 份增加到 1.5 份时，$SnCl_2$ 对混合体系的解缠绕作用占据主导，分子链间缠绕的减少会使不同的相态产生分离，从而在一定程度上增加 PP 的结晶区，使复合材料的结晶度升高；当 $SnCl_2$ 用量从 1.5 份增加到 2 份时，$SnCl_2$ 对混合体系的交联作用占据主导，在这种情况下，PP 分子链也会与其他分子链之间形成交联，从而减少 PP 的结晶区，使复合材料的结晶度下降。这一结论与之前的分析是一致的。

四、不同硫化系统对复合材料性能的影响对比

不同的硫化体系因硫化机理的不同，对复合材料性能的影响也不相同，本小节主要通过对比过氧化物硫化体系、硫硫化体系和酚醛树脂硫化体系下复合材料的性能，来探究这三种硫化体系的硫化机理以及对复合材料性能的影响。

1. 力学性能

表 5-1 列出了不同硫化体系下 EPDM/PP/AL 复合材料的力学性能。可以看出，不同硫化体系下复合材料的力学性能是不同的，但总的来说，不同硫化体系下复合材料力学性能的差异不显著。其中，复合材料的弯曲强度、弯曲模量、拉伸强度和抗压强度，在三种硫化体系下的差异均不明显。

就数值而言，复合材料的弯曲强度是酚醛树脂硫化体系下的最大，过氧化物硫化体系次之，硫硫化体系最低；复合材料的弯曲模量是过氧化物硫化体系下的最大，硫硫化体系下次之，酚醛树脂硫化体系下最低；复合材料的拉伸强度是硫硫化体系下的最高，酚醛树脂硫化体系次之，过氧化物硫化体系最低；复合材料的抗压强度是过氧化物硫化体系最高，硫硫化体系次之，酚醛树脂硫化体系最低。酚醛树脂硫化体系下，复合材料的拉伸模量最大，磨耗量最小，且与其他两种硫化体系下的差异较大，而过氧化物硫化体系下复合材料的拉伸模量高于硫硫化体系，磨耗量低于硫硫化体系。总的来说，在酚醛树脂硫化体系下，复合材料的力学性能相对较好，过氧化物硫化体系次之，硫硫化体系下复合材料的力学性能最差，但三者之间的差别不明显。

这说明在本实验的数据范围之内，酚醛树脂硫化体系对混合体系的硫化效果是最佳的，它为复合材料提供了最佳的力学性能。这与李新在研究不同硫化体系对溴化丁基橡胶力学性能的影响时的结论是一致的。

表 5-1　不同硫化体系下复合材料的力学性能

硫化体系	过氧化物	硫	酚醛树脂
弯曲强度/MPa	12.282	12.121	13.001
弯曲模量/GPa	0.515	0.492	0.337
拉伸强度/MPa	6.539	6.940	6.585
拉伸模量/GPa	0.116	0.093	0.588
抗压强度/MPa	0.263	0.188	0.185
磨耗量/(g/100r)	0.007	0.009	0.002

2. 流变性能

如表 5-2 所示，硫化体系对 EPDM/PP/AL 复合材料流变性能的影响差异较大，复合材料的储存模量、损耗模量和复数黏度均是在过氧化物硫化体系下最高，且在数值上与另外两个硫化体系存在明显差异；硫硫化体系下复合材料的储存模量、损耗模量和复数黏度均高于酚醛树脂硫化体系，但二者差异不明显。

这说明过氧化物硫化体系中的 DCP 虽然可以引起 PP 降解，但 PP 降解带来的复合材料黏度的降低，远不如混合体系内分子间的交联作用使复合材料黏度升高的效果明显；同时也说明在过氧化物硫化体系下，复合材料内部分子间的交联程度最大，高于另外两个硫化体系，而硫硫化体系和酚醛树脂硫化体系下，复合材料内部的交联程度差异不明显。以上结论基于如下原因：复合材料的流变性能主要取决于其内部分子间的交联程度，交联程度越高，分子间的相对运动就越难，运动消耗的能量就越多，表现为混合体系的黏度和模量就越大。这与肖汉文等人在研究不同硫化体系动态硫化 EPDM/PP 热塑性弹性体的流变性能时得出的结论相类似。

表 5-2　不同硫化体系下复合材料的流变性能

硫化体系	过氧化物	硫	酚醛树脂
储存模量/Pa	94397.13	34279.47	33078.94
损耗模量/Pa	32436.73	25757.11	25245.90
复数黏度/(Pa·s)	108760.26	6094.50	5413.14

3. 结晶行为

从表 5-3 可知，不同硫化体系下 EPDM/PP/AL 复合材料的结晶行为也存在一定的差异。硫硫化体系下复合材料 XRD 谱图数据中的结晶峰面积和峰高度都最大，峰半宽最小，说明在硫硫化体系下，复合材料的结晶度最高。而在过氧化物硫化体系和酚醛树脂硫化体系下，复合材料结晶度的差异不明显。

复合材料的结晶度除了受混合体系中结晶聚合物的影响，还会受到混合体系内部交联作用和自由基活性的影响。硫硫化体系下复合材料的结晶度最高，一方面说明此体系下 PP 的降解程度最低，另一方面说明其交联程度和自由基活性低于过氧化物硫化体系和酚醛树脂硫化体系。但总的来说，三个硫化体系下的结晶度差异不大。

表 5-3　不同硫化体系下复合材料的 XRD 谱图数据

硫化体系	过氧化物	硫	酚醛树脂
峰面积	3168.671	3927.264	3121.957
峰高度	117.762	179.711	130.185
半峰宽	0.464	0.414	0.435

参考文献

[1]　杨清芝. 现代橡胶工艺学[M]. 北京：中国石化出版社，2004.

[2]　杨清芝. 实用橡胶工艺学[M]. 北京：化学工业出版社，2013.

[3]　石敏，朱建华，吉玉君，等. DCP 对动态硫化 EPDM/PP 性能的影响[J]. 塑料科技，2016，44(12)：27-31.

[4]　张红宇. PP 交联研究[J]. 山西化工，2002，22(2)：12-15.

[5]　梁玉蓉，谭英杰. 聚丙烯交联改性的研究[J]. 沈阳化工大学学报，2002，16(1)：18-21.

[6]　沈品凡，陈福林，岑兰，等. 木质素的改性及其在橡胶中的应用研究进展[J]. 橡胶工业，2013，60(10)：630-635.

[7]　付蒙，陈福林，岑兰，等. 木质素的改性及其在塑料中的应用研究进展[J]. 中国塑料，2012(11)：14-21.

[8]　谢遂志. 橡胶工业手册:修订版 第一分册 牛胶与骨架材料[M]. 北京：化学工业山版社，1989.

[9]　H. G. Dikland, R. J. M. Hulskotte. The mechanism of EPDM peroxide vulcanizations in the presence of triallylcyanurate as a coagent [J]. Kautschuk Und Gummi Kunststoffe, 1993 (46)：608-613.

[10]　严长浩，许稳定，童薇，等. 三烯丙基异氰脲酸酯对 EVA/LDPE 复合材料性能的影响[J]. 塑料科技，2015，43(10)：53-57.

[11]　贾颖华. 橡胶硫磺硫化交联密度表征方法研究及应用[D]. 北京：北京化工大学. 2010.

[12]　覃锋，吴叔青，李小奇，等. 硫磺用量对 EPDM/WCB 胶料性能的影响[J]. 广东橡胶，2014(10)：9-14.

[13] 杨其，曾邦禄．PP/EPDM 共混物动态硫化的研究——硫磺硫化体系对性能的影响及硫化机理[J]．中国塑料，2002，(11)：29-32.

[14] 孙义明，程燕，李娇，等．硫磺对聚丙烯纤维料的共混改性研究[J]．塑料工业，2014，42(7)：39-42.

[15] 李梅，赵江，陈弦．硫化剂含量对 ACM/PA6 共混物结晶性能的影响[J]．塑料工业，2014，42(4)：94-96.

[16] 白鹏，梁西正，赵素娟，等．环保型促进剂 TBSI 在橡胶中的应用[J]．世界橡胶工业，2011，38(7)：10-16.

[17] 吴浩．硫化促进剂 TBSI 在丁苯橡胶中的应用[J]．合成橡胶工业，2002，25(4)：239-241.

[18] 丁秋生．酚醛树脂硫化 EPDM 的化学机理：第 1 部分 亚甲基交联键存在的证据[J]．橡胶参考资料，1997，(1)：37-44.

[19] 李晶，程凤梅，马胜泽，等．硫化体系对 EPDM/PP TPV 性能的影响[J]．弹性体，2016，26(6)：23-27.

[20] 孙义明，程燕，李娇，等．硫磺对聚丙烯纤维料的共混改性研究[J]．塑料工业，2014，42(7)：39-42.

[21] 李晶，程凤梅，马胜泽，等．硫化体系对 EPDM/PP TPV 性能的影响[J]．弹性体，2016，26(6)：23-27.

[22] 李宁子，任文坛，张勇，等．氯化亚锡对氢化丁腈橡胶配位交联作用的研究[J]．特种橡胶制品，2007，(1)：14-18.

[23] 李新．溴化丁基橡胶硫化体系及其配合性能的研究[D]．青岛：青岛科技大学．2013.

第六章

EPDM/PP/AL 的补强和填充体系

第一节　补强和填充体系

填料是橡胶工业的主要原料之一，它能赋予橡胶许多优异的性能。例如大幅度提高橡胶的力学性能，使橡胶具有磁性、导电性、阻燃性、彩色等特殊的性能，赋予橡胶良好的加工性能，降低成本等。

一、基本概念

1. 补强和填充

补强是在材料中加入一种物质后，使材料的耐磨性、抗撕裂强度、拉伸强度、模量、抗溶胀性等性能获得较大提高的行为。凡是具有这种作用的物质统称为补强剂。

填充是在材料中加入一种物质后，能够提高材料的体积，降低制品的成本，改善加工工艺性能，而又不明显影响制品性能的行为。凡是具有这种能力的物质统称为填充剂，也称填料。

2. 填料的分类

填料的品种繁多，分类方法不一。填料按不同方法分类如下：

（1）按作用分

补强剂：炭黑、白炭黑、某些超细无机填料等。

填充剂：土、碳酸钙、胶粉、木粉等。

（2）按来源分

有机填充剂：炭黑、果壳粉、软木粉、木质素、煤粉、树脂等。

无机填充剂：土、碳酸钙、硅铝炭黑等。

（3）按形状分

粒状：炭黑及绝大多数无机填料。

纤维状：石棉、短纤维、碳纤维、金属晶须等。

3. 补强与填充的历史与发展

在橡胶工业中，填料的历史几乎和橡胶的历史一样长。生活在亚马孙河流域的印第安人会在胶乳中加入黑粉，最初可能是为了防止光老化，后来制作胶丝时曾用滑石粉作隔离剂，在 Hancock 发明混炼机后，常在橡胶中加入土、碳酸钙等填料。

1904 年，S. C. Mote 用炭黑使橡胶的强度提高到 28.7MPa，但当时并未引起足够的重视。在炭黑尚未成为有效补强剂前，人们用氧化锌作补强剂。一段时间后，人们才重视炭黑的补强作用。

我国是世界上生产炭黑最早的国家。1864 年美国开始研制炭黑。1872 年世界上才实现工业规模的炭黑生产。炭黑的补强性不仅使它得到广泛的应用，而且也促进了汽车工业的发展。第二次世界大战前槽黑占统治地位，20 世纪 50 年代后用炉黑代替槽黑、灯烟炭黑，炉黑生产满足了轮胎工业发展的要求。70 年代在炉黑生产工艺基础上进行改进，又出现了新工艺炭黑。这种炭黑的特点是在比表面积和传统炭黑相同的条件下，耐磨性提高了 5%～20%，进一步满足了子午线轮胎的要求。

美国大陆碳公司在 20 世纪 80 年代末开发生产出低滚动阻力炭黑，即 LH10、LH20、LH30 等，其拉伸和耐磨性能相当于 N110、N220、N330 的水平，但生热低、弹性高。

德国德固萨公司也开发出新一代低滚动阻力炭黑，称之为"转化炭黑"。牌号有 EB118、EB122、EB111 和 EB123。特点是：物理、化学性能与常规炭黑相似，但着色强度低，聚集体大小分布宽，这样不仅可以减小滚动阻力，而且不会改变其耐磨性和对湿路面的抗滑性。

1939 年，我国首次生产了硅酸钙白炭黑，1950 年发明了二氧化硅气相法制白炭黑。近年来无机填料的发展也很快，主要表现在粒径微细化、表面活性化、结构形状多样化三方面。从填料来源看，对工业废料的综合利用以加工制造填料的发展也较快。

二、炭黑

1. 炭黑的定义

炭黑是由许多烃类物质（固态、液态或气态）经不完全燃烧或裂解生成的。它主要由碳分子组成，其微晶具有准石墨结构，且呈同心取向，其粒子是近乎球形的粒子，而这些粒子大都熔结成聚集体。

2. 炭黑的分类

炭黑是橡胶工业的主要补强剂。为适应橡胶工业的发展要求，人们开发了五十余种规格牌号的炭黑。以前炭黑分类有按制法分，也有按作用分，后来发展了 ASTM-1765 这种新的分类方法。这种方法的出现结束了以前分类混乱、缺乏科学表征炭黑的状况，但其缺点是没有反映出炭黑的结构度。炭黑的几种分类方法如下。

（1）按制造方法分

① 接触法炭黑　接触法炭黑，其中包括槽法炭黑、滚筒法炭黑和圆盘法炭黑。槽法炭黑转化率大约为 5％，其特点是含氧量大（平均可达 3％），呈酸性，灰分较少（一般低于 0.1％）。

② 炉法炭黑　炉法炭黑的特点是含氧量小（约 1％），呈碱性，灰分较多（一般为 0.2％～0.6％），这可能是由于水冷时水中矿物质带来的。

③ 热裂法炭黑　转化率 30％～47％，炭黑粒子粗大，补强性低，含氧量低（不到 0.2％），含碳量达 99％以上。

④ 新工艺炭黑　新工艺炭黑的聚集体较均匀，分布较窄，着色强度比传统的高十几个单位，形态较开放，表面较光滑。N375、N339、N352、N234、N299 等均为新工艺炭黑。

（2）按作用分

① 硬质炭黑：粒径在 40nm 以下，补强性高的炭黑，如超耐磨、中超耐磨、高耐磨炭黑等。

② 软质炭黑：粒径在 40nm 以上，补强性低的炭黑，如半补强炭黑、热裂法炭黑等。

这种分类方法比较粗略，主要是根据炭黑的性质及对橡胶的补强效果来分类命名的。

（3）按 ASTM 标准分类

我国在 20 世纪 80 年代开始采用美国 ASTM-1765-81 分类命名法。该命名法由四个字组成，第一个符号为 N 或 S，代表硫化速度。其中 N 表示正常硫化速度；而 S 表示硫化速度慢。N 及 S 符号后有三个数，第一位数表示炭黑的平均粒径围；第二位和第三位数无明确意义，代表各系列中不同牌号间的区别。其粒径按电镜法测得的数据划分为 10 个围，橡胶用炭黑粒径围在 11～500nm 之间，表 6-1 是橡胶用炭黑的分类命名。

表 6-1 橡胶用炭黑粒径分类

ASTM 系列	粒径围 /nm	典型炭黑品种		
		ASTM 名称	英文缩写	中文名称
N100	11～19	N110	SAF	超耐磨炉黑
N200	20～25	N220	ISAF	中超耐磨炉黑
N300	26～30	N330	HAF	高耐磨炉黑
N400	31～39	N472	XCF	特导电炉黑
N500	40～48	N550	FEF	快压出炉黑
N600	49～60	N660	GPF	通用炉黑
N700	61～100	N765	SRF-HS	高结构半补强炉黑
N800	101～200	N880	FT	细粒子热裂法炭黑
N900	201～500	N990	MT	中粒子热裂法炭黑
S200	20～25	S212	ISAF-LS-SC	代槽炉黑（中超耐磨炉黑型）
S300	26～30	S315	HAF-LS-SC	代槽炉黑（超耐磨炉黑型）

3. 炭黑的性质

炭黑的粒径（或比表面积）、结构性和表面活性，一般认为是炭黑的三大基本性质，通常称为补强三要素。

（1）炭黑的粒径或比表面积

① 炭黑的粒径及分布　炭黑的粒径是指单颗炭黑或聚集体中粒子的粒径大小，单位常为 nm，通常用平均粒径来表示，炭黑工业常用的平均粒径有算术平均粒径和表面平均粒径两种。

算术平均粒径 d_n，是一种最常用的平均粒径。表面平均直径 d_s 有时也称为几何平均直径。表面平均直径常大于算术平均直径，它与粒径分布大小有关，故可用 d_s/d_n 的值判断炭黑粒径的分散程度，比值越小，粒径分布越窄，反之则越宽。粒径分散程度对补强作用有一定影响，一般希望分布窄些好。

② 炭黑的比表面积及空隙度

A. 比表面积：炭黑比表面积是指单位质量或单位体积（真实体积）中炭

黑粒子的总表面积，单位为 m^2/g 或 m^2/cm^3。炭黑的比表面积有外表面积（光滑表面）、表面积（孔隙表面积）和总表面积（外表面积和表面积之和）之分。

B. 空隙度（表面粗糙度）：表面粗糙度是指炭黑粒子在形成过程中，因粒子表面发生氧化侵蚀所形成孔洞的多少，即氧化程度。这是由于碳氢化合物高温燃烧裂解时，炭黑的成粒过程伴随有剧烈氧化作用。

（2）炭黑的结构

① 炭黑的微观结构

炭黑的微晶结构属于石墨晶类型，石墨晶格中碳原子有很小的对称结构。

炭黑是准石墨晶体，所以不像石墨晶体那样整齐排列，且晶体中平行层面间距稍大于石墨晶体，各层面有不规则排列。3～5 个层面组成一个微晶体。

尽管炭黑聚集体是准石墨晶体，但它的结晶很不完整，晶体小，缺陷多，甚至有的炭黑中还有单个层面及无定形碳存在。与石墨相比，炭黑平行层面间的距离较大，且排列不规整，将炭黑在没有氧的情况下加热到 1000℃ 以上，则炭黑微晶尺寸会逐渐增加，而层面间的距离则减小，即提高了微晶结构的规整性。当温度升高至 2700℃ 时，炭黑则转变成石墨。

炭黑石墨化之后，粒子直径和结构形态无大变化，只是微晶的尺寸变大，化学活性下降，与橡胶的结合能力下降，补强能力下降。

② 炭黑的结构度

炭黑的结构度是指炭黑链枝结构的发达程度。炭黑的结构度通常是指炭黑的一次结构，但也含二次结构的问题。

A. 炭黑的一次结构 炭黑的一次结构就是聚集体，又称为基本聚熔体或原生结构，它是炭黑的最小结构单元。通过电子显微镜可以观察到这种结构。这种结构在橡胶的混炼及加工过程中，除小部分外，大部分被保留，所以可视其为在橡胶中最小的分散单位，所以又称为炭黑的稳定结构。这种一次结构对橡胶的补强及工艺性能有着本质的影响。

B. 炭黑的二次结构 炭黑的二次结构又称为附聚体、凝聚体或次生结构，它是炭黑聚集体间以范德华力相互聚集形成的空间网状结构，这种结构不太牢固，在与橡胶混炼时易被碾压粉碎成为聚集体。

炭黑的结构性与炭黑的品种及生产方法有关，采用高芳香烃油类生产的高耐磨炉黑，有较高的结构性；瓦斯槽黑只有 2～3 个粒子熔聚在一起；而热裂法炭黑几乎没有熔聚现象，其粒子呈单个状态存在。所以一般将炭黑结构性分为低结构、正常结构和高结构三种。

根据石墨结晶模型来描述炭黑的结构，聚集体的结构层次为：

元素碳→碳核（六边形）→多核层面→炭黑微晶→炭黑粒子→炭黑的一次结构（聚集体）

C. 炭黑结构度的测定方法　炭黑结构度的测定方法有多种，如电镜法及图像分析法、吸油值法、视比容法及水银压入法等。

工业上广泛采用的是吸油值法即用邻苯二甲酸二丁酯（DBP）的吸收值来表征炭黑的结构，DBP 吸油值法是以单位质量炭黑吸收邻苯二甲酸二丁酯的体积表示的。通常 DBP 值越高，炭黑的结构度越高。

一般高结构炭黑 DBP 吸油值大于 $120 cm^3/100g$，低结构炭黑低于 $80 cm^3/100g$。

（3）炭黑的表面化学性质

炭黑粒子表面化学性质与炭黑的化学组成和炭黑的表面基团有关。

① 炭黑的化学组成　炭黑主要是由碳元素组成的，含碳量为 90%～99%，还有少量氧、氢、氮和硫等元素，其他还有少许挥发分和灰分，构成了炭黑的化学组成。因为碳原子以共价键结合成六角形层面，所以炭黑具有芳香族的一些性质。

② 炭黑的表面基团　炭黑表面上有自由基、氢、羟基、羧基、酯基、醌基，这些基团估计主要在层面的边缘。基团含量对炭黑水悬浮液的 pH 值有重要作用，含量高，pH 值小。例如槽法炭黑水悬浮液的 pH 值在 2.9～5.5，炉法炭黑 pH 值一般在 7～10。

炭黑的表面基团具有一定的反应性，可以发生氧化反应、取代反应、还原反应、离子交换反应、接枝反应等，这是炭黑表面改性的基础。

（4）炭黑的其他性质

① 光学性质　炭黑的着色强度是炭黑混入白色颜料后反射力降低的程度。它是炭黑的重要光学性质，并与炭黑的粒径、结构等因素有关。炭黑粒径小，着色强度高；炭黑结构高，着色强度低。着色强度用于测定橡胶用炭黑光学性质的标准方法中，常用于研究新工艺炭黑的光学性质及质量控制。

② 密度　炭黑密度是指单位体积炭黑的质量，有真密度和视密度之分，单位为 g/cm^3 或 kg/m^3。炭黑的倾注密度，大多数品种在 $0.3～0.5g/cm^3$（或 300～500kg/m^3）之间，它对炭黑的加工及贮运有实际意义。

③ 导电性　炭黑是一种半导体材料，常用电导率或电阻率表示它的电性能。炭黑的导电性与其微观结构、粒子大小、表面性质等密切相关。

一般来说，粒子越小，结构度越高，导电性能越好。高结构炭黑较正常结构或低结构炭黑具有更好的导电性。炭黑表面粗糙度，即孔隙性也影响炭黑的导电性，表面粗糙多孔的炭黑其导电性增强。

4. 炭黑的结合橡胶及包容胶

(1) 结合橡胶

① 结合橡胶的概念　结合橡胶也称为炭黑凝胶，是指炭黑混炼胶中不能被它的良溶剂溶解的那部分橡胶。结合橡胶实质上是填料表面上吸附的橡胶，也就是填料与橡胶间的界面层中的橡胶。通常采用结合橡胶来衡量炭黑和橡胶之间相互作用力的大小，结合橡胶多则补强性高，所以结合橡胶是衡量炭黑补强能力的标尺。

核磁共振研究已证实，炭黑结合胶层的厚度大约为 5.0nm，紧靠炭黑表面一层的厚度约为 0.5nm，这部分是玻璃态的。在靠近橡胶母体这一面的呈亚玻璃态，厚度大约为 4.5nm。结合橡胶量虽然很重要，但测试方法及表示方法并不统一。

② 结合橡胶的生成原因　结合橡胶的生成有两个原因：一是吸附在炭黑表面上的橡胶分子链与炭黑的表面基团结合，或者橡胶在加工过程中经过混炼和硫化产生的大量橡胶自由基或离子与炭黑结合，发生化学吸附，这是生成结合橡胶的主要原因；二是橡胶大分子链在炭黑粒子表面上的那些大于溶解力的物理吸附，要同时解吸所有被炭黑吸附的大分子链并不是很容易的，只要有一两个被吸附的链节没有解吸掉，就有可能使整个分子链成为结合橡胶。

③ 影响结合橡胶的因素　结合橡胶是由炭黑表面对橡胶的吸附产生的，所以任何影响这种吸附的因素均会影响结合橡胶的生成量，其主要影响因素如下。

A. 炭黑比表面积的影响：结合橡胶几乎与炭黑的比表面积成正比地增加。随着炭黑比表面积的增大，吸附表面积增大，吸附量增加，即结合橡胶增加。

B. 混炼薄通次数的影响：天然橡胶是一种很容易产生氧化降解的物质，那些只有一两点吸附的大分子链的自由链部分可能存在于玻璃态层及亚玻璃态层外面。这部分橡胶分子链薄通时同样会产生力学断链及氧化断链。这种断链可能切断了其与吸附点的连接，这样就会使结合胶量下降。

C. 温度的影响：将混炼好的试样放在不同温度下保持一定时间后测结合胶量。随处理温度升高，即吸附温度升高，结合胶量提高，这种现象和一般吸附规律一致。

与上述现象相反，混炼温度对结合橡胶的影响却是混炼温度越高则结合橡胶越少。这可能是因为温度升高，橡胶变得柔软，不易被机械力破坏而断链形成大分子自由基，炭黑在这样柔软的橡胶环境中也不易产生断链而形成自由基，因此在高温炼胶时由于这种作用形成的结合橡胶会比低温炼胶的少。

D. 橡胶性质的影响：结合胶量与橡胶的不饱和度和分子量有关，不饱和度高、分子量大的橡胶，生成的结合橡胶多。

E. 时间的影响：试验表明，混炼后随停放时间增加，结合胶量增加，大约一周后趋于平衡。因为固体炭黑对固体橡胶大分子的吸附不像固体填料对气体或小分子吸附那么容易。另外化学吸附部分较慢，也需要一定时间。

（2）包容橡胶

包容橡胶（吸留胶）是在炭黑聚集体链枝状结构中被屏蔽（包藏）的那部分橡胶。包容橡胶的活动性受到极大的限制，所以在一些问题的处理中常把它看成是炭黑的一部分，当然这种看法不够准确。当剪切力增大或温度升高时这部分橡胶还有一定的橡胶大分子的活动性。

Medalia 根据炭黑聚集体的电镜观测、模型、计算等大量研究工作得出结论：DBP 吸油值越高，也就是炭黑聚集体结构度越高，即聚集体枝杈越发达，则包容橡胶越多。

5. 炭黑对橡胶加工性能的影响

炭黑的粒径、结构和表面性质等性能对橡胶的加工性能有重要的影响，表现在混炼、压延、压出和硫化各工艺过程中及混炼胶的流变性能上。

（1）炭黑性质对混炼的影响

炭黑的粒径、结构和表面性质对混炼过程和混炼胶性质均有影响。

① 炭黑性质对混炼吃料及分散的影响：炭黑的粒径越小混炼越困难，吃料慢，耗能高，生热高，分散困难。这主要是因为粒径小，比表面积大，需要湿润的面积大。

炭黑结构对分散的影响也很明显。高结构比低结构吃料慢，但分散快。这是因为结构高，其中孔隙体积比较大，排出其中的空气需要较多的时间，而一旦吃入后，结构高的炭黑易分散开。

② 炭黑性质对混炼胶黏度的影响：混炼胶的黏流性在加工过程中十分重要。一般炭黑粒径越小，填充量越高，混炼胶的黏度越高，结合胶量也越多；炭黑的结构度越高，包容胶量越多，炭黑的有效填充体积分数增大，混炼胶黏度也提高，流动性降低。

（2）炭黑性质对压出的影响

炭黑对压出工艺的影响主要是指对胶料压出断面膨胀率（或称口型膨胀

率）、压出速度和压出外观的影响。而胶料的压出断面膨胀率、压出速度和压出外观主要与胶料的弹性有关。

一般来说，炭黑的结构性高，混炼胶的压出工艺性能较好，口型膨胀率小，半成品表面光滑，压出速度快。炭黑用量的影响也很重要，用量多，膨胀率小，所以 FEF 等快压出炭黑适用于压出胶料。

（3）炭黑性质对硫化的影响

① 炭黑表面性质的影响　炭黑表面酸性基团含量多，pH 低，对于促进剂 D 的吸附量大，相应地减少了促进剂 D 的用量，因而会迟延硫化。另外炭黑表面酸性基团能阻碍自由基的形成，又能在硫化初期抑制双基硫的产生，所以会迟延硫化，起到较好的防焦烧作用。而 pH 值高的炉法炭黑一般无迟延现象。

② 炭黑的结构和粒径的影响　炭黑粒径越小，焦烧越快。这是因为粒径越小，比表面积越大，结合橡胶越多，自由胶中硫化剂浓度较大。

6. 炭黑对硫化胶性能的影响

炭黑的性质对硫化胶的性能有决定性的影响，因为有了炭黑的补强作用才使那些非自补强橡胶的力学性能得到了很大的提高，使其具有了使用价值。就总体来说，炭黑的粒径对橡胶的拉伸强度、撕裂强度、耐磨耗性的作用是主要的，炭黑的结构度对橡胶模量的作用是主要的，炭黑的表面活性对各种性能都有影响。

（1）炭黑性质对硫化胶一般技术性能的影响

① 炭黑粒径的影响　炭黑粒径对硫化胶的拉伸强度、撕裂强度、耐磨性都有决定性作用。粒径小，材料的撕裂强度、定伸应力、硬度均会提高，而弹性和伸长率下降，压缩永久变形变化很小。这是因为粒径小，比表面积大，使橡胶与炭黑间的界面积大，两者间相互作用产生的结合胶多。

② 炭黑结构的影响　炭黑的结构对材料的定伸应力和硬度均有较大的影响。因为填料的存在减小了硫化胶中弹性橡胶大分子的体积分数，结构高的炭黑更大程度地减小了橡胶大分子的体积分数。结构对材料的耐磨耗性只有在苛刻的磨耗条件下才表现出一定的改善作用。结构对材料的其他性能也有一定的影响。

③ 炭黑表面性质的影响

A. 炭黑粒子的表面形态的影响。炭黑粒子表面的粗糙程度及炭黑的结晶状态对补强作用有一定的影响。例如，将 ISAF 在较低温度下（850～1000℃）

加热，控制加热时间，这时炭黑粒子表面石墨化，而微晶尺寸增大，结果使炭黑的补强作用下降。

B. 炭黑粒子的表面粗糙度的影响。随着粗糙度的增大，硫化橡胶的定伸应力、拉伸强度、耐磨性和耐屈挠龟裂性下降，而回弹性、伸长率则增大。这主要是因为炭黑表面的孔隙度增加后，橡胶大分子很难接近这些微孔，使它不能与橡胶相互作用而起到补强效果。

C. 炭黑粒子表面化学基团的影响。炭黑表面的含氧基团对通用不饱和橡胶的补强作用影响不大，而对像 IIR 这类近于饱和的弹性体来说，含氧基团对炭黑的补强作用非常重要，含氧基团多的槽法炭黑补强性好。

（2）炭黑的性质对材料动态性能的影响

橡胶作为轮胎、运输带和减震制品时，受到的力往往是交变的，即应力呈周期性变化，因此有必要研究橡胶的动态力学性质。橡胶制品在动态条件下使用的特点是变形（或振幅）不大，一般小于 10％，频率较高，基本上是处于平衡状态的，其动态性质是一种非破坏性的性质。而静态性质，如拉伸强度、撕裂强度、定伸应力等都是在大变形下，与橡胶抗破坏性有关的性质。

① 填充炭黑和振幅对动态性能的影响　橡胶的动态模量受炭黑的影响，加入炭黑使 G'（弹性模量）、G''（损耗模量）均增加。炭黑的比表面积大、活性高、结构高，均使 G、G''增加，同时受测试条件（如温度、频率和振幅）的影响。

A. 填充炭黑和振幅对 G' 的影响　填充炭黑材料的 G' 高于纯胶的，且随炭黑填充量的增加而提高。填充炭黑材料的 G' 受振幅的影响，随振幅增大而减小，到大约 10％时趋于平稳。

B. 填充炭黑和振幅对 G''和 $\tan\delta$ 的影响　炭黑的加入使材料的 G''和 $\tan\delta$ 增大，也就会使胶料生热增多，阻尼性提高。这种作用对于减震橡胶制品是很需要的，因为它能减少震动、降低噪声。另外，这种作用可以增加材料的韧性，提高抵抗外力破坏的能力，增加轮胎对路面的抓着力。其缺点是增加了轮胎的滚动阻力，使汽车耗油量增加，温升还会加速轮胎老化。

② 炭黑性质对动态性能的影响　炭黑的比表面积越大，硫化胶的 G'越大，且随振幅的增大，下降程度增大。当比表面积接近时，结构高的 G'大，但对振幅变化不敏感。

（3）炭黑的性质对硫化橡胶导电性的影响

炭黑填充会使胶料电阻率下降，炭黑胶料的电性能受炭黑结构影响最明显，其次受炭黑的比表面积、炭黑表面粗糙度、表面含氧基团浓度的影响。前两个因素高则胶料的电阻率低。另外，均匀的分散会使材料的电阻率提高，若需要高电阻率的制品应使用大粒子、低结构、表面挥发分大的炭黑。炭黑用量增大，电阻率降低。

7. 炭黑对橡胶的补强机理

炭黑补强作用使材料的力学性能提高，同时也使橡胶在黏弹变形中由黏性作用而产生的损耗因素提高，例如 tanδ、生热量、损耗模量、应力软化效应提高。因应力软化效应能够比较形象地说明大分子滑动补强机理，因此将两者结合在一起讨论。

（1）应力软化效应

① 应力软化效应的含义　硫化胶试片在一定的试验条件下拉伸至给定的拉伸比 λ_1 时，去掉应力，试片恢复。第二次拉伸至同样的 λ_1 时所需应力比第一次小。若将第二次拉伸比增大到超过第一次拉伸比 λ_1 时，则第二次拉伸曲线在 λ_1 处急剧上扬与第一次曲线衔接。若将第二次拉伸应力去掉，试片恢复。第三次拉伸，则第三次的应力-应变曲线又会在第二次曲线下面。随次数增加，下降减少，大约 4～5 次后达到平衡。上述现象叫应力软化效应，也称为 Mullins 效应。

② 应力软化效应的影响因素　应力软化效应代表一种黏性的损耗因素，所以凡是影响黏弹行为的因素对它均有影响。填料及其性质对应力软化效应有决定性作用，主要影响因素有填充方式和填料品种，总的趋势是补强性强的炭黑应力软化效应比较强。

③ 应力软化的恢复　应力软化有恢复性，但在室温条件下停放几天，损失的应力恢复很少，而在 $100℃\times24h$ 真空中能恢复大部分损失的应力。因为炭黑的吸附是动态的，在恢复条件下，橡胶大分子会在炭黑表面重新分布，断的分子链可被新链代替，剩下的不能恢复的称为永久性应力软化作用。

（2）炭黑的补强机理

近半个世纪以来，人们对炭黑补强机理进行了广泛的探讨。各个作者提出的机理虽然能说明一定的问题，但有局限性。随着科学发展，针对炭黑补强机理的研究也在不断地深化和完善。橡胶大分子滑动学说的炭黑补强机理是一个比较完善的理论，包含容积效应、弱键和强键学说、Bueche 的炭黑粒子与橡胶链的有限伸长学说、壳层模型理论、橡胶大分子链滑动学说等，这里就不一一展开论述了。

8. 白炭黑

(1) 白炭黑的制造

白炭黑的制备多采用两种方法，即煅烧法和沉淀法。

煅烧法制备的白炭黑又称为气相法白炭黑或干法白炭黑，它是以多卤化硅（$SiCl_x$）为原料在高温下进行热分解，通过气相反应制得的。干法白炭黑粒径极小，约为 15～25nm，飞扬性极大。气相法白炭黑杂质少，补强性好，但制备复杂且成本高，主要用于硅橡胶中，所得产品为透明、半透明状，产品的物理力学性能和介电性能良好，耐水性优越。

沉淀法制备白炭黑普遍采用硅酸盐（通常为硅酸钠）与无机酸（通常使用硫酸）发生中和沉淀反应的方法来制取水合二氧化硅。沉淀法白炭黑粒径较大，约为 20～40nm，纯度较低，补强性比煅烧法差，胶料的介电性能特 别是受潮后的介电性能较差，但价格便宜，工艺性能好。可单用于 NR、SBR 等通用橡胶中，也可与炭黑并用，以改善材料的抗屈挠龟裂性，使裂口增长减慢。

(2) 白炭黑的结构

① 白炭黑的化学结构　白炭黑 95%～99% 的成分是 SiO_2，经 X 射线衍射证实，因白炭黑的制法不同，其结构有差别。气相法白炭黑的结构几乎完全是排列紧密的硅酸三维网状结构，这种结构使粒子吸湿性小，表面吸附性强，补强作用强。而沉淀法白炭黑的结构除了有三维结构的硅酸外，还残存有较多的二维结构硅酸，致使材料结构疏松，有很多毛细管结构，很易吸湿，从而降低了它的补强活性。

② 白炭黑的结构　白炭黑的结构像炭黑，它的基本粒子呈球形。在生产过程中，这些基本粒子在高温状态下相互碰撞而形成了以化学键相连接的链枝状结构，这种结构称之为基本聚集体。链枝状结构彼此以氢键吸附又形成了次级聚集体结构，这种聚集体在加工混炼时易被破坏。

(3) 白炭黑的表面化学性质

① 表面基团　相邻羟基（在相邻的硅原子上），它对极性物质的吸附作用十分重要；隔离羟基，主要存在于脱除水分的白炭黑表面上，这种羟基的含量，气相法白炭黑比沉淀法白炭黑的要多，在升高温度时不易脱除；双羟基，即在一个硅原子上连有两个羟基。白炭黑表面的基团具有一定的反应性，其表面的反应包括：失水及水解反应、与酰氯反应、与活泼氢反应、形成氢键等。

② 白炭黑表面的吸附作用　白炭黑表面有很强的化学吸附活性，这与表面羟基有关。它可以和水以氢键形式结合，形成多分子吸附层。除此之外，它

还可与许多有机小分子物质发生吸附作用。多官能团的胺类或醇类的吸附性高于单官能团的，所以 SiO_2 胶料中常用乙醇胺、乙二醇、三乙醇胺等多官能团化合物作活性剂。

③ 热行为　将白炭黑加热就会放出水分，随温度升高，放出水分的量增加。在 $150\sim200℃$ 之前，放出水分最多，$200℃$ 以后趋向平缓，有明显的转折点。转折点以前主要是吸附水脱附，转折点后是表面羟基缩水反应。

（4）白炭黑对材料工艺性能和硫化橡胶性能的影响

① 白炭黑对材料工艺性能的影响

A. 材料的混炼与分散　白炭黑由于比表面积很大，总趋向于二次聚集，加之在空气中极易吸收水分，致使羟基间易产生很强的氢键缔合，进一步提高了颗粒间的凝聚力，所以白炭黑的混炼与分散要比炭黑困难得多，而且在大量配合时，还容易生成凝胶，使材料硬化，混炼时生热大。为了获得良好的分散度，就要求初始混炼时，保持尽可能高的剪切力，以便使白炭黑的这些聚集体粒子尽可能被破坏，而又不致使橡胶分子链发生过多的机械降解。为此，白炭黑应分批少量加入，以降低生热。适当提高混炼温度，有利于除掉一部分白炭黑表面吸附的水分，降低粒子间的凝聚力，有助于白炭黑在材料中的分散。

B. 白炭黑补强硅橡胶混炼胶中的结构控制　白炭黑，特别是气相法白炭黑是硅橡胶最好的补强剂，但有一个使混炼胶硬化的问题，一般称为"结构化效应"。其结构化随胶料停放时间延长而增加，甚至严重到无法返炼、报废的程度。对此有两种解释，一种认为是硅橡胶端基与白炭黑表面羟基缩合；另一种认为是硅橡胶硅氧链节与白炭黑表面的羟基形成氢键。

防止结构化有两个途径，一种途径是混炼时加入某些可以与白炭黑表面羟基发生反应的物质，如羟基硅油、二苯基硅二醇、硅氮烷等。当使用二苯基硅二醇时，混炼后应在 $160\sim200℃$ 下处理 $0.5\sim1h$。这样就可以防止白炭黑填充硅橡胶的结构化。另一种途径是预先将白炭黑表面改性，先去掉部分表面羟基，从根本上消除结构化。

C. 材料的穆尼黏度　白炭黑生成凝胶的能力与炭黑不相上下，因此在混炼白炭黑时，胶料的穆尼黏度提高，以至于恶化了加工性能，所以在含白炭黑的胶料配方中软化剂的选择和用量很重要。在 IIR 中往往加入石蜡烃类、环烷烃类和芳香烃类，用量视白炭黑用量多少及穆尼黏度大小而异，一般可达 $15\%\sim30\%$。在 NR 中，以植物性软化剂如松香油、妥尔油等软化效果最好，合成的软化剂效果不大，矿物油的软化效果最低。

D. 胶料的硫化速度　白炭黑粒子表面有大量的微孔，对硫化促进剂有较强的吸附作用，因此可以明显地迟延硫化。为了避免这种现象，一方面可适当地提高促进剂的用量；另一方面可采用活性剂，使活性剂优先吸附在白炭黑表面，这样就减少了它对促进剂的吸附。

活性剂一般是含氮或含氧的胺类、醇类、醇胺类低分子化合物。对 NR 来说胺类更适合，如二乙醇胺、三乙醇胺、丁二胺、六亚甲基四胺等。对 SBR 来说，醇类更适合，如己三醇、二甘醇、丙三醇、聚乙二醇等。活性剂用量要根据白炭黑用量、pH 值和橡胶品种而定，一般用量为白炭黑的 1％～3％。

② 白炭黑对硫化橡胶性能的影响　白炭黑对各种橡胶都有十分显著的补强作用，其中对硅橡胶的补强效果尤为突出。白炭黑是一种补强效果仅次于相应炉法炭黑的白色补强剂。含一定量白炭黑的硫化橡胶与相应炉法炭黑（如 HAF）补强的硫化橡胶相比，具有强度高、伸长率大、撕裂强度高、硬度高、绝缘性好等优点。通常将炭黑和白炭黑并用，可以获得较好的综合性能。

三、有机补强剂

橡胶工业使用的有机补强剂包括合成树脂和天然树脂，但并非所有树脂都可用作补强剂。用作补强剂的树脂多为合成产品，如酚醛树脂、石油树脂及古马隆树脂，天然树脂有木质素等。许多树脂在胶料中同时兼有多种功能，如酚醛树脂可用作补强剂、增黏剂、纤维表面黏接剂、交联剂及加工助剂。石油树脂、高苯乙烯树脂也有多种功能。

1. 酚醛树脂

一般专门用作橡胶补强剂的酚醛树脂的聚合必须加入第三单体，并通过油或胶乳改性合成，使其具有高硬度、高补强性、耐磨、耐热且加工安全、与橡胶相容性好等特征。通用橡胶补强用酚醛树脂主要有间苯-甲醛二阶酚醛树脂、贾树油或妥尔油改性二阶酚醛树脂和胶乳改性酚醛树脂。

线型酚醛树脂商业化的产品主要有：美国 Occidental 公司的 Durez 系列、Schenectady 公司的 SP 系列、Summit 公司的 Duphene 系列、Polymer Applications 公司的 PA53 系列、德国 BASF 公司的 Koreforte 系列、法国 CECA 公司的 R 系列、我国常州常京化学有限公司的 PFM 系列等。

酚醛树脂主要用于刚性和硬度要求很高的胶料中，尤其常用于胎面部位（胎冠和胎面基部）和胎圈部位（三角胶和耐磨胶料）。

2. 石油树脂

石油树脂是石油裂解副产物的 C_5、C_9 馏分经催化聚合所制得的分子量不同的油状或热塑性烃类树脂。按化学成分可分为芳香族石油树脂（C_9 石油树脂）、脂肪族石油树脂（C_5 石油树脂）、脂肪-芳香族树脂（C_5/C_9 共聚树脂）、双环戊二烯树脂（DCPD 树脂）以及这些树脂加氢后的加氢石油树脂。

C_5 石油树脂还可进一步分为通用型、调和型和无色透明型 3 种。DCPD 树脂又有普通型、氢化型和浅色型 3 种之分。C_9 石油树脂，按原材料预处理及软化点分为 PR1 和 PR2 两种型号和多种规格。C_5 石油树脂软化点多在 100℃左右，主要作为增黏剂用于 NR 和 IR 胶料中。C_9 石油树脂软化点多为 90～100℃，主要用于油墨和涂料；软化点在 120℃以上的 C_9 石油树脂还可用作橡胶补强剂。C_5/C_9 石油树脂为 C_5 和 C_9 两种成分兼有的树脂，软化点为 90～100℃，主要用于 NR 和 SBR 等橡胶和苯乙烯型热塑性弹性体。DCPD 树脂软化点为 80～100℃，用于轮胎、涂料和油墨。氢化的 DCPD 树脂软化点可高达 100～140℃，主要用于各种苯乙烯型热塑性弹性体和塑料中。

3. 苯乙烯树脂

常用的高苯乙烯树脂由苯乙烯和丁二烯共聚制得，苯乙烯含量在 85% 左右，有橡胶状、粒状和粉状。高苯乙烯树脂的性能与其苯乙烯含量有关，苯乙烯含量 70% 的树脂软化温度为 50～60℃；苯乙烯含量为 85%～90% 的树脂软化温度为 90～100℃。苯乙烯含量增加，材料的强度、刚度和硬度增加。高苯乙烯树脂与 SBR 的相容性很好，可用于 NR、NBR、BR、CR，但不宜在不饱和度低的橡胶中使用。一般多用于各种鞋类部件、电缆胶料及胶辊。高苯乙烯树脂的耐冲击性能良好，能改善硫化胶的力学性能和电性能，但伸长率下降。

4. 木质素

木质素是造纸工业的废弃物，每年可从造纸污水中提取约 3000 万吨。木质素是一种主要由碳、氢、氧三元素组成的天然高分子化合物，是苯丙基单元通过—O—、—C—C—连接的芳香族化合物，它的分子结构复杂，分子量约为 800～12000。木质素是由造纸废液经沉淀、干燥得到的物质，呈黄色或棕色，相对密度为 1.35～1.50，加酸可以使木质素沉淀出来，但一般的沉淀方法得到的木质素的粒径较大（2～5μm），即使再研磨，缩小粒径的效果也不大。木质素在温度 70～110℃干燥时，会出现软化和黏性增加的现象，而聚集成较大颗粒，平均粒径达 5μm 以上。因此，直接将这种微米级的木质素混入橡胶后，通常不能获得很好的补强效果，而只能起着填充的作用。

四、无机填充剂

1. 无机填料的特点

与炭黑相比，无机填料具有以下特点：来源丰富，主要来源于矿物；价格比较低；多为白色或浅色，可以制造彩色橡胶制品；制造能耗低，制造炭黑的能耗比无机填料高；某些无机填料具有特殊功能，如阻燃性、磁性等；对橡胶基本无补强性，或者补强性低。

对于橡胶工业，补强是非常重要的，否则许多非自补强橡胶便失去了使用价值。但多数无机填充剂的补强性能不如炭黑好，主要原因是无机填料具有亲水性，与橡胶的亲和性不好，因此降低无机填料的粒径和表面亲水性是关键。

2. 无机填料表面改性的主要方法

（1）主要改性方法

无机填料的表面改性方法，主要有以下几种：亲水基团调节、偶联剂或表面活性剂改性无机填料表面、粒子表面接枝、粒子表面离子交换、粒子表面聚合物胶囊化。在这些方法中，目前工业上广泛采用的是用偶联剂及表面活性剂改性无机填料。

（2）偶联剂或表面活性剂改性的主要作用

可以降低混炼胶黏度，改善材料加工流动性；改善填料的分散性和表面亲和性；提高橡胶的冲击弹性，降低生热等。

（3）偶联剂或表面活性剂改性填料的方法

这种表面改性原则上有两类方法，分别是干法和湿法。相比之下，干法不易混匀，但很方便。

干法有两种混合方法，一是用液态改性剂或稀释的改性剂喷在一定温度下搅拌翻动的填料中进行混合；二是在聚合物混炼时将改性剂与填料一起加入机械混炼。

湿法也有两种混合方法。一是将改性剂水溶液或乳液或改性剂直接加到填料水悬浮液中并搅拌反应、除水、干燥；二是将填料悬浮于改性剂的溶液中，让其吸附改性剂，再除去溶剂、干燥。

3. 改性剂的分类及其改性效果

改性剂主要包括偶联剂和表面活性剂两类。偶联剂有硅烷类、钛酸酯类、铝酸酯类和叠氮类等；表面活性剂主要有脂肪酸和树脂酸类、官能化低聚物类，其他还有阳离子、阴离子、非离子等类。

（1）偶联剂

① 硅烷类　硅烷类偶联剂是目前品种最多、用量较大的一类偶联剂，通式为 $X_3\text{-Si-R}$。X 为能水解的烷氧基，如甲氧基、乙氧基、氯等，3 表示基团个数为 3 个，水解后生成的硅醇基与填料表面的羟基缩合而产生化学结合。R为有机官能团，如羟基、氨基、乙烯基、甲基丙烯酰氧基、环氧基等，往往它们可以与橡胶在硫化时产生化学结合。选择含有什么基团的硅烷类偶联剂主要取决于橡胶中硫化体系和填充体系。

硅烷类偶联剂用量为填充剂用量的 $1\%\sim3\%$。最好将偶联剂与填充剂预混合后加入胶料为好，使偶联剂在填充剂表面以均匀的薄层覆盖最为理想。

② 钛酸酯类　为了解决硅烷类偶联剂对聚烯烃等热塑性塑料缺乏偶联效果的问题，20 世纪 70 年代中期发展了钛酸酯类偶联剂。钛酸酯类偶联剂因与中心元素钛相结合的亲水性基团以及亲油性基团的不同而异，总的来说，按其化学结构可分为 3 类：单烷氧基类、螯合型和配位型偶联剂。单烷氧基类产品耐水性差，主要适用于干燥的颜料和填料的表面处理；螯合型偶联剂含有氧乙酸螯合基或乙二醇螯合基，这类产品耐水性好，适用于高含水量的颜料、填料的表面处理，或在水性涂料中直接使用；配位型偶联剂在四烷基钛酸酯上附加了亚磷酸酯，在改进耐水性的同时，又能产生含磷化合物。

钛酸酯类偶联剂在橡胶中的应用，如在胶料中加入钛酸酯类偶联剂后，由于白色填料表面被活化，增加了与橡胶分子的亲和力，使胶料的拉伸强度和撕裂强度得到改善。钛酸酯类偶联剂具有一定的增塑作用，因此可增加填充剂用量，或减少增塑剂用量。

（2）表面活性剂

表面活性剂大多为有机化合物，具有不对称的分子结构，由亲水和疏水两部分基团所组成，根据基团的特征和在水中离解状态可分为非离子型和离子型两种。常用的非离子型表面活性剂有：脂肪酸、树脂酸、烷醇类和长链胺等物质。常用的离子型表面活性剂有：阳离子型的季铵化合物、阴离子型的十二烷基苯磺酸钠等。

4. 典型的无机填充剂

（1）硅酸盐类

硅酸盐类填充剂品种很多，如土、滑石粉、硅灰石粉、云母粉、石棉、硅铝炭黑、海泡石等。土或黏土是橡胶中用量最大的硅酸盐类填充剂，土的性质因产地、制法不同而异。土的生产方法有干法和湿法两种。按补强效果，土有软、硬之分，硬质土的补强性能优于软质土。

（2）碳酸盐类

碳酸盐类包括各类碳酸钙、轻质碳酸镁及白云石粉等。碳酸钙是橡胶工业中用量最大的填充剂，它原料易得，价格合理，且可大量填充。碳酸钙随制法不同，有不同品种，如重质碳酸钙、轻质碳酸钙、超细（活性）碳酸钙。重质碳酸钙的粒径在 $10\mu m$ 左右，主要起填充增容作用。在一定用量范围内对材料物性影响不大，所以在胶料中可以大量填充。轻质碳酸钙粒径在 $0.5\sim 6\mu m$ 之间，具有半补强性能。超细（活性）碳酸钙粒径在 $0.01\sim 0.1\mu m$ 之间，具有较高的补强性能。

（3）硫酸盐类

橡胶用硫酸盐类填充剂的用量不及硅酸盐类和碳酸盐类多。硫酸钡和锌钡白是硫酸盐类最重要的填充剂，其他还有重晶石、硫酸钙（石膏）、硫酸铵等。

硫酸钡按制造方法分天然和沉淀两种。前者是由天然重晶石粉碎得到的，称为重晶石粉，这种产物粒径大，多在 $2\sim 25\mu m$ 之间。后者是重晶石与碳加热还原生成硫化钡，再与硫酸作用生成沉淀硫酸钡，这种产物粒径较小，约为 $0.2\sim 5\mu m$。沉淀硫酸钡可赋予橡胶和塑料制品对 X 射线的不透过性，主要用作橡胶的填充剂及着色剂，其耐酸性较好，多用于耐酸制品。

锌钡白又称立德粉，是硫酸钡和硫化锌的混合物。不溶于水，能够溶解硫化锌而不溶解硫酸锌，对碱及硫化氢稳定。锌钡白主要用作着色剂，也可用作 NR、合成橡胶及胶乳的填充剂，因相对密度大，一般不会作填充剂使用。

（4）金属氧化物及氢氧化物

橡胶用金属氧化物及氢氧化物这类填充剂中，多半兼有填充剂、活化剂、着色剂、阻燃剂、消泡剂乃至硫化剂等不同功能。有的甚至不是主要作为填充剂而是以上述其他用途使用，这里不再详细叙述。

五、短纤维补强

材料中使用长纤维作骨架材料的主要目的在于提高制品的力学强度和模量，限制其外力作用下的变形。长纤维与橡胶的复合，其制造工艺是比较麻烦的。短纤维橡胶复合体的强度虽不及长纤维橡胶复合体，但具有保持橡胶制品形状的性能，以及可控制复合体的强度、弹性模量和纤维定向等；加工方面也不像长纤维复合体那样复杂，用开炼机、密炼机、挤出机等通用橡胶机械即可容易地加工成型。

1. 短纤维的种类

橡胶复合材料用的短纤维主要有丝和麻等天然纤维、聚酯和芳纶纤维等合成纤维、碳纤维等无机纤维以及金属纤维。

① 天然纤维主要有丝纤维、麻纤维、椰子纤维、木材纤维素纤维、木浆纤维、黄麻纤维等。

② 合成纤维主要有丝聚酯纤维、维纶纤维、人造丝纤维、芳纶纤维等。

③ 无机纤维主要包括碳纤维、玻璃纤维、碳化硅纤维、钛酸钾纤维、石墨纤维等。

④ 金属纤维主要是钢纤维。

2. 短纤维的长度

短纤维的长度及与其相应的长径比对橡胶复合材料的性能影响很大。橡胶工业用的短纤维一般指纤维断面尺寸在一到几十微米间，长径比在 250 以下，通常在 $100\sim200$ 间，长度在 35mm 以下，通常为 $3\sim5$mm 的各类纤维。

短纤维补强胶料一般用开炼机、密炼机、混炼机等高剪切力橡胶加工机械进行混炼，因此像玻璃纤维、碳纤维等较脆的短纤维在加工过程中容易断裂、粉碎。短纤维混炼后的破碎程度随所用橡胶种类、配方、短纤维种类和直径而异。

聚酯纤维、维纶、聚间苯二甲酰间苯二胺纤维在混炼中不会产生弯曲和破断，纤维分布与混炼前的短纤维相同。耐纶和人造丝纤维混炼中会产生弯曲和破断，玻璃纤维和碳纤维等混炼后会断成约 $150\,\mu m$ 的长度。此外，芳纶纤维混炼中会产生原纤化和破断，有时会粉碎成 $150\mu m$ 的长度。

3. 短纤维增强的受力分析

短纤维增强橡胶是一种多相体系，其中橡胶为连续相，短纤维为分散相，两相间形成界面层。为了使该复合材料具有优良的性能，橡胶基质、纤维和界面层必须各自达到一定的性能要求。

纤维的作用是增强作用，赋予复合材料高强度、高模量。橡胶的作用是基体，将个体的纤维按一定取向牢固地粘接成整体，将应力传递并分配到各个纤维上，保护纤维不受环境侵蚀和磨损，复合材料的最高使用温度往往取决于橡胶。界面层是决定复合材料性能的重要因素，界面区起到传递应力，以及承受由于热膨胀系数不同而产生的应力作用。若界面不牢，则它就变成了复合材料的薄弱环节，所以许多短纤维需要进行与长纤维类似的预处理，以增强界面结合。

在短纤维-橡胶复合材料中，当受到一个拉力作用时，橡胶将通过界面把应力传递到纤维上。沿纤维轴应力的分布不均匀，应力在纤维末端较中间要小，中间最大。若纤维有足够的长度，即 L/D 等于或大于临界比值时，其中间应力与长纤维受到的应力相同，而在纤维的端部，纤维与橡胶的界面处剪切应力达到最大值。

复合体中短纤维有个最低用量问题，只有达到该用量才有明显增强作用。对于塑料至少要加 10％，主要是为了减小纤维末端的应力集中。一般短纤维补强复合材料的拉伸强度仅为连续纤维复合材料的 55％～86％，其模量为长纤维的 90％～95％。

4. 短纤维应用于橡胶中的几个实际问题

短纤维在橡胶中的应用有几个问题需要注意，这就是分散、黏合、取向三个问题。

（1）短纤维的表面处理

短纤维橡胶复合体的纤维与橡胶的黏合性和相互作用对复合材料性能有很大影响。短纤维的表面一般呈惰性，与橡胶的黏合性差，为改善纤维与橡胶的黏合性和分散性，可考虑以下方法：对短纤维表面进行处理，对橡胶本身进行改性，添加相容剂（分散剂），对橡胶进行纤维接枝等。

实际加工中主要采用短纤维表面处理和添加相容剂（分散剂）的处理方法。在短纤维与橡胶复合中，采用纤维的表面处理剂或添加结合剂的方法可以改善纤维与橡胶的黏合性。

（2）短纤维在橡胶中的取向

短纤维的取向有三个方向，即与压延方向一致的轴向（L）、与 L 处于同一平面并垂直于压延方向（T）和垂直 L-T 平面的方向（Y）。影响取向的最重要因素是复合材料制造成品工艺过程中最后工序流道的尺寸、形状、温度、压力和速度等工艺条件。混炼工艺对取向有影响，混炼过程中如果能注意取向方向，对制取高度取向材料有利。

5. 短纤维在橡胶制品中的应用

短纤维已成功地应用于胶管、三角带中，在轮胎、密封制品等各领域也在试用，起到了简化工艺、降低成本、提高经济效益的作用。

（1）胶管中的应用

主要用于制造耐中低压胶管，例如农田和园艺灌溉胶管、汽车中低压油管、一般水管等。特别是短纤维复合材料在不同的口型压出后便可以有不同取向。轴向取向提高耐压能力，径向取向提高胶管的挺性，可在无芯棒条件下连续生产胶管。用这一技术还可以制造汽车用异型管，提高了生产效率。

（2）胶带中的应用

在三角带的压缩层中使用 5~20 份短纤维可明显提高三角带的横向刚度，具有较好的纵向挠性、较低的弯曲模量，提高侧向摩擦力，提高传动效率，不易打滑。在表面层中使用，可以增大胶带与槽轮的摩擦力，降低噪声，减少胶带磨损。深层中使用可有效地提高横向刚度。

（3）轮胎中的应用

短纤维提高耐磨耗、耐刺穿、耐撕裂性的特点在工程胎胎面胶方面很有意义。在胎面胶中掺 2.5 份短纤维就可明显地表现出其优越性，短纤维在胎体、三角胶条、胎圈包布胶中应用都有一定的好处。

（4）短纤维补强技术在其他橡胶制品中的应用

对纤维素短纤维补强热塑性聚异戊二烯橡胶作鞋底材料及补强 EPDM 作汽车的一些部件，人们都做过研究。高度各向异性的短纤维橡胶复合材料能够在不降低弹性的情况下极好地限制溶胀，因此，短纤维橡胶复合材料耐油制品显示出优异的使用性能。也有人用碳纤维作补强剂制作高定伸应力的氟橡胶密封件。用短纤维补强的橡胶筛网具有缓冲性好、不易变形、耐磨和不堵塞的优点。短纤维橡胶复合材料还被用来制作中空圆形船坞和护舷。此外，短纤维橡胶复合材料也被应用于胶鞋、汽车仪表盘、矿工帽、板片等橡胶制品中。

6. 短纤维橡胶复合材料的进展

短纤维复合材料的发展与高性能纤维的发展息息相关，增强材料是复合材料发展的先导。美国欧文思-科宁公司 1997 年宣布推出一种被命名为 AD-VANTEX（TM）的新型玻璃纤维，据称其既具有 E-玻璃纤维的极佳电绝缘性能及较高的机械强度，又具有 E-CR 玻璃纤维的优良耐热性和耐腐蚀性能。俄罗斯生产的新一代芳纶类高性能有机纤维——APMOC 纤维，其强度和模量比 Kevlar49 高出 38％和 20％。此外，空心碳纤维使聚合物基复合材料具有更好的冲击韧性，螺旋形碳纤维伸开后可比原长度长许多倍而不损失弹性。新发展起来的碳纳米管是极细微的碳结构，其强度比钢高 100 倍，但质量只有钢的 1/6。据专家预测，碳纳米管可能成为未来理想的超级纤维。

　　另外，早在20世纪70年代，Getson及Adama等就报道了在自由基引发剂作用下，在有机硅氧烷上原位接枝纤维状有机聚合物。Keller报道了在硅橡胶中原位生成聚丙烯纤维的技术。80年代，山本新治、谷渊照夫等提出在天然橡胶中原位生成超细尼龙短纤维的技术。用这种技术生成的短纤维母炼胶的加工性能非常优异，在许多橡胶制品中都可以使用。使用原位增强技术，可以克服传统短纤维橡胶复合材料加工过程中短纤维难分散、易断裂及纤维与橡胶黏合不好等问题，而且原位增强纤维的特性还使材料具有优异的物理性能。因此，原位增强技术是复合材料的一个发展方向。

六、新型纳米增强技术

　　近年来，橡胶的纳米增强及纳米复合技术日益引起人们浓厚的兴趣。纳米材料已在许多科学领域引起了广泛的重视，成为材料科学研究的热点。纳米复合材料（nanocomposite）被定义为：补强剂（分散相）至少有一维尺寸小于100nm。与传统的复合材料相比，由于纳米粒子带来的纳米效应和纳米粒子与基体间的界面相互作用，橡胶纳米复合材料具有优于相同组分常规聚合物复合材料的力学性能、热学性能，为制备高性能、多功能的新一代复合材料提供了可能。

　　作为纳米粉体，炭黑和白炭黑均具有纳米材料的大多数特性（如强吸附效应、自由基效应、电子隧道效应、不饱和价效应等）。根据炭黑和白炭黑的原生粒子以及它们在橡胶基质中的一次聚集体的尺寸，炭黑和白炭黑增强橡胶也属于纳米复合材料。也正因为如此，炭黑和白炭黑的高增强地位一直很难被取代。

1. 插层复合法

（1）原理和分类

　　插层复合法是制备聚合物/层状硅酸盐纳米复合材料的方法。首先将单体或聚合物插入经插层剂处理过的层状硅酸盐片层之间，进而破坏硅酸盐的片层结构，使其剥离成厚为1nm、面积为100nm×100nm的层状硅酸盐基本单元，并均匀分散在聚合物基体中，以实现高分子与黏土类层状硅酸盐在纳米尺度上的复合。按照复合过程，插层复合法可分为两大类。

　　① 插层聚合（intercalation polymerization）。先将聚合物单体分散、插层进入层状硅酸盐片层中，然后原位聚合，利用聚合时放出的大量热量克服硅酸盐片层间的作用力，使其剥离，从而使硅酸盐片层与聚合物基体以纳米尺度相

复合。

② 聚合物插层（polymer intercalation）。将聚合物熔体或溶液与层状硅酸盐混合，利用力化学或热力学作用使层状硅酸盐剥离成纳米尺度的片层并均匀分散在聚合物基体中。按照聚合反应类型的不同，插层聚合可以分为插层缩聚和插层加聚两种。

从结构的观点来看，聚合物/层状硅酸盐纳米复合材料可分为插层型（intercalated）和剥离型（exfolicated）纳米复合材料两种类型。

在插层型聚合物/层状硅酸盐纳米复合材料中，聚合物插层进入硅酸盐片层间，硅酸盐的片层间距虽有所扩大，但片层仍然具有一定的有序性。在剥离型纳米复合材料中，硅酸盐片层被聚合物打乱，无规分散在聚合物基体中的是一片一片的硅酸盐单元片层，此时硅酸盐片层与聚合物实现了纳米尺度上的均匀混合。由于高分子链在层间受限空间与层外自由空间有很大的差异，因此插层型聚合物/层状硅酸盐纳米复合材料可作为各向异性的功能材料，而剥离型聚合物/层状硅酸盐纳米复合材料具有很强的增强效应。

（2）层状硅酸盐

具有层状结构的黏土矿物包括高岭土、滑石、膨润土、云母四大类。目前研究较多并具有实际应用前景的层状硅酸盐是 2∶1 型黏土矿物，如钠蒙脱土、锂蒙脱土和海泡石等。

层状硅酸盐的层间有可交换性阳离子，如 Na^+、Ca^{2+}、Mg^{2+} 等，它们可与无机金属离子、有机阳离子型表面活性剂等进行阳离子交换进入黏土层间。通过离子交换作用层状硅酸盐层间距增加。在适当的聚合条件下，单体在片层之间聚合可能使层间距进一步增大，甚至解离成单层，使黏土以 1nm 厚的片层均匀分散在聚合物基体中。

（3）插层剂的选用原则

插层剂的选择在制备聚合物/层状硅酸盐纳米复合材料的过程中是极其重要的一个环节，据聚合物基体的种类以及复合工艺的具体条件来选择。

选择合适的插层剂需要重点考虑以下几个方面的因素：

① 容易进入层状硅酸盐晶片间的纳米空间，并能显著增大黏土晶片间片层间距。

② 插层剂分子应与聚合物单体或高分子链具有较强的物理或化学作用，以利于单体或聚合物插层反应的进行，并且可以增强黏土片层与聚合物两相间的界面黏结，有助于提高复合材料的性能。

③ 价廉易得，最好是现有的工业品。

目前在制备聚合物/层状硅酸盐纳米复合材料时常用的插层剂有烷基铵盐、季铵盐、吡啶类衍生物和其他阳离子型表面活性剂等。

层状硅酸盐/橡胶纳米复合材料的性能特点是：纳米分散相为形状比（面积/厚度比）非常大的片层填料，限制大分子变形的能力比球形增强剂更强（但弱于常规短纤维），因而橡胶/黏土纳米复合材料具有较高的模量、硬度、强度等高增强性和其他特殊性能，如优异的气体阻隔性能和耐小分子溶胀和透过性能，耐油、耐磨、减震、阻燃、耐热、耐化学腐蚀。适用于轮胎、气密层、薄膜、胶管、胶辊、胶带、胶鞋等制品。

2. 溶胶-凝胶法

用溶胶-凝胶法原位生成 SiO_2 增强橡胶是橡胶的纳米增强领域最为活跃的课题，其原理是将二氧化硅的某些反应前体，如四乙氧基硅烷（TEOS）等引入橡胶基质中，然后通过水解和缩合直接生成均匀分散的纳米尺度的 SiO_2 粒子，从而对橡胶产生优异的增强作用。这种复合技术通常是在硫化胶中完成的，TEOS 最终在硫化胶网络中形成了粒径为 $10\sim50nm$ 的 SiO_2 粒子，该粒子直径分布窄，分散非常均匀，形成的橡胶性能明显超过了直接填充沉淀法 SiO_2 增强的橡胶。用此技术已制备了 SBR、BR 聚二甲基硅氧烷（PDMS）、NBR、IIR 等纳米复合材料。

橡胶/纳米 SiO_2 复合材料中的分散相分散非常均匀，分散相的化学成分及结构、尺寸及其分布、表面特性等均可以控制，这不但为橡胶增强的分子设计提供了可能性，也为橡胶增强理论的研究提供了对象和素材。用该方法制备的纳米复合材料具有很高的拉伸强度和撕裂强度、优异的滞后生热和动/静态压缩性能，在最优化条件下的综合性能明显超过炭黑和白炭黑增强的橡胶纳米复合材料。限于技术的成熟性和产品的成本，该方法在橡胶工业中的广泛应用仍需进一步探讨。

3. 原位聚合增强法

近十年来，不饱和羧酸盐/橡胶纳米复合材料的研究日益受到人们的关注。这是一种利用原位自由基聚合生成分散相的纳米复合材料。所谓"原位聚合"增强，是指在橡胶基体中"生成"增强剂，典型的方法如在橡胶中混入一些与基体橡胶有一定相容性的带有反应性官能团的单体物质，然后通过适当的条件使其"就地"聚合成微细分散的粒子，并在橡胶中形成网络结构，从而产生增强作用。不饱和羧酸金属盐增强橡胶就是原位聚合增强的典型例子。

（1）不饱和羧酸盐的制备

不饱和羧酸盐的通式可用 M^{n+} $(RCOO^-)_n$ 表示，其中 M 是价态为 n 的金属离子，R 为不饱和烯烃。$RCOO^-$ 可以是丙烯酸（AA）、甲基丙烯酸（MAA）和马来酸等的羧酸根离子，其中 AA 和 MAA 等 α,β-不饱和羧酸最为常见。不饱和羧酸盐的制备一般是通过金属氧化物或氢氧化物与不饱和羧酸进行中和反应制得的。不饱和羧酸盐也可在橡胶中原位制得，即将金属氧化物和不饱和羧酸直接加入橡胶中，让中和反应在橡胶中原位发生。一般是在密炼机中将金属氧化物和橡胶混合均匀，再加入不饱和羧酸。

（2）不饱和羧酸盐补强橡胶的特点

早期不饱和羧酸盐作为过氧化物的活性交联助剂，可以提高交联效率。20世纪 80 年代后，不饱和羧酸盐在橡胶中的应用得到重视，研究发现不饱和羧酸盐不仅可以改善硫化特性，而且直接用不饱和羧酸盐补强的橡胶也具有较高的硬度和强度，逐渐用于一些产品的制造，如用于高尔夫球芯。日本 ZEON公司也开发了商品名为 ZSC 的复合材料，应用于汽车零部件、油田开采等领域。

与传统的炭黑补强橡胶相比，不饱和羧酸盐补强橡胶有以下特点：

① 在相当宽的硬度范围都有着很高的强度；

② 随着不饱和羧酸盐用量的增加，胶料黏度变化不大，具有良好的加工性能；

③ 在高硬度时仍具有较高的伸长率；

④ 有较高的弹性。

（3）不饱和羧酸盐补强橡胶的机理

不饱和羧酸盐补强的橡胶中存在着大量的离子交联键并分散着纳米粒子，这种结构特点使硫化橡胶具有独特的性能。离子交联键具有滑移特性，能最大限度地将应力松弛掉，并产生较大的变形，因此能够赋予硫化橡胶高强度、高的断裂伸长率。不饱和羧酸盐在橡胶基体中发生聚合反应，生成的聚盐以纳米粒子的形式存在于橡胶中，并有一部分不饱和羧酸盐接枝到橡胶大分子上，从而改善了橡胶与填料粒子间的相容性。

橡胶，特别是合成橡胶的增强一直是橡胶领域的重要研究课题。炭黑和白炭黑增强一直占据着主导地位，统治着橡胶工业。而原位纳米复合技术的高分散性、可设计性（物理化学结构、界面、形状、尺寸及其分布等）却是橡胶技术追求的理想。因此发展价格低廉的新型纳米增强剂，寻找更科学、适用的纳米复合技术，是橡胶纳米增强研究的一个重要方向。同时，利用纳米复合技术开发特种和功能性新型纳米复合材料，以填补炭黑和白炭黑增强弹性体的性能空缺。

第二节　木粉用量对 EPDM/PP/AL 性能的影响

木粉常被用作复合材料的补强剂，特别是在木塑复合材的研究中被广泛应用，它能够在一定程度上增加复合材料的力学性能，也是木材学科的重点研究对象之一，本节重点研究木粉（30～80 目）的用量对 EPDM/PP/AL 复合材料性能的影响。

由表 6-2 可知，木粉用量对复合材料的拉伸强度、拉伸模量、弯曲模量和抗压强度影响显著。

表 6-2　不同木粉用量复合材料的力学性能线性混合模型方差分析

来源	拉伸强度/MPa		拉伸模量/GPa		弯曲强度/MPa		弯曲模量/GPa		抗压强度/MPa		磨耗量/(g/100r)	
	F	显著性	F	显著性	F	显著性	F	显著性	F	显著性	F	显著性
截距	5919.68	0.000	1046.68	0.000	4572.207	0.000	1859.23	0.000	8750.955	0.000	257.237	0.000
木粉用量/份	10.941	0.000	15.032	0.000	2.400	0.074	20.751	0.000	33.732	0.000	0.597	0.621

表 6-3 列出了不同木粉用量下复合材料流变性能的线性混合模型方差分析，从表中可以看出，木粉用量对复合材料的储存模量、损耗模量和复数黏度均有显著影响，说明木粉用量对复合材料的流变性能影响显著。

表 6-3　不同木粉用量复合材料的流变性能线性混合模型方差分析

来源	储存模量(G')/Pa		损耗模量(G")/Pa		复数黏度(η^*)/(Pa·s)	
	F	显著性	F	显著性	F	显著性
截距	183.092	0.000	307.871	0.000	131.591	0.000
木粉用量/份	12.503	0.000	20.408	0.000	20.292	0.000

表 6-4 列出了不同木粉用量下复合材料 XRD 谱图数据的线性混合模型方差分析，由表可知，木粉用量对复合材料的结晶峰面积、峰高度和半峰宽的影响均不显著，这说明木粉用量对复合材料的结晶度没有显著影响。

表 6-4　不同木粉用量复合材料的 XRD 谱图数据线性混合模型方差分析

来源	峰高度		峰面积		半峰宽	
	F	显著性	F	显著性	F	显著性
截距	439.517	0.000	486.776	0.000	1524.093	0.000
木粉用量/份	0.516	0.672	0.716	0.544	0.172	0.915

　　木粉常被作为补强填料应用在木塑复合材料的生产加工中，它对复合材料的性能有着较大的影响，本节研究了不同用量的杨木木粉对 EPDM/PP/AL 复合材料力学性能、流变学性能和结晶行为的影响。

一、力学性能

　　由图 6-1 可知，木粉用量对 EPDM/PP/AL 复合材料的力学性能影响显著。复合材料的弯曲强度、弯曲模量、拉伸强度、拉伸模量和抗压强度都随着木粉用量的增加，呈现出先升高后降低的趋势，而且都是在木粉用量为 60 份时，数值最高。其中，木粉用量对 EPDM/PP/AL 复合材料的弯曲模量、拉伸模量、拉伸强度和抗压强度影响显著，对复合材料的弯曲强度影响不显著。

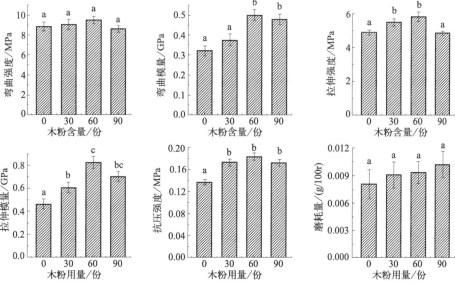

图 6-1　不同木粉用量复合材料的力学性能

　　这与之前的一些研究成果并不一致，这些研究成果认为复合材料的力学性能随木粉含量的增加而下降。造成这种不一致的原因可能是由于本研究中存在木质素磺酸铵，而木质素磺酸盐能够提供胶体性质，当木粉用量在一定程度上增加时，这种胶体性质可以保证混合体系有很好的结合性。

对于 EPDM/PP/AL 复合材料，适当地添加木粉能够改善材料的力学性质，但并不是木粉用量越多越好，当木粉用量超过一定数量时，会使复合材料的各项力学性能下降。这是因为当木粉用量过多时，木粉很难均匀地分散在混合体系中，对于木粉相对集中的区域，其界面结合力会大大降低，从而导致复合材料的缺陷增多，进而形成较多的应力集中点，表现为复合材料力学指标的下降。

复合材料的磨耗量受木粉用量的影响也不显著，但磨耗量是随着木粉用量的增加而加大的，这说明木粉的加入会降低复合材料的耐磨性能，这可能是因为木粉与复合材料其他组分间的界面结合力较差，这与姜洪丽等人在研究木粉/PE-HD 复合材料时的结果相一致。

图 6-2 显示了不同木粉含量的 EPDM/PP/AL 复合材料的 SEM 照片，从中可以看出，随着木粉用量的增加，木粉在混合体系中的分散均匀度下降。不含木粉时，复合材料的断面形貌比较光滑，PP 表现为很好的连续相；当木粉含量为 30 份时，可以看到木粉均匀地分散在混合体系之中，没有明显的相界面，这说明木粉含量少时，混合体系与木粉的界面相容性较好；当木粉含量增大到 60 份时，木粉粒子在混合体系中的分散性变差，可以明显地看到木粉颗粒，由于木粉过多，混合体系不能将其完全包裹，木粉与混合体系之间发生了明显的相分离，界面黏结性下降，但由于木质素磺酸铵的胶体性质，此时复合材料的力学性能最佳；继续增加木粉含量，这种相分离状态明显，抵消了木质素磺酸铵的黏结作用，力学性能开始下降。这是因为随着木粉含量的增加，填充粒子的表面积增多，超过了 EPDM/PP/AL 混合体系的承载能力，就会使部分粒子裸露在外面，并且木粉含量越多这种现象越明显。相分离的发生，会大大降低复合材料的界面结合力，形成较多的应力集中点，从而导致复合材料的缺陷增多，表现为复合材料力学指标的下降。

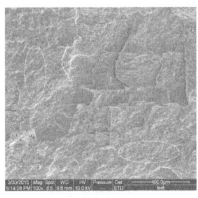
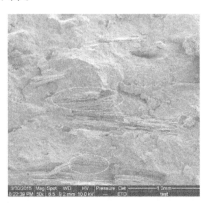

0份木粉   30份木粉

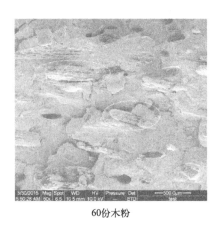
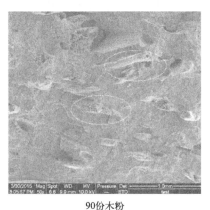

60份木粉　　　　　　　　　　　　　　90份木粉

图 6-2　不同木粉含量下 EPDM/PP/AL 复合材料的扫面电镜照片

二、流变性能

通过图 6-3 可以发现，木粉用量对 EPDM/PP/AL 复合材料的储存模量和损耗模量均影响显著，随着木粉用量的增加，复合材料的模量呈上升趋势，且在低频区尤为明显。这说明，木粉可以同时增加复合材料的储存模量和损耗模量。由图 6-4 可知，木粉用量对 EPDM/PP/AL 复合材料的复数黏度也有显著的影响，复合材料的复数黏度随木粉用量的增加而升高。这是因为木粉在加工温度和实验温度下均表现为固态，而固态的木粉存在于熔融的混合体系中，会增加整个体系的黏度，当木粉用量达到一定数值时，这种影响尤为明显。这个

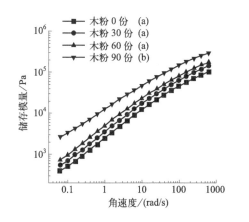
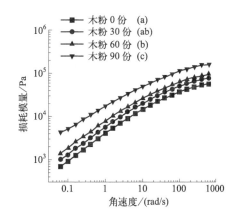

图 6-3　不同木粉用量下复合材料的模量与频率关系曲线

结果与 Carrino 等人在研究木粉对木塑复合材料流变行为的影响时的结论是一致的。

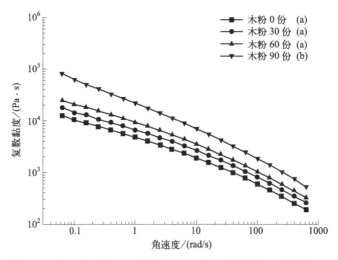

图 6-4　不同木粉用量下复合材料的复数黏度与频率关系曲线

三、结晶行为

木粉用量对 EPDM/PP/AL 复合材料结晶行为的影响差异不显著，但通过图 6-5 列出的 XRD 谱图可以看出，复合材料的峰面积、峰高度和半峰宽随木粉用量的变化趋势是一致的，都是在木粉用量为 0 份时，数值较高，在木粉用量为 30 份时数值有所下降，在木粉用量为 60 份时，数值有所升高，在木粉用量为 90 份时，数值又有下降，其中复合材料的峰面积和峰高度在木粉用量为90 份时数值最低。

这是由于，EPDM/PP/AL 复合材料的结晶区主要来自等规聚丙烯，加入30 份木粉时，当温度降到结晶温度后，虽然木粉用量较少，但是分散在熔融体系中的固态木粉在一定程度上阻碍了聚丙烯的结晶行为，所以导致复合材料的结晶度下降；加入 60 份木粉时，虽然固态的木粉还会阻碍聚丙烯的结晶，但是木粉和聚丙烯之间的异相成核效应显著，加速了结晶区的形成，使得复合材料的结晶度升高；加入 90 份木粉时，固态木粉的团聚现象增加，木粉很难均匀地分散在混合体系中，大大阻碍了聚丙烯分子链的运动，影响了聚丙烯的结晶速度，从而使复合材料的结晶度降低。这与蔡建臣等人在研究木粉含量对自增强 PP 聚丙烯性能影响时的结论相类似。

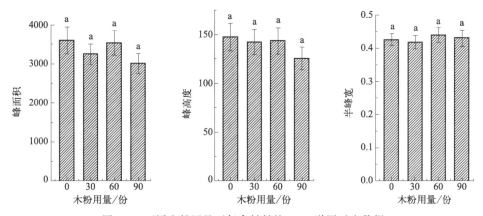

图 6-5　不同木粉用量下复合材料的 XRD 谱图对应数据

参考文献

[1]　张兆红，游长江. 橡胶补强填充剂[M]. 北京：化学工业出版社，2013.

[2]　杨清芝. 实用橡胶工艺学[M]. 北京：化学工业出版社，2013.

[3]　M. J. Zaini, M. Y. A. Fuad, Z. Ismail, et al. The effect of filler content and size on the mechanical properties of polypropylene/oil palm wood flour composites[J]. Polymer International, 2015, 40(1): 51-55.

[4]　H. Ismail, R. M. Jaffri. Physico-mechanical properties of oil palm wood flour filled natural rubber composites[J]. Polymer Testing, 1999, 18(5): 381-388.

[5]　田立斌，张金悦. 动态全硫化共混型热塑性弹性体的研究进展[J]. 现代塑料加工应用，2002(3): 25-28.

[6]　姜洪丽，李斌，张昌军，等. 木粉含量对木粉/PE-HD复合材料力学性能的影响[J]. 泰山医学院学报，2007, 28(4): 256-259.

[7]　L. Carrino, S. Ciliberto, G. Giorleo, et al. Effect of filler content and temperature on steady-state shear flow of wood/high density polyethylene composites[J]. Polymer Composites, 2011, 32(5): 796-809.

[8]　蔡建臣，蒋金云，周兆忠，等. 木粉含量对连续固态挤出自增强PP性能的影响[J]. 工程塑料应用，2017, 45(3): 26-30.

第七章

EPDM/PP/AL 的增塑剂

第一节　常用增塑剂

一、基本概念

1. 增塑剂的概念

增塑剂又称为软化剂，是指能够降低材料分子链间的作用力，改善加工工艺性能，并能提高材料的力学性能，降低成本的一类低分子量化合物。以橡胶工业为例，习惯上根据应用范围不同称为软化剂和增塑剂。软化剂多来源于天然物质，常用于非极性橡胶；增塑剂多为合成产品，多用于极性合成橡胶和塑料中。目前由于所起的作用相同，统称为增塑剂。

2. 增塑剂的作用

① 改善橡胶的加工工艺性能。通过降低分子间作用力，粉末状配合剂更好地与生胶浸润并分散均匀。

② 改善混炼工艺。通过增加胶料的可塑性、流动性、黏着性改善压延、压出、成型工艺。

③ 改善橡胶的某些力学性能。降低制品的硬度、定伸应力，提高硫化橡胶的弹性、耐寒性，降低生热等。

④ 降低成本。价格低、耗能省。

3. 增塑剂的分类

① 根据作用机理分，可以分为物理增塑剂和化学增塑剂。

物理增塑剂：增塑分子进入橡胶分子内，增大分子间距、减弱分子间作用力，分子链易滑动。

化学增塑剂：又称塑解剂，通过力化学作用，橡胶大分子断链，增加可塑性。大部分为芳香族硫酚的衍生物，如 2-萘硫酚、二甲苯基硫酚、五氯硫酚等。

② 根据来源，可以分为石油系增塑剂、煤焦油系增塑剂、松油系增塑剂、脂肪油系增塑剂等。

③ 根据分子量的大小可分为单体型增塑剂和聚合型增塑剂。

④ 根据物理状态可分为液体增塑剂和固体增塑剂。

⑤ 根据性能可分为通用增塑剂、耐寒增塑剂、耐热增塑剂、阻燃增塑剂等。

⑥ 根据增塑剂化学结构分类是常用的分类方法，可以分为：邻苯二甲酸酯（如 DBP、DOP、DIDP）、脂肪族二元酸酯（如己二酸二辛酯 DOA、癸二酸二辛酯 DOS）、磷酸酯（如磷酸三甲苯酯 TCP、磷酸甲苯二苯酯 CDP）、环氧化合物（如环氧化大豆油、环氧油酸丁酯）、聚合型增塑剂（如己二酸丙二醇聚酯）、苯多酸酯（如 1,2,4-偏苯三酸三异辛酯）、含氯增塑剂（如氯化石蜡、五氯硬脂酸甲酯）、烷基磺酸酯、多元醇酯等。

4. 对增塑剂的要求

增塑效果好，用量少，吸收速度快；与橡胶的相容性好，挥发性小，不迁移，耐寒性好，耐水、耐油；电绝缘性好，耐燃性好，无色、无毒、无臭，价廉易得。

二、橡胶增塑原理及增塑效果表征

1. 增塑的方法

提高材料可塑性的方法主要有以下三种：

① 物理增塑法：加入物理增塑剂。

② 化学增塑法：加入化学塑解剂。

③ 机械增塑法：通过机械剪切作用，提高可塑性。可单独应用，也可与前两种方法一起使用，此时效果更好。

2. 增塑剂与橡胶的相容性

（1）相容性

相容性是指两种不同的物质混合时形成均相体系的能力。相容性好，两种物质形成均相体系的能力就强。橡胶与增塑剂的相容性很重要，若相容性差，增塑剂则会从橡胶中喷出，甚至难于混合、加工。橡胶与增塑剂的相容性的预测方法是采用溶解度参数。在不考虑氢键和极化的影响下，一般橡胶与增塑剂的溶解度参数相近，相容性好，增塑效果好。橡胶的增塑可以看成是低分子增塑剂溶解于橡胶中的一种过程，可利用聚合物-溶剂体系的相应规律来分析橡胶与增塑剂的相互作用。

（2）增塑剂与橡胶相容性的实验预测

研究发现，在不饱和橡胶中使用增塑剂时，增塑剂的不饱和性高低对增塑剂和不饱和橡胶的相容性有很大影响。增塑剂的不饱和性越高，增塑剂与不饱和橡胶的相容性越好。测定增塑剂不饱和性的方法是测其苯胺点。苯胺点是指同体积的苯胺与增塑剂混合时，混合液呈均匀透明时的温度。苯胺点越高，说明增塑剂与苯胺的相容性越差，不饱和性越低。

3. 增塑剂作用机理

（1）非极性增塑剂作用机理

非极性增塑剂增塑非极性橡胶时，由于分子量小，可以渗透于大分子之间，增大了分子间的距离，削弱了大分子间作用力，使大分子间滑移容易，流动性提高。

（2）极性增塑剂的作用机理

极性增塑剂增塑极性橡胶时，极性的增塑剂低分子的极性部分定向地排列于橡胶大分子的极性部位，对大分子链段起包围阻隔作用，从而增加了大分子链段之间的距离，减小了大分子间相互作用力，增大了大分子链段的运动性，从而提高了橡胶的塑性。

4. 增塑剂增塑效果的表征

增塑剂对材料的塑化作用通常用橡胶的穆尼黏度的降低值来衡量，表征方法主要有两种：

（1）填充指数（EI）

在一定的温度下，把高穆尼黏度的橡胶塑化为某一标准穆尼黏度值时所需要的增塑剂的份数。填充指数越小，对橡胶的塑化作用越强。

（2）软化力（$S.P.$）

在一定的温度下，以一定量的增塑剂填充橡胶时，其穆尼黏度的下降率称为软化力。软化力高，对橡胶的塑化作用强。

$$S.P. = \frac{原聚合物的穆尼黏度 - 充油聚合物的穆尼黏度}{原聚合物的穆尼黏度}$$

三、常见增塑剂

1. 石油系增塑剂

是橡胶加工中使用最多的增塑剂之一。增塑效果好，来源丰富，成本低廉。石油系增塑剂是选择适当的原油进行常压和减压蒸馏制得的。主要品种有操作油、三线油、变压器油、机油、轻化重油、石蜡、凡士林、沥青及石油树脂等，其中最常用的是操作油。

（1）操作油的分类

操作油是石油的高沸点馏分，由分子量在 300～600 的复杂烃类化合物组成，分子量分布宽。根据油中主要成分的不同，可将操作油分为以下三种：

① 芳烃油。以芳烃为主，褐色的黏稠状液体，与橡胶的相容性最好，加工性能好，吸收速度快，适用于天然橡胶和多种合成橡胶；缺点是有污染性，宜用于深色橡胶制品中。

② 环烷油。以环烷烃为主，浅黄色或透明液体，与橡胶的相容性较芳烃油差，但污染性比芳烃油小，适用于 NR 和多种合成橡胶。

③ 石蜡油。又称为链烷烃油，以直链或支化链烷烃为主，无色透明液体，黏度低，与橡胶的相容性差，加工性能差，吸收速度慢，多用于饱和性橡胶中，污染性小或无污染，宜用于浅色橡胶制品中。

（2）操作油的特性

① 操作油黏度。操作油黏度越高，则油液越黏稠，操作油对胶料的加工性能及硫化橡胶的物性都有影响。采用黏度低的操作油，润滑作用好，耐寒性提高，但在加工时挥发损失大。当闪点低于 180℃时，挥发损失更大，应特别注意。

操作油的黏度与温度有很大关系。在低温下黏度更高，所以油的性质对硫化橡胶的低温性能有很大的影响，采用低温下黏度（在 -18℃的运动黏度）变化较小的油，能使硫化胶的低温性能得到改善。高芳烃油的黏度对温度的依赖性比烷烃油大。

操作油的黏度与硫化胶的生热有关，使用高黏度油的橡胶制品生热就高，在相同黏度的情况下，芳烃油的生热低。拉伸强度和伸长率随油黏度的提高而有所增大，屈挠性变好，但定伸应力变小。相同黏度的油，如以等体积加入，则芳香类油比饱和的油能得到更高的伸长率。

② 相对密度。在石油工业中通常是测定 60℃下的相对密度，当橡胶制品按重量出售时橡胶加工油的相对密度就十分重要。通常情况下，芳烃油相对密度大于烷烃油和环烷油的相对密度。橡胶加工油常常是按体积出售，而在橡胶加工中则按重量进行配料。

③ 苯胺点。在试管内加入 5～10mL 苯胺后，再加入同体积的试料，然后从下部加热，直至出现均匀的透明溶液，此时的温度称之为该油的苯胺点。芳香烃类增塑剂的分子结构与苯胺最接近，易溶于其中，故苯胺点最低。苯胺点低的油类与二烯类橡胶有较好的相溶性，大量加入而无喷霜现象。相反，苯胺点高的油类，需要在高温时才能与生胶互溶，所以在温度降低时就易喷出表面。操作油苯胺点的高低，实质上是油液中芳香烃含量的标志。一般说来，操作油苯胺点在 35～115℃范围内比较合适。

④ 倾点（流动点）。倾点是能够保持流动和能倾倒的最低温度，此特性可以表示对制品操作工艺温度的适用性。

⑤ 闪点。是指释放出足够蒸气与空气形成的一种混合物在标准测试条件下，能够点燃的温度。操作油的闪点与橡胶硫化、储存及预防火灾有直接的关系，同时也可衡量操作油的挥发性。

⑥ 中和值。中和值是操作油酸性的尺度，酸性大能引起橡胶硫化速度的明显延迟。中和值可以中和 1g 操作油的酸含量所需的 KOH 的质量（毫克）来表示。

此外，油液的折射率、外观颜色、挥发分也都能反映其组成情况。

（3）操作油对橡胶加工性能的影响

① 对混炼的影响。橡胶对油的吸收速度与油的组成、黏度、混炼条件有关，一般黏度低、芳香烃含量高、温度高的油，吸收得快。但油用量多，使炭黑在橡胶中的分散性变差，必须分批加。此外，混炼时加入油，可减小生热、降低能耗。

② 对压出的影响。胶料中加入适量的油，可使胶料软化，压出的半成品表面光滑、压出膨胀小，压出速度快。

③ 对硫化的影响。随着胶料中油类填充量的增加，硫化速度有减缓的倾向。油的加入，使硫化剂、促进剂在橡胶中的浓度降低，使硫化速度减缓。含芳烃油多的操作油，有促进胶料焦烧和加速硫化的作用。

（4）操作油在几种橡胶中的使用特性

① SBR：芳烃油最好，使拉伸强度、伸长率提高，定伸应力下降，硫化

橡胶的耐屈挠性好。

② BR：由于炭黑填充量大，操作油的用量多些，对性能的影响不显著。

③ CR：选用芳烃油最好，其次是环烷油，不能用石蜡油。

④ NBR：一般不用操作油，多用合成增塑剂。

⑤ IIR：使用低黏度的油，用环烷油或石蜡油，不用芳烃油。

⑥ EPDM：一般不使用芳烃油，多用石蜡油和环烷油。

2. 煤焦油系增塑剂

主要品种有：煤焦油、古马隆树脂、煤沥青和 RX-80 树脂。与橡胶的相容性好，并能提高橡胶的耐老化性。其中最常使用的是古马隆树脂，它既是增塑剂，又是增黏剂，特别适合于合成橡胶。

（1）煤焦油

黑色黏稠状液体，有臭味、污染性，易混入胶料，能溶解硫，防止喷霜，能提高制品的耐老化性，增加 SBR 的黏着性。

（2）古马隆树脂

根据聚合度的不同，古马隆树脂分为液体古马隆树脂和固体古马隆树脂。

液体古马隆有增塑、增黏作用，比固体古马隆好，但补强性低，使用不方便。

固体古马隆与橡胶的相容性较好，有增塑、增黏和补强作用，有助于炭黑的分散，能溶解硫和硬脂酸，防止喷霜，能提高胶料的黏着性及硫化橡胶的拉伸强度和硬度，用量低于 15 份。

根据古马隆软化点的范围不同其应用也有所不同，一般，软化点为 5～30℃的是黏稠状液体，属于液体古马隆，在除丁苯橡胶以外的合成橡胶和天然橡胶中作增塑剂、黏着剂及再生橡胶的再生剂；软化点在 35～75℃的黏性块状古马隆，可用作增塑剂、黏着剂或辅助补强剂；软化点在 75～135℃的脆性固体古马隆树脂，可用作增塑剂和补强剂。

（3）RX-80 树脂

反应活性很高，可起增塑、增黏和补强作用，还可增加彩色胶的光泽。

3. 松焦油系增塑剂

松焦油是干馏松根、松干除去松节油后的残留物质。松焦油能提高胶料的黏着性、耐寒性，有助于配合剂分散，延缓硫化，动态生热大。松香多用于胶浆和与布面结合的胶料中。

4. 脂肪油系增塑剂

脂肪油系增塑剂是由植物油及动物油制取的脂肪酸、油膏和其他物质。

① 硬脂酸　能促进 ZnO、炭黑在橡胶中的分散，还是重要的硫化活性剂。

② 油膏　有黑油膏、白油膏。使炭黑易分散，对压延、压出有利，半成品表面光滑、收缩率小、挺性大，可防止喷霜。硫化后易脱模，但用量多时会延缓硫化。

其他包括甘油、蓖麻油、大豆油、硬脂酸锌等。

5. 合成增塑剂

合成增塑剂主要用于极性较强的橡胶或塑料中，如 NBR、CR。合成增塑剂能赋予胶料柔软性、弹性和加工性能，还可提高制品的耐寒性、耐油性、耐燃性等。合成增塑剂按结构分有以下几种：

邻苯二甲酸酯类、脂肪二元酸酯类、脂肪酸酯类、磷酸酯类、聚酯类、环氧类、含氯类和其他，分别简单介绍如下：

（1）邻苯二甲酸酯类

结构式如下：R 为烷基、芳基、环己基等。

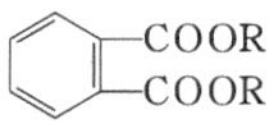

$$\text{COOR} \atop \text{COOR}$$

邻苯二甲酸二丁酯（DBP）：能改善胶料的耐屈挠性、黏着性及耐低温性，但耐久性差。

邻苯二甲酸二辛酯（DOP）：具有较好的综合性能，与橡胶相容性好，耐寒、耐热、电绝缘性好。

一般 R 基团小，与橡胶的相容性好，但挥发性强，耐久性差；R 基团大，其耐挥发性、耐久性、耐热性提高，但增塑、耐寒性变差。

（2）脂肪二元酸酯类

结构式如下：

$$R_1-O-\overset{O}{\overset{\|}{C}}-(CH_2)_n-\overset{O}{\overset{\|}{C}}-O-R_2$$

主要作为耐寒性增塑剂，主要品种有：

己二酸二辛酯（DOA）：具有优异的耐寒性，但耐油性不够好，挥发性强。

壬二酸二辛酯（DOZ）：具有优良的耐寒性，挥发性低，耐热、耐光、电绝缘性好。

癸二酸二辛酯（DOS）：优良的耐寒性、低挥发性及优异的电绝缘性，但耐油性差。

癸二酸二丁酯（DBS）：耐寒性好，但挥发性强，易迁移，易抽出。

（3）脂肪酸酯类

耐寒性极好，主要品种有油酸酯、季戊四醇脂肪酸酯、柠檬酸酯类。

常用品种有油酸丁酯（BO），具有优越的耐寒性、耐水性，但耐候性、耐油性差。

（4）磷酸酯类

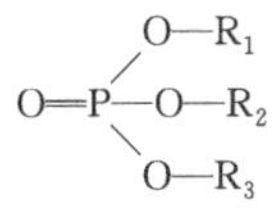

$$O=P \begin{array}{c} O-R_1 \\ O-R_2 \\ O-R_3 \end{array}$$

结构式中 R_1、R_2、R_3 代表烷基、氯代烷基、芳基。

主要用作耐燃性增塑剂，用量越大，耐燃性越好，分子中烷基成分越少，耐燃性越好。

常用品种有：

磷酸三甲苯酯（TCP）：具有良好的耐燃、耐热、耐油性及电绝缘性，耐寒性差。

磷酸三辛酯（TOP）：耐寒性好，挥发性低，但易迁移，耐油性差。

（5）聚酯类

分子量在 1000～8000 的聚酯，主要作耐油增塑剂，挥发性低，迁移性小，耐油、耐水、耐热。

主要品种有：癸二酸系列、己二酸系列、邻苯二甲酸系列等。其中癸二酸系列增塑效果好，邻苯二甲酸系列的增塑效果差。这些酯类合成增塑剂具有较高的极性，多用于极性橡胶。随着用量的增大，橡胶的力学性能下降，但伸长率和回弹性有所提高。采用直链的脂肪酸酯类可提高硫化胶的耐寒性，但易抽出。

NBR 中常用 DOP、DBP、TCP 等，作耐寒制品时可用 DOA、DOZ、DBS 等，耐油时可选用聚酯类增塑剂。

CR 通常使用 5～10 份石油系增塑剂，但作耐寒制品时，应选用酯类增塑剂，作耐油制品时可选用聚酯类增塑剂。

SBR：改善加工性能时，使用石油系增塑剂，提高耐寒性时，可使用脂肪酸类及脂肪二元酸酯类增塑剂。

IR：提高耐寒性时，可选用 DOA、DOS 增塑剂，提高耐油性时，选用聚酯类增塑剂。

（6）环氧类

此类增塑剂主要包括环氧化油、环氧化脂肪酸单酯和环氧化四氢邻苯二甲酸酯等。环氧类增塑剂在它们的分子中都含有环氧结构，具有良好的耐热、耐光性能。环氧化油类，如环氧化大豆油、环氧化亚麻子油等，环氧值较高，一般为 6%～7%，其耐热、耐光、耐油和耐挥发性能好，但耐寒性和增塑效果较差。

环氧化脂肪酸单酯的环氧值大多为 3%～5%，一般耐寒性良好，且塑化效果较 DOA 好，多用于需要耐寒和耐候的制品中。常用的环氧化脂肪酸单酯有环氧油酸丁酯、环氧油酸辛酯、四氢糠醇酯等。

环氧化四氢邻苯二甲酸酯的环氧值较低，一般仅为 3%～4%，但它却同时具有环氧结构和邻苯二甲酸酯结构，因而改进了环氧油相容性不好的缺点，具有和 DOP 一样的比较全面的性能，热稳定性比 DOP 还好。

（7）含氯类

含氯类增塑剂也是耐燃性增塑剂。此类增塑剂主要包括氯化石蜡、氯化脂肪酸酯和氯化联苯。

氯化石蜡的含氯量在 35%～70% 左右，一般含氯量为 40%～50%。氯化石蜡除耐燃性外，还有良好的电绝缘性，并能增加制品的光泽。随氯含量的增加，其耐燃性、互溶性和耐迁移性增大。氯化石蜡的主要缺点是耐寒性、耐热稳定性和耐候性较差。

氯化脂肪酸酯类增塑剂多为单酯增塑剂，因此，其互溶性和耐寒性比氯化石蜡好。随氯含量的增加耐燃性增大，但会造成定伸应力升高和耐寒性下降。

氯化联苯除耐燃性外，对金属无腐蚀作用，遇水不分解，挥发性小，混合性和电绝缘性好，并有耐菌性。

四、新型增塑剂

物理增塑剂易挥发、易迁移、易抽出，使制品体积收缩，为提高材料性能，还要不断地研发新型增塑剂，目前的新型增塑剂主要有以下一些类型：

① 反应性增塑剂。增塑剂分子在硫化温度下可与橡胶大分子反应，或本身聚合，如端基含有乙酸酯基的丁二烯，分子量在 10000 以下的异戊二烯低

聚物。

② 液体橡胶。具有一定的增塑作用，互溶性好，难抽出，不易挥发，如液体 NBR。

③ 低分子量 CR。可作 CR 的增塑剂，不易被抽出，胶料性能好。

④ 由 CCl_4、$CHBr_3$ 作调节剂合成的苯乙烯低聚物，可作 IR、NBR、SBR、BR 的增塑剂。

⑤ 氟蜡（低分子量偏氟氯乙烯和六氟丙烯聚合物）可作氟橡胶的增塑剂。

第二节 环烷油用量对 EPDM/PP/AL
复合材料性能的影响

环烷油一般是作为增塑剂或者软化剂添加到混合体系中的，它的作用就是改善复合材料的可塑性和柔韧性，进而改善材料的加工性能。本节研究了不同用量的环烷油对 EPDM/PP/AL 复合材料的性能影响。

由表 7-1 可知，环烷油用量对复合材料的拉伸强度、拉伸模量、弯曲强度、弯曲模量、抗压强度和磨耗量均有显著影响。

表 7-1 不同环烷油用量复合材料的力学性能的线性混合模型方差分析

来源	拉伸强度/MPa		拉伸模量/GPa		弯曲强度/MPa		弯曲模量/GPa		抗压强度/MPa		磨耗量/(g/100r)	
	F	显著性	F	显著性	F	显著性	F	显著性	F	显著性	F	显著性
截距	5919.68	0.000	1046.68	0.000	4572.207	0.000	1859.23	0.000	8750.955	0.000	257.237	0.000
环烷油用量/份	25.800	0.000	9.972	0.000	33.342	0.000	23.277	0.000	42.944	0.000	5.394	0.004

表 7-2 列出了不同环烷油用量下复合材料流变性能的线性混合模型方差分析，从表中可以看出，木粉用量对复合材料的储存模量、损耗模量和复数黏度均有显著影响，说明木粉用量对复合材料的流变性能影响显著；环烷油用量对复合材料的损耗模量和复数黏度影响显著，而且木粉和环烷油用量的交互作用对复合材料的损耗模量和复数黏度也有显著影响。

表 7-3 列出了不同环烷油用量下复合材料 XRD 谱图数据的线性混合模型方差分析，由表可知，环烷油用量对复合材料的结晶峰面积、峰高度和半峰宽的影响均不显著，这说明环烷油用量对复合材料的结晶度没有显著影响。

表 7-2　不同环烷油用量复合材料的流变性能的线性混合模型方差分析

来源	储存模量(G')/Pa		损耗模量(G'')/Pa		复数黏度(η^*)/(Pa·s)	
	F	显著性	F	显著性	F	显著性
截距	183.092	0.000	307.871	0.000	131.591	0.000
环烷油用量/份	2.384	0.069	3.098	0.027	3.715	0.012

表 7-3　不同环烷油用量复合材料的 XRD 谱图数据的线性混合模型方差分析

来源	峰高度		峰面积		半峰宽	
	F	显著性	F	显著性	F	显著性
截距	439.517	0.000	486.776	0.000	1524.093	0.000
环烷油用量/份	0.257	0.856	2.043	0.109	1.320	0.269

一、物理力学性能

由图 7-1 可知，环烷油的用量对 EPDM/PP/AL 复合材料的力学性能影响显著，随着环烷油用量的增加，复合材料的弯曲强度、弯曲模量、拉伸强度、拉伸模量和抗压强度均减小，磨耗量增大。这主要是由于环烷油的加入相当于增容了橡胶，导致连续相树脂的相对体积减小，所以试样更加明显地

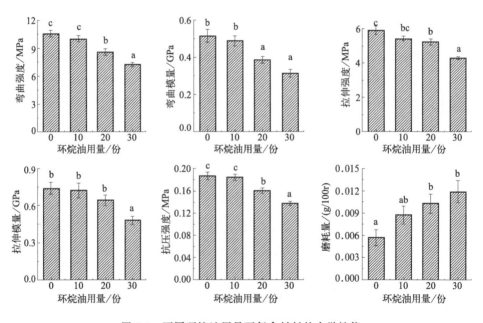

图 7-1　不同环烷油用量下复合材料的力学性能

体现橡胶特性。环烷油的加入，增大了聚合物分子间的距离，降低了分子间的作用力，使分子链之间更容易发生相对运动和滑移，虽然改善了复合材料的流动性和可加工性，但同时也降低了复合材料的强度和弹性模量。在相同像素比条件下，TPV 的力学性能主要是由分散相决定的，所以复合材料的力学性能下降。这与卢春华等人研究环烷油对 EPDM/PP 复合材料性能影响时的结论相一致。

二、流变性能

图 7-2 和图 7-3 分别显示了环烷油用量对 EPDM/PP/AL 复合材料的储存模量、损耗模量和复数黏度的影响。结果表明，环烷油的用量对复合材料的流变性能影响显著，随着环烷油用量的增加，复合材料的储存模量、损耗模量和复数黏度均呈降低趋势。这是由于以下两个原因：①环烷油的加入，增大了材料内部分子链间的距离，减少了分子链间的作用力，降低了分子链的缠结作用，使得储存模量降低，同时，也在一定程度上使橡胶的交联密度降低，在动态硫化过程中，由于破碎效应显著，导致分散相的粒径变小，流动性能得到改善；②环烷油也可填充在聚丙烯内部的非结晶区，随着充油量的增加，聚丙烯的熔体流动指数大大提高，从而提高了复合材料的流动性。这与孙阿彬在制备 POE/PP 热塑性弹性体时的结论相一致。

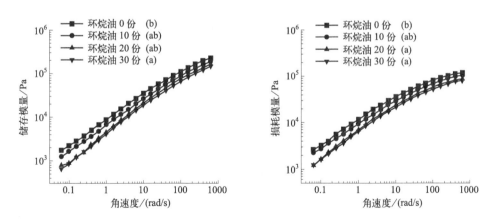

图 7-2 不同环烷油用量下复合材料的模量与频率关系曲线

图 7-4 显示了不同环烷油含量的 EPDM/PP/AL 复合材料的 SEM 照片，从中可以看出，橡胶呈分散相以微米级尺寸分布在连续相树脂基体中，橡胶分散相大部分呈小长条状，少数呈球状。与没有添加环烷油的情况相比，充油量

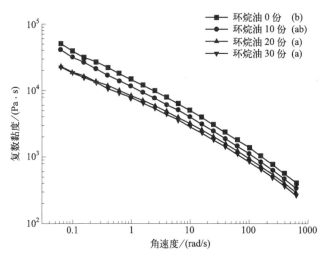

图 7-3　不同环烷油用量下复合材料的复数黏度与频率关系曲线

为 10 份时，橡胶的粒径变小，分散更加均匀；充油量为 20 份时，橡胶的粒径开始增大，分散也不均匀；当充油量达到 30 份时，橡胶粒径继续增大，分散也更加不均匀。这是因为，随着环烷油用量的增加，破碎效应加剧，粒径有变小的趋势，另外，由于环烷油的增加，迁移到聚丙烯中的油量也就增多，基体黏度变小，造成在动态硫化过程中传递剪切应力减弱，橡胶粒径又有增大的趋势。当环烷油用量为 10 份时，填充到 PP 中的环烷油较少，以破碎效应加剧为主，所以橡胶粒径减小，分散均匀，当环烷油用量增加到 20 份时，PP 的充油量增多，剪切力减弱对体系的影响占据主导，所以橡胶粒径增加，分散不均匀。

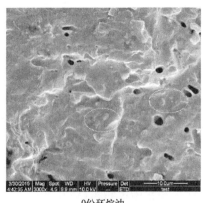

0份环烷油

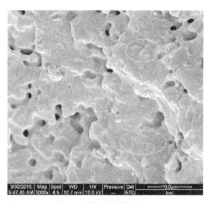

10份环烷油

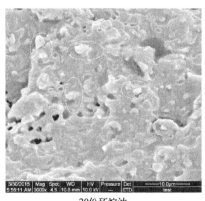
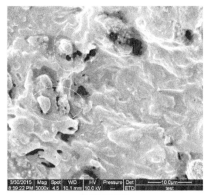

20份环烷油　　　　　　　　　　　　30份环烷油

图 7-4　不同环烷油用量下 EPDM/PP/AL 复合材料的扫描电镜照片

三、结晶行为

通过图 7-5 可以看出，环烷油的用量对 EPDM/PP/AL 复合材料的结晶度有一定的影响，其中，对复合材料的峰面积影响显著。随着环烷油用量的增加，复合材料的峰面积和峰高度逐渐减小；半峰宽先减小后增大，当环烷油用量为 20 份时最低，因复合材料的半峰宽反映的是晶粒尺寸的大小，并不能直接代表材料的结晶度，所以这里不做深入讨论。

EPDM/PP/AL 复合材料的结晶度随环烷油用量的增加而降低的主要原因是环烷油的添加增大了材料内部分子链间的距离，减小了分子链间的作用力，从而使结晶难以形成，这与之前所述的力学性能方面的分析是一致的。

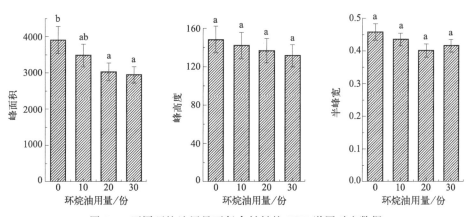

图 7-5　不同环烷油用量下复合材料的 XRD 谱图对应数据

参考文献

[1] 张兆红,游长江.橡胶补强填充剂[M].北京:化学工业出版社,2013.

[2] 杨清芝.实用橡胶工艺学[M].北京:化学工业出版社,2013.

[3] M. J. Zaini, M. Y. A. Fuad, Z. Ismail, et al. The effect of filler content and size on the mechanical properties of polypropylene/oil palm wood flour composites[J]. Polymer International, 2015, 40(1): 51-55.

[4] H. Ismail, R. M. Jaffri. Physico-mechanical properties of oil palm wood flour filled natural rubber composites[J]. Polymer Testing, 1999, 18(5): 381-388.

[5] 田立斌,张金悦.动态全硫化共混型热塑性弹性体的研究进展[J].现代塑料加工应用, 2002(3): 25-28.

[6] 姜洪丽,李斌,张昌军,等.木粉含量对木粉/PE-HD复合材料力学性能的影响[J].泰山医学院学报, 2007, 28(4): 256-259.

[7] L. Carrino, S. Ciliberto, G. Giorleo, et al. Effect of filler content and temperature on steady-state shear flow of wood/high density polyethylene composites[J]. Polymer Composites, 2011, 32(5): 796-809.

[8] 蔡建臣,蒋金云,周兆忠,等.木粉含量对连续固态挤出自增强PP性能的影响[J].工程塑料应用, 2017, 45(3): 26-30.

第八章

生物质基新型弹性材料的性能及设计

随着科学技术的飞跃发展，对生物质基材料也提出了更高、更新的要求。尤其在信息、电子、宇航和能源等尖端工业领域里，要求材料具有迄今还不曾有过的高性能或功能性。所谓高性能或功能性，是指经过技术革新极大地提高橡胶材料的原有性能，从而获得特定的性能，例如耐高温、耐低温、耐化学腐蚀、耐辐射、防震、阻燃等。为适应高新技术发展的需要，生物质基材料也和其他高分子材料一样，正向着高性能化、功能化、生物化三个目标发展。

由于在高性能化、功能化、生物化这些领域中，有的已逐渐脱离了材料大规模生产的要求，而是要求精细的，有特殊功能的，甚至是跨学科的，总产量不需要很多但附加值较高的产品。这就打破了原来大规模生产的模式，有时实验室规模的生产，即可满足实际需要。因此它是一个由劳动力密集型向知识密集型转化的标志，是衡量一个国家或单位技术水平高低的重要方向，是提高产品竞争力的方向。本章以生物质基新型弹性材料配方中性能和工艺最为复杂的橡胶为研究对象展开论述。

第一节 耐热性能

通常将材料在高温长时间热老化作用下，保持原有物理性能的能力称为耐热性。硫化橡胶的耐热性，决定橡胶制品的最高使用温度和使用时间。橡胶在高温或热氧作用下，化学结构发生变化，大分子发生降解、解聚、交联、环化、异构化，不饱和度发生变化，在分子链上生成羰基和其他含氧基团或小分子化合物，进而释放出挥发性产物，上述变化与橡胶品种及胶料组分、温度、机械作用和周围介质有关。从配方设计的角度考虑，要提高橡胶制品的耐热性，主要通过如下三种途径：第一是选择热氧稳定性好，其化学结构具有高耐热性的橡胶；第二是在选用橡胶品种的基础上，选择耐热的硫化体系来改善硫化橡胶的耐热性；第三是发展优良的稳定剂系统，以提高橡胶制品对热和氧的防护能力。

一、橡胶的选择

大量研究表明，在聚合物中有助于耐热性的条件有以下四点：分子链高度有序；分子链刚性大，有高度僵硬的结构，也就是梯形（ladder）聚合物；分子间作用力大；具有高的熔点或高的软化点。而作为橡胶弹性体应具有的条件是：分子链必须是无规的；聚合物中必须含有自由旋转的键；其分子链是柔顺的；分子间的作用力要小；聚合物的工作温度范围必须高于它的玻璃化转变温度。

显然上述两种条件是相互矛盾的，如橡胶材料的耐热性很难达到诸如聚四氟乙烯（PTFE）等工程塑料的耐热性。因为聚四氟乙烯的分子结构是由特别僵硬的氟碳链构成的，使用温度为 315℃。若使其成为弹性体，则必须往氟碳链中引入具有柔顺性的分子链，例如用全氟丙烯和三氟乙烯共聚得到氟橡胶，这种弹性体含有较大的侧基，分子链中含有—CH_2—基团，虽然耐热性比聚四氟乙烯有所降低（氟橡胶仅限于 250℃下应用），但却说明应用耐热聚合物的结构特点也可以得到耐热性较好的橡胶。所有耐热聚合物的共同性质是它们具有不易起反应的化学键结构和主链具有较高的键能。通常键能越高，其耐热性越好。

减少橡胶分子中弱键的数量，提高键能，就可以提高热稳定性。例如用耐热的无机原子取代主链上的碳原子，如硅橡胶、硅硼橡胶；用氟原子取代脂肪族烃链中的氢原子，如氟橡胶等，都会获得优异的耐热性。

从分子结构上看，氯丁橡胶的耐热性较差，因为 1，2 结构中所含的烯丙基氯的脱氯化氢反应，对耐热性有很大的影响。硫调节型氯丁橡胶在硫键处易断裂，因此耐热性不如非硫调节型氯丁橡胶。目前作为耐热性橡胶经常使用的有乙丙橡胶、丁基橡胶、卤化丁基橡胶、氯磺化聚乙烯、氯醇橡胶、丙烯酸酯橡胶、硅橡胶、氟橡胶、氢化丁腈橡胶。

1. 乙丙橡胶的耐热性

其耐热性主要取决于它的不饱和度和第三单体。不饱和度很低的二元乙丙橡胶的耐热性优于三元乙丙橡胶。二者在空气中的热老化行为完全不同，二元乙丙橡胶降解占优势，而三元乙丙橡胶是交联占优势。第三单体的影响，以物理性能变化为标准，其耐热性按下列顺序递减：1,4-己二烯＜亚乙基降冰片烯＜双环戊二烯。三元乙丙橡胶中，随第三单体含量和丙烯含量的增加，其耐热性降低。

2. 丁基橡胶的耐热性

树脂硫化的丁基橡胶的耐热性主要取决于它的不饱和度，随不饱和度的增加而耐热性提高。在丁基橡胶中并用15～20质量份氯丁橡胶或氯磺化聚乙烯，可以提高它的耐热性。一般丁基橡胶的使用温度不高于150℃，只有树脂硫化的丁基橡胶才能在150～180℃下长期工作。氯化丁基橡胶的耐热性与硫化体系有关。一般氯化丁基橡胶，长期使用的最高温度为130～150℃，无空气时为160～170℃。溴化丁基橡胶的耐热性比氯化丁基橡胶低。

3. 氯磺化聚乙烯橡胶的耐热性

氯磺化聚乙烯橡胶长期（1000h）最高使用温度为130℃，短时间可容许升高到160℃。热老化时，硬度增大，伸长率降低，拉伸强度变化幅度较小。

4. 氯醇橡胶的耐热性

氯醇橡胶的分子链高度饱和，因此其耐热性较好。其耐热性比丁腈橡胶高。在共聚氯醇橡胶（HCO）中，随环氧乙烷含量增加，共聚氯醇橡胶的耐热性降低。在以环氧氯丙烷、环氧乙烷和烯丙基缩水甘油醚三元共聚的氯醇橡胶中，随烯丙基缩水甘油醚含量增加，共聚胶的耐热性提高。

5. 丙烯酸酯橡胶的耐热性

丙烯酸酯橡胶是由丙烯酸乙酯或丙烯酸丁酯与少量2-氯乙基乙烯基醚或丙烯腈共聚而制得的橡胶。其耐热性高于丁腈橡胶，低于氟橡胶，长期（1000h）使用温度为170℃，短时间（70h）使用温度可提高到200℃。在热老化过程中，通常以交联反应占优势，使定伸应力和硬度增加，拉伸强度和扯断伸长率降低。但是有些丙烯酸酯橡胶热老化时产生降解。各种类型的丙烯酸酯橡胶，在150℃下老化70h后差别不大。在200℃下则以Hycar 401型丙烯酸乙酯橡胶为基础的硫化胶耐热性最好。

6. 氟橡胶的耐热性

氟橡胶是主链或侧链的碳原子上含有氟原子的一类橡胶，它具有优异的耐高温、耐氧化、耐油和耐化学药品性，是现代工业不可缺少的耐高温弹性体材料。氟橡胶的品种很多，按化学组成分为如下几类：

① 含氟烯烃氟橡胶类。包括偏氟乙烯与三氟氯乙烯共聚物，偏氟乙烯与六氟丙烯共聚物，偏氟乙烯、四氟乙烯与六氟丙烯三元共聚物，四氟乙烯与丙烯共聚物，偏氟乙烯与五氟丙烯共聚物，偏氟乙烯、四氟乙烯与五氟丙烯三元共聚物。

② 全氟醚橡胶。是四氟乙烯与全氟甲基乙烯醚的共聚物。

③ 氟化磷腈橡胶。是一种以磷原子和氮原子为主链的半无机弹性体。为改善氟化磷腈橡胶的硫化性能，往往在聚合物中引入少量能提供交联点的第三单体如邻烯丙基苯氧基等，组成三元共聚物。

④ 全氟烷基三嗪橡胶。

⑤ 氟硅橡胶。是在甲基乙烯基硅橡胶的侧链上引入氟烷基或氟芳基而制成的聚合物。

在氟橡胶中，全氟醚橡胶的耐热性，除全氟三嗪橡胶外，超过其他各种氟橡胶。因为它具有全氟结构，所以耐热性高。全氟醚橡胶在316℃下仍具有工作能力，在260℃空气中数千小时，在288℃下数百小时后仍能保持良好的强伸性能。

7. 硅橡胶的耐热性

硅橡胶是以 Si—O 单元为主链，以有机基团为侧基的一类线型聚合物，是分子链兼具无机和有机性质的橡胶。硅橡胶的种类繁多，按照其化学结构分类热硫化型的硅橡胶有：二甲基硅橡胶（MQ）、甲基乙烯基硅橡胶（MVQ）、甲基苯基硅橡胶（MPQ）、甲基苯基乙烯基硅橡胶（MPVQ）、亚苯基硅橡胶、亚苯醚基硅橡胶、氟硅橡胶、腈硅橡胶、硼硅橡胶等。

硅橡胶是所有橡胶中耐热等级最高的一种橡胶，硅橡胶在空气中热老化时，发生交联，其断裂伸长率降低的程度比拉伸强度的降低程度大得多。例如甲基乙烯基硅橡胶（MVQ），在350℃下，在老化初期交联程度稍微降低，在300℃时无变化，在250℃时交联程度增加；继续老化时，交联程度的增加则与温度无关。

硅橡胶耐干热空气老化性能优异，但不耐湿热老化。当空气中或试样中含有过量的水分时，硫化胶会发生强烈的降解。例如在绝对湿度为 $7g/m^3$ 的空气中，硅橡胶在315℃下老化24h后，硫化橡胶的强度基本不变；而当湿度为 $180g/m^3$ 时，试样则被损坏。此外，硅橡胶在空气不流通的密闭老化条件下也会发生强烈降解，使性能恶化。

硅橡胶的耐热性主要取决于它的分子结构：甲基乙烯基硅橡胶和甲基苯基乙烯基硅橡胶，长期使用的最高温度为250℃；而乙基硅橡胶长期使用的最高温度不超过200℃。随硅橡胶中苯基含量增加，耐热性提高。例如亚苯基硅橡胶、亚苯醚基硅橡胶长期使用的最高温度达300℃以上。

在硅橡胶中，硼硅橡胶的耐热性最好。这种硅橡胶可在400℃下长期工作，在420~480℃下可连续工作几小时。硼硅橡胶在480℃下老化30min后仍保持弹性；在425℃下（24h）和480℃下（2h）老化后，拉伸强度的保持率分别为61%和25.8%，伸长率的保持率分别为73.1%和131%，硬度变化分别为−7度和−23度（邵氏硬度）。

8. 耐热的丁腈橡胶新品种

（1）氢化丁腈橡胶（HNBR）

由于丁腈橡胶具有较好的耐油性和综合性能，所以它一直是耐油橡胶制品特别是密封制品中用量最大的一种橡胶。但是丁腈橡胶属于二烯烃类橡胶，其分子链上的双键多、不饱和度高，因此对热和氧的稳定性差。一般丁腈橡胶的耐热性不高，长期使用温度为100℃；使用过氧化物硫化的丁腈橡胶，其长期使用温度也只能在120℃，很难达到150℃。为了提高丁腈橡胶的耐热等级和其他性能，拓宽丁腈橡胶的应用范围，日本瑞翁公司、德国拜耳公司于20世纪80年代中期开发出氢化丁腈橡胶。它是采用乳聚丁腈橡胶溶液加氢法，使丁腈橡胶分子链上的不饱和双键被氢加成为饱和键，故也叫高饱和丁腈橡胶。在加氢过程中并未破坏侧链上的氰基，仍具有丁腈橡胶的耐油性。由于加氢后绝大部分对热敏感的双键被消除，因而耐热性显著提高。

氢化丁腈橡胶的分子链节中，包含有丙烯腈单元、乙烯单元、丁二烯单元和氢化乙烯基丁二烯单元。通过调节丙烯腈含量、饱和程度和黏度，即可制得各种高饱和的氢化丁腈橡胶。氢化丁腈橡胶的耐热程度可达175℃，优于丁基橡胶和乙丙橡胶，介于丙烯酸酯橡胶和氟橡胶之间。

（2）聚稳丁腈橡胶

聚稳丁腈橡胶是丁二烯、丙烯腈与聚合型防老剂通过乳液聚合而制得的一种丁腈橡胶。聚合型防老剂在聚合时能进入二烯烃的主链并与其反应成为聚合物分子的一部分。因为防老剂已经与聚合物结合在一起，所以不会因油、溶剂和热的作用而产生抽出、挥发、迁移等防老剂损耗的问题，从而改善了丁腈橡胶的耐热性，延长了使用寿命。由于结合性防老剂的作用，其具有优异的耐老化性能，在有些场合可以代替氯醇橡胶和丙烯酸酯橡胶使用。与普通丁腈橡胶相比，更适用于耐老化性强的制品中。

（3）丁腈酯橡胶

由丁二烯、丙烯腈和丙烯酸酯在乳液中共聚合而得到的三元共聚物。丁腈酯橡胶具有良好的耐热性，配方、工艺与普通丁腈橡胶相似。可在煤油中于-60～150℃范围内长期使用，改善了丁腈橡胶的耐热性和耐寒性。

（4）丁腈橡胶与三元乙丙橡胶共混

由于 EPDM 的不饱和度很低，因而具有良好的耐热老化和耐臭氧老化性能。为改善含有大量双键的二烯类橡胶——丁腈橡胶的耐老化性能，使其与 EPDM 共混。但由于两者相容性不好，共硫化性很差，导致硫化橡胶的力学性能下降。为解决这一问题，人们进行了大量的研究工作，其中用马来酸酐（MA）接枝三元乙丙橡胶，然后用接枝改性后的三元乙丙橡胶与丁腈橡胶共混，明显地改善了共混物的耐热性和其他物理性能。

（5）丁腈橡胶与氟橡胶共混

为了提高丁腈橡胶的耐热性、耐酸性汽油和耐加醇汽油的性能，对丁腈橡胶/氟橡胶共混进行了试验研究。通过电子显微镜观察了共混物的形态结构，发现选用超高丙烯腈含量（丙烯腈含量为 48%）、穆尼黏度较高的丁腈橡胶与穆尼黏度较低的氟橡胶共混，得到的共混物是一个丁腈橡胶/氟橡胶的非均相混合体系。假如氟橡胶呈连续相，则丁腈橡胶可通过共混使耐热性得到改善。即使氟橡胶不形成连续相，丁腈橡胶也被其保护而使耐热性得以改善。通过电镜观察共混物的相态结构可以看出，当丁腈橡胶/氟橡胶共混物的配比为 50/50 时，二者的海相和岛相难以区分。只有当氟橡胶超过 60 质量份时，氟橡胶才能形成连续相。为了降低材料成本，应尽可能减少氟橡胶的配比，而又能形成氟橡胶连续相。通常可采用在共混物中添加增容剂的方法来解决。研究结果表明，在此共混体系中，使用乙烯基丙烯酸酯弹性体（Vamac）作增容剂，可改善丁腈橡胶与氟橡胶的相容性。

（6）NBR/Zn（MAA）$_2$ 合金

用含有离子键和不饱和键的不饱和羧酸锌盐如甲基丙烯酸锌 [Zn（MAA）$_2$] 与丁腈橡胶共混，制成天然橡胶/甲基丙烯酸锌合金。该合金材料具有较好的耐热氧老化性能和热稳定性。

二、硫化体系的选择

在设计耐热材料配方时，硫化体系的选择很重要。不同的硫化体系，形成不同的交联键，从而造成不同的硫化橡胶网络类型。各种交联键的键能和吸氧速度不同，键能越大则硫化橡胶的耐热性越好，吸氧速度越慢，硫化胶的耐热氧老化性能越好。

在常用的硫化体系中，过氧化物硫化体系的耐热性最好。过氧化物在不同类型的橡胶中，脱氢反应所需要的能量也不同。即使过氧化物自由基所赋予的能量相同，交联密度也会有所不同。一般来说，硅橡胶、乙丙橡胶、氯磺化聚乙烯橡胶、乙烯-醋酸乙烯酯共聚物（EVA）、氯化聚乙烯橡胶和聚氨酯橡胶，都可以用过氧化物充分硫化。过氧化物也可使丁腈橡胶达到满意的硫化，但过氧化物硫化天然橡胶、丁苯橡胶和顺丁橡胶时则有问题，而丁基橡胶非但不能用过氧化物硫化，反会被过氧化物所分解。

橡胶的结构对过氧化物硫化有决定性的影响。例如，含有乙烯基0.12%～0.5%的甲基乙烯基硅橡胶和甲基苯基乙烯基硅橡胶的硫化时间，为不含乙烯基的甲基苯基硅橡胶的一半。

目前，三元乙丙橡胶的耐热配合，几乎都采用过氧化物硫化。用过氧化物硫化的三元乙丙橡胶的耐热性优于其他低硫、高硫硫化体系。

单独使用过氧化物硫化三元乙丙橡胶时，存在交联密度低、热撕裂强度低、硫化返原等问题。因此用过氧化物硫化三元乙丙橡胶时，要避免使用有机过氧化物，最好是与某些共交联剂或活性剂并用。例如加入少量硫能提高过氧化物硫化橡胶的力学性能，但其耐热性有所降低。而用其他共交联剂代替硫时，其耐热性不降低。这类共交联剂可采用双马来酰亚胺、三烯丙基氰脲酸酯、对苯醌二肟、三烯丙基柠檬酸酯、六亚甲基二胺、TMTD等。

以往氯磺化聚乙烯橡胶用过氧化物硫化比较困难，很难得到交联密度高的硫化胶。如今采用三烯丙基氰脲酸酯或甲基丙烯酸酯或双马来酰亚胺作共交联剂，再并用少量EVA，就可达到有效的交联，制造出耐热性优良的氯磺化聚乙烯硫化胶，其耐热性能比通用硫化体系有明显的提高。

从耐热性的角度讲，氯化聚乙烯橡胶，采用过氧化物和二烯丙基氰脲酸酯并用的耐热配合后，可以得到比氯磺化聚乙烯橡胶（以促进剂硫化）优良的耐热性。有机硅改性的乙丙橡胶（SEP）用过氧化物硫化时，比促进剂硫化时的耐热性提高10℃，比未改性的三元乙丙橡胶耐热性提高20℃。

用过氧化物硫化的丁腈橡胶，其耐热性优于有效硫化体系、半有效硫化体系和传统硫化体系，但不如用镉镁硫化体系硫化的丁腈橡胶。因为用过氧化物硫化丁腈橡胶时，虽然硫化胶的耐降解性优异，但在空气中长时间热老化时会发生交联。而用镉镁硫化体系硫化的丁腈橡胶，不生成热老化时能使橡胶交联的硫化副产物，因此能显著提高丁腈橡胶的耐热性。

值得注意的是，镉镁硫化体系并非对所有的丁腈橡胶都有效果。对于 Hycar 1034 和 Hycar 1042 丁腈橡胶，提高耐热性效果显著，而对于 Hycar 1032、Hycar 1052 和 Hycar 1072 丁腈橡胶的耐热性则变化不大，其原因有待进一步研究。也有资料报道，镉镁硫化体系对含稳定剂的特制丁腈橡胶特别有效。

不同橡胶耐热硫化体系的配合有不同的特点。除选用上述过氧化物硫化体系外，对丁基橡胶而言，可采用肟类和树脂硫化体系。树脂硫化的丁基橡胶耐热性最好。只有用树脂硫化的丁基橡胶，才具有在 150～180℃ 下长期工作的能力。

氯化丁基橡胶用硫硫化时，耐热性不好。用亚乙基硫脲硫化时，耐热性最好，但因其有毒性，所以耐热性氯化丁基橡胶常用氧化锌、促进剂 TMTD 和 DM 硫化；也可采用树脂硫化。

丙烯酸酯橡胶可分为氯原子型、环氧基型、羧基型三大类，要根据各个类别来选择耐热的硫化体系。氯醇橡胶分子结构中没有双键，不能用硫或过氧化物硫化体系硫化。其硫化剂使用金属氧化物或金属盐（氧化锌、氧化铅、碱式碳酸铅、碱式邻苯二酸铅），同时并用促进剂。使用氧化铅/亚乙基硫脲硫化体系时，耐热性较好。使用亚磷酸二铅或邻苯二甲酸二铅时，耐热性比氧化铅好。

氟橡胶用二元酚/苄基三苯基氯化磷或二元酚/四丁基氢氧化铵硫化时，其耐热性优于多胺交联的氟橡胶。采用过氧化物硫化时，必须并用共交联剂，如 TATM（三烯丙基异氰脲酸酯），这样可使氟橡胶的耐湿热性能提高。使用双酚 A 之类的芳香族二醇作为交联剂与季铵盐之类的助剂并用，进行多元醇交联，可以形成醚键，故耐热性优良。

三、防老体系的选择

耐热橡胶必须选用高效耐热型防老剂。在胶料中加入抗氧剂，可以延迟热氧化过程。为防止合成橡胶在储存过程中氧化，许多合成橡胶在合成过程中加有少量的抗氧剂。但对高温下长期使用的耐热橡胶而言是远远不够的，因此在耐热橡胶配方中还要添加一定数量的防老剂。增加防老剂用量虽然对硫化胶的耐热性有利，但由于防老剂的最大用量通常受到其在胶料中的溶解度所限制，所以一般采用几种防老剂并用。防老剂并用时，其协同效应对提高防老剂的防护效果具有重要意义。

橡胶制品在高温下的使用过程中，防老剂可能因挥发、迁移等原因迅速损耗，从而引起制品损坏。试验表明，添加在丁腈橡胶中的不同防老剂，原始硫化胶和防老剂被抽提过的硫化胶，在空气中热老化（120℃，144h）后，其扯断伸长率降低。

综上可见，在耐热橡胶配方中，应使用挥发性小的防老剂或分子量大的抗氧剂，最好是使用能与橡胶进行化学结合的聚合型或反应型防老剂，这样可以降低防老剂的损耗。

四、填充体系的影响

一般无机填料比炭黑有更好的耐热性，在无机填料中对耐热配合比较适用的有白炭黑、活性氧化锌、氧化镁、氧化铝和硅酸盐。例如：在丁腈橡胶中，炭黑的粒径越小，硫化胶的耐热性越低；白炭黑则可提高其耐热性；氧化镁和氧化铝对提高丁腈橡胶的耐热性有一定的效果。

不同类型的填料对过氧化物硫化的耐热橡胶有一定的影响。如果填充剂在橡胶脱氢之前产生质子，会使过氧化物自由基饱和，从而妨碍硫化。同样由于脱氢产生的橡胶自由基被填料产生的质子饱和时，也会妨碍硫化反应。

具有酸性基团的过氧化物，如过氧化二苯甲酰等，它们对酸性填料是不敏感的，而那些没有酸性基团的过氧化物，如过氧化二异丙苯等，则有强烈影响，会妨碍硫化反应。酸性填料对烷基过氧化物（二叔丁基过氧化物等）的影响，要比芳香族过氧化物（过氧化二异丙苯等）小。

碱性填料对含有酸性基团的过氧化物影响较大，也会使过氧化物分解。炭黑对过氧化二苯甲酰的硫化有不良影响。炉法炭黑对过氧化二异丙苯几乎没有影响，而槽法炭黑因呈酸性而妨碍其硫化。硅系填充剂一般呈酸性，会妨碍过氧化二异丙苯硫化，但对二叔丁基过氧化物没有什么影响。

五、软化剂的影响

一般软化剂的分子量较低，在高温下容易挥发或迁移渗出，导致硫化胶硬度增加、伸长率降低。所以耐热橡胶配方中应选用高温下热稳定性好，不易挥发的品种，例如高闪点的石油系油类、分子量、大软化点高的聚酯类增塑剂以及某些低分子量的低聚物如液体橡胶等。

耐热的丁腈橡胶最好使用古马隆树脂、苯乙烯-茚树脂、聚酯和液态丁腈橡胶作软化剂。氯磺化聚乙烯橡胶可以采用酯类、芳烃油和氯化石蜡，以氯化石蜡为软化剂时耐热性较好。

对于耐热的丁基橡胶，建议使用古马隆树脂的用量不超过5质量份，也可以使用10～20质量份凡士林或石蜡油、矿质橡胶和石油沥青树脂。乙丙橡胶通常采用环烷油和石蜡油作软化剂。

第二节　耐寒性能

橡胶的耐寒性，可定义为在规定的低温下保持其弹性和正常工作的能力。许多橡胶制品经常要在较低的环境温度下工作。硫化橡胶在低温下，由于松弛过程急剧减慢，硬度、模量和分子内摩擦增大，弹性显著降低，致使橡胶制品的工作能力下降，特别是在动态条件下尤为突出。硫化橡胶的耐寒性能主要取决于高聚物的两个基本特性——玻璃化转变和结晶，两者都会使橡胶在低温下丧失工作能力。

对于非结晶型（无定型）橡胶而言，随温度降低，橡胶分子链段的活动性减弱，达到玻璃化温度（T_g）后，分子链段被冻结，不能进行内旋转运动，橡胶硬化、变脆，呈类玻璃态，丧失了橡胶特有的高弹性。因此，非结晶型橡胶的耐寒性，可用玻璃化温度（T_g）来表征。实际上，即使在高于玻璃化温度的一定范围内，橡胶也会发生玻璃化转变过程，使橡胶丧失弹性体的特征。这一范围的上限称为脆性温度（T_b），即硫化胶只有在高于脆性温度时才有使用价值。因此工业上常以脆性温度作为橡胶制品耐寒性的指标，但是脆性温度不能反映结晶型橡胶的耐寒性。

因为结晶型橡胶往往在比玻璃化温度高许多的低温下便丧失弹性，这些橡胶的最低使用温度极限，有时甚至可能高于玻璃化温度70～80℃。橡胶结晶过程和玻璃化不同，结晶过程需要一定的时间，当其他条件相同时，弹性丧失的速度和程度，与持续的温度和时间有关。例如，在结晶速度最大的温度下，聚丁二烯橡胶只需经过10～15min即开始丧失弹性，而天然橡胶则需经过120～180min才开始丧失弹性。结晶型橡胶在低温下工作能力的降低，短则几小时，长则几个月不等。因此，对结晶型橡胶耐寒性的评价不能只凭试样在低温下短时间的试验，需考虑到在储存和使用期间结晶过程的发展。例如甲基苯基乙烯基硅橡胶（MPVQ）在−75℃下放置5min后，其拉伸耐寒系数为1.0，但经过30～120min后，则降低为零。结晶型橡胶结晶最终结果和玻璃化时一样，硬度、弹性模量、刚性增大，弹性和变形时的接触应力降低，体积减小。例如－50℃下，结晶的聚丁二烯橡胶的弹性模量，比无定型的同种橡胶高19～29倍。结晶硫化橡胶的硬度可高达90～100（邵尔A）度。形变能大大加速结晶过程，使弹性下降的温度升高。

硫化胶的耐寒性与胶种和软化增塑体系关系密切。选择适当的硫化体系，亦可使耐寒性有所改善。

一、橡胶的选择

玻璃化温度是橡胶的分子链段由运动到冻结的转变温度，而链段运动是通过主链单键内旋转实现的。因此，分子链的柔性是决定橡胶耐寒性的关键。分子链的柔性，与橡胶的分子结构有关。一般规律如下：

主链中含有双键和醚键的橡胶，例如聚丁二烯橡胶、天然橡胶、氯醇橡胶和硅橡胶，具有良好的耐寒性。主链不含双键，而侧链含有极性基团的橡胶，例如丙烯酸酯橡胶、氯磺化聚乙烯橡胶、氟橡胶，其耐寒性最差。主链含有双键，而侧键含有极性基团的橡胶，例如丁腈橡胶、氯丁橡胶，其耐寒性居中。

二烯类橡胶的结晶性能与其分子结构的规整性有关，结构愈规整则愈容易结晶，用共聚、异构化、环化、化学改性等方法可破坏橡胶结构的规整性，使其结晶能力降低。各种结晶型橡胶，出现结晶时的温度上限和温度下限，以及结晶速度最大时的温度是不同的。

从上述分子结构和结晶情况分析，硅橡胶、顺丁橡胶、天然橡胶、乙丙橡胶具有良好的耐寒性，丁基橡胶、丁苯橡胶的耐寒性尚可，丁腈橡胶、氯丁橡胶的耐寒性不如上述非极性橡胶，丙烯酸酯橡胶和氟橡胶的耐寒性最差。

在耐寒性能较差的橡胶中并用耐寒性好的橡胶，可以提高并用胶的耐寒性。例如在丁苯橡胶中并用顺丁橡胶，可改善其耐寒性。一般在低温下使用的橡胶，除低温性能外还要求其他性能。例如在低温油介质中使用的橡胶制品，如果只选用耐寒性好的橡胶，往往不能满足耐油性的要求，而只选用耐油橡胶如丁腈橡胶时，耐寒性又难以满足要求。此时即可在丁腈橡胶中并用部分耐寒性较好的橡胶如天然橡胶，在保证耐油性的前提下，改善其耐寒性，近年来开发的氢化丁腈橡胶，不仅大大地提高了丁腈橡胶的耐热性、耐臭氧老化性、耐介质性能，而且改善了丁腈橡胶的耐寒性，脆性温度可达－50℃，为解决极性橡胶的耐寒性开辟一条新途径。

目前在所有的橡胶中，硅橡胶的玻璃化温度最低，是耐寒性最好的橡胶。它可以在超低温下，保持弹性和密封工作能力，是目前最能适应航天工业要求的耐寒橡胶。

为进一步改善硅橡胶的耐寒性能（关键是抑制其结晶过程），通过共聚改性，在聚二甲基硅氧烷分子链中，引入体积较大的结构单元，以破坏分子链的规整性，抑制其结晶过程。选择合适的改性链节并调节其含量，虽然改性的硅橡胶玻璃化温度 T_g 有小幅的上升或下降，但却降低了硅橡胶的结晶速率，抑制了结晶过程，从而使硅橡胶的耐寒性得以改善。

二、增塑剂的影响

增塑剂是耐寒橡胶制品配方设计中除生胶之外，对耐寒性影响最大的配合剂。通常在聚合物中加入增塑剂的作用，概括起来有如下几点：

① 将聚合物由玻璃态转变为高弹态，以显著提高其形变能力，并使形变可逆；

② 降低聚合物的松弛温度，以减少形变时所产生的应力，从而达到防止脆性破坏的目的；

③ 降低弹性体的玻璃化转变温度，以提高其耐寒性；

④ 降低给定温度下的黏度或给定应力下的黏性流动温度，从而改进聚合物的加工性能；

⑤ 提高玻璃态聚合物的冲击强度。

经过化学交联的硫化橡胶，其高弹性来源于形变条件下交联点之间链段构象的可逆变化。由于交联大分子之间的相互位置被固定，避免了聚合物的黏性流动，所以在聚合物玻璃化温度以上仍可实现可逆形变。硫化橡胶通常是在高度可逆形变区域工作的，其耐寒性指标不是次级转变点而是硫化橡胶的玻璃化温度。在接近玻璃化温度时，大分子构象转变的速度很小，从而会失去橡胶的基本使用特性——高弹形变。正是基于这种原因，橡胶的耐寒系数才采用室温（25℃）下的形变值（ε_{25}）与指定温度下的形变值（ε_i）之比来表示，即在一定应力下，耐寒系数 K 为：

$$K = \varepsilon_i / \varepsilon_{25}$$

显然，当温度接近 T_g 时，与室温下形变值相比，接近 T_g 的形变值很小，K 值接近于零。加入增塑剂可使高弹态的范围向低温方向扩展。

对非结晶型橡胶，随着温度接近玻璃化温度，耐寒系数下降。而对结晶型橡胶，其结晶速度最大的温度在 T_g 之上。结晶可大大降低橡胶的高弹性，此时加入增塑剂，可使最大结晶速度的温度移向低温，从而使其耐寒性得以改善。例如，丁苯橡胶（苯乙烯含量 15％）加入 40％丁二酸二异辛酯、磷酸三（2-乙基己基）酯或己二酸二丁氧基乙酯，可使硫化橡胶的耐寒性（T_g）由 $-66℃$ 降至 $-77℃$。

综上可见，加入增塑剂能提高橡胶分子链的柔性，从而改善硫化橡胶的耐寒性。提高耐寒性常用的增塑剂有：癸二酸酯、邻苯二甲酸酯、己二酸酯、磷酸甲酚二丁酯、氯化石蜡和其他增塑剂。一般加入凝固点较低的增塑剂，可降低硫化橡胶的玻璃化温度。反之，若增塑剂的凝固点温度较高，则可使硫化橡胶的 T_g 提高。从提高硫化橡胶耐寒性的角度出发，增塑剂的选择，必须充分估计增塑剂对玻璃化温度的影响。对于结晶型橡胶而言，含有大分子的增塑剂，能有效地抑制硫化橡胶的结晶作用，但对玻璃化温度影响较小。增塑剂的类型和用量，由橡胶的品种和制品的耐寒性指标决定。

耐寒性较差的极性橡胶，通过加入适当的增塑剂，可获得较好的低温性能。使用极性增塑剂可使其极性基团与极性橡胶分子链中的极性基团作用，从而降低了极性橡胶分子间的作用力，使分子链段易于运动。所以极性橡胶应选用与其极性相近、溶解度参数相近、溶剂化作用强的增塑剂。

氯丁橡胶低温下容易结晶，因此，应合理地使用增塑剂以提高其耐寒性。邻苯二甲酸酯类抑制氯丁橡胶结晶的能力，优于癸二酸酯类和磷酸酯类。邻苯二甲酸酯类抑制氯丁橡胶结晶的能力按下列顺序递增：邻苯二甲酸二甲酯＜邻苯二甲酸二丁酯＜邻苯二甲酸二辛酯。氯醇橡胶适用的增塑剂为癸二酸酯类、邻苯二甲酸酯类和己二酸酯类，但不宜使用芳烃油和环烷油。

丙烯酸酯橡胶经常是在 $150\sim200℃$ 的高温下使用，而增塑剂在 $150\sim200℃$ 下容易挥发或被液体介质抽出，所以在丙烯酸酯胶料中很少加入增塑剂；如果需要，可使用聚酯类增塑剂。例如丙烯酸酯橡胶填充胶料中加入 20 质量份聚酯类增塑剂，其脆性温度可由 $-53℃$ 降到 $-56℃$。

氟橡胶由于其分子结构高度稳定，采用一般的增塑剂对它不起作用，况且在 $200\sim250℃$ 下进行二段硫化的过程中增塑剂会挥发掉。要使其在保持热稳定性和化学稳定性的情况下，提高其耐寒性的方法有两个：一是采用氟橡胶和氟硅橡胶并用，其耐寒性将随并用胶中氟硅橡胶配比增加而提高；二是使用低分子量的偏氟乙烯和六氟丙烯的共聚物，亦即氟蜡，可作为氟橡胶的增塑剂，有限地改善氟橡胶的耐寒性。

三、硫化体系的影响

1. 交联密度对玻璃化温度 T_g 的影响

交联生成的化学键，使 T_g 上升，其原因是交联后分子链段的活动性受到了限制。另一解释是，相邻的分子链通过交联键结合起来，随交联密度增加，网络结构中的自由体积减小，从而降低了分子链段的运动性。

随硫用量增加，天然橡胶、丁苯橡胶硫化橡胶的 T_g 会随之上升。例如在未填充填料的天然橡胶和丁苯橡胶硫化橡胶中，硫用量增加 1 质量份时，其玻璃化温度 T_g 分别上升 4.1～5.9℃ 和 6℃；而丁腈橡胶无填料的硫化橡胶，加硫 3 质量份时，T_g 从 −24℃ 上升到 −13℃，其后硫含量每增加 1 质量份，T_g 值直线提高 3.5℃。产生上述现象的原因，在于如下两个因素的影响：一是交联密度的提高；二是多硫键的环化作用，使分子内部也形成了交联。前者对丁腈橡胶起决定作用，而后者对天然橡胶、丁苯橡胶是主要的因素。随交联密度增加，聚氨酯橡胶的硬度（邵尔 A）从 64 度上升到 87 度，玻璃化温度 T_g 从 −10℃ 上升到 −5℃。可见，提高交联密度，会使玻璃化温度 T_g 上升。但是，对于相对稀疏的网络结构而言，只要活动链段的长度不大于网络结构中交联点之间距离，则 T_g 大致上可能始终不变。也就是说，在稀疏的橡胶网络结构中，M_c 值大（交联点间的分子量大），则链段的活性几乎不受限制。

2. 交联密度对耐寒系数的影响

为了评价硫化橡胶从室温降到玻璃化温度 T_g 的过程中的弹性模量的变化，常使用耐寒系数 K 来表征。K 是用室温下和低温下的弹性模量的值来确定的。试验表明，丁苯橡胶生胶的弹性模量随温度降低而提高的程度，比无填料的丁苯橡胶硫化橡胶高得多。当温度从 20℃ 下降到 −10℃ 时，丁苯橡胶生胶的弹性模量提高了 3 倍，而硫化橡胶仅仅提高 10%。这是因为未交联的生胶的应变性能，取决于它的结构特性，其分子间的作用力主要来源于各种类型的物理键形成的范德华力、链的缠结和极性基团的作用力。随温度下降，链段的活动能量减弱，弹性模量提高。而交联的硫化胶内除物理键之外，还存在着由化学交联键构成的网络结构。化学键的键能比物理键大，稳定性高，对温度的敏感性比物理键小得多。在一定的温度范围内，交联键对其形变起决定性的作用，所以随温度下降，弹性模量变化不大。但是在交联密度过大时，会大大增强分子链之间的作用力，使弹性模量大增，耐寒性下降。

综上可知，化学键的形成削弱了对温度十分敏感的物理键的作用，所以低温下硫化橡胶的弹性模量变化比生胶小。由此推论：随交联密度提高，耐寒系数 K 会上升到某个最大值，但是当交联密度过大，交联点之间的距离小于活动链段的长度时，K 便开始下降。

3. 交联键类型对耐寒性的影响

对天然橡胶硫化所做的各项研究表明，使用传统的硫化体系时，随硫用量增加，直到 30 质量份，其剪切模量随之提高，玻璃化温度 T_g 也随之上升（可上升 20～30℃）。使用有效硫化体系时，T_g 比传统硫化体系降低 7℃。用过氧化物或辐射硫化时，虽然剪切模量提高并会达到与硫硫化同样的数值，但玻璃化温度 T_g 变化却不大，始终处于 −50℃ 的水平。

产生上述差异的原因是，用硫硫化时，在生成多硫键的同时，还能生成分子内交联键，并且发生环化反应，因此使得链段的活动性降低，弹性模量提高，玻璃化温度 T_g 上升。减少硫用量、使用半有效或有效硫化体系时，多硫键数量减少，主要生成单硫键和二硫键，分子内结合硫的可能性降低，因此 T_g 上升的幅度较多硫键小。用过氧化物和辐射硫化时，其耐寒性优于有效硫化体系和传统硫化体系，这是因为过氧化物硫化橡胶的体积膨胀系数较大。过氧化物硫化橡胶的体积膨胀系数为 6.04×10^{-4} 度$^{-1}$，而硫硫化橡胶的体积膨胀系数为 4.56×10^{-4} 度$^{-1}$。体积膨胀系数大，可使链段活动的自由空间增加，有利于玻璃化温度降低。另外，过氧化物硫化时，形成牢固的、短小的 —C—C— 交联键，而用硫硫化时，则会形成牢固度较小、长度较大的多硫键，因此在发生形变时，要克服的分子间作用力会更大一些，同时弱键发生畸变，这样就增加了滞后损失，增大了蠕变速率，硫化橡胶中的黏性阻力部分比过氧化物硫化胶更大一些。也就是说，用硫硫化的橡胶中，分子间的作用力要大得多，这正是硫化橡胶耐寒性较差的原因。

四、填充体系的影响

填充剂对橡胶耐寒性的影响，取决于填充剂和橡胶相互作用后所形成的结构。活性炭黑粒子和橡胶分子之间会形成不同的物理吸附键和牢固的化学吸附键，会在炭黑粒子表面形成生胶的吸附层（界面层）。该界面层的性能与玻璃态生胶的性能十分接近，一般被吸附生胶的玻璃化温度 T_g 上升。填充剂的加入会阻碍链段构型的改变，因此，不能指望加入填充剂来改善橡胶的耐寒性。

关于填充剂对硫化胶玻璃化温度 T_g 是否有影响，说法不一，有人认为有影响，有人则持否定态度。但是填充剂对玻璃态橡胶强度的影响，却是不可忽视的。与高弹态相比，这种影响完全不一样：当填充剂用量很大时，填充剂的粒子既是裂隙扩展的位阻碍，同时又是破坏玻璃态橡胶的"病灶"。因此加入填充剂后，橡胶在脆性态中的强度，要么没有变化，要么降低 15‰～30‰，有时甚至降低 50‰。所以填充剂的存在使脆性温度 T_b 略有升高，缩小了非脆性态的范围。例如用弯曲试验法在速度为 2m/s 的情况下测定脆性温度 T_b，随炭黑活性的提高，天然橡胶的 T_b 可从 $-60℃$ 上升到 $-55℃$，丁腈橡胶（NBR-28）的 T_b 从 $-45℃$ 上升到 $-35℃$，氯丁橡胶的 T_b 从 $-44℃$ 上升到 40℃。

总的来说，填充剂对玻璃化温度 T_g 的影响不大，但在高于 T_g 温度时，还是有一定影响的。对填充橡胶的耐寒系数而言，填充剂的活性越高，耐寒系数 K 值越小。填充剂的含量和活性越高，玻璃化起点的温度也越高。

综上所述，加入填充剂不会显著提高玻璃化温度 T_g，随炭黑分散度的提高和用量的增加，耐寒系数 K 下降，这种效应在非极性橡胶中表现尤为明显。另外，增加填料用量还会使玻璃化温度的起点，向温度高的方向移动。所有这一切，都是由于炭黑与橡胶之间的相互作用而造成的。

第三节　耐油性能

橡胶的耐油性，是指硫化胶抗油类作用的能力。当橡胶制品与各种油液长期接触时，油液能渗透到橡胶中，使之膨胀或体积增大；另外，油类介质可以从硫化胶中抽出可溶性的配合剂（如增塑剂等），导致硫化胶收缩或体积减小。这是一个动态平衡过程：如果溶胀导致的体积变化大于收缩导致的体积变化，则呈现膨胀；反之则收缩。通常溶胀随硫化胶与油液接触时间的增加而增大，直到油液不再被吸收为止，而后体积膨胀保持稳定，即达到平衡溶胀。此外，合成润滑油中的某些添加剂能与橡胶发生化学作用，侵蚀高分子链；特别是在高温下，使橡胶发生化学变化，引起橡胶的交联或降解。当侵蚀严重时，橡胶会失去弹性而变脆或呈树脂状，从而使橡胶制品丧失工作能力。所以在进行耐油橡胶配方设计时，必须了解工作液体和橡胶材料的化学成分，选择适用的耐油橡胶和配合体系。

关于耐油性的评价，通常是用标准试验油，测定硫化胶在油中浸泡后的体积变化率、质量变化率和物性变化率。橡胶的耐油性若不借助于标准油作比较时，则没有普遍性和可比性。因此，硫化胶的耐油性试验，以 ASTM D-471 为准，规定了 3 种润滑油、3 种燃油和 2 种工作流体作为标准油，对油的黏度、苯胺点、闪点作了规定。

通常所用的机油、液压油、发动机油、燃油等油类，都是由各种烃类化合物构成的，耐油性不能用 μ（橡胶和溶剂间的相互作用系数）和 SP（溶解度参数）简单地表示出来。人们常用油的苯胺点来预估橡胶对矿物基润滑油的抗耐性。苯胺点是表示油中含芳香族成分与脂肪族成分比例的尺度，它是润滑油与等量的苯胺混合能够完全溶解时的最低温度。苯胺点低的油及溶剂容易使橡胶溶胀，苯胺点高时则不易溶胀橡胶。

一、橡胶的选择

硫化胶的耐油性，取决于橡胶和油类的化学性质。耐油性通常是指耐非极性油类（燃油、矿物油和合成润滑油），所以含有极性基团的橡胶，如丁腈橡胶、氯丁橡胶、氯醇橡胶、丙烯酸酯橡胶、聚氨酯橡胶、氟橡胶等极性较大的橡胶，与非极性和石油系油类接触时，两者极性相差较大，所以从高聚物溶剂选择原则可知，极性橡胶对非极性油类有良好的稳定性。

根据 SAE J-200 分类系统，对汽车部件用橡胶材料的耐油性、耐热油性分成 A、B、C、D、E、F、G、H、J、K 十个级别。

橡胶的耐寒性与耐油性有密切关系。例如丁腈橡胶随丙烯腈含量增加，其耐油性提高，但耐寒性却会降低。通常橡胶中的极性强的组分含量越多，则分子间的作用力越大，耐油性越好，但耐寒性、弹性却降低。因此，用于低温下的耐寒橡胶耐油性往往不好。

1. 耐燃油性

硫化胶在燃料油中的平衡溶胀度，随芳香族化合物含量增加而急剧增大。试验结果表明，氟橡胶（FKM）和氟硅橡胶（FMVQ）对燃料油的抗耐性最好，而氯丁橡胶和氯化聚乙烯橡胶（CPE）耐燃油性最差。丁腈橡胶的耐燃油性，随丙烯腈含量增加而提高。氯醇橡胶的耐燃油性比丁腈橡胶好。

近年来，为了保护环境、降低汽油中的含铅量、提高汽油的辛烷值，国外已在使用汽油与甲醇或乙醇混合作为燃料油，或在汽油中加入甲基叔丁基醚，或在汽油中增加芳香族化合物的含量。根据燃料油今后的发展趋势，混合型燃料油以及氧化燃料油必将取代目前所用的汽油。汽油中混合甲醇，对橡胶的腐蚀性较强；氧化燃料油中所含的过氧化物能加速大多数硫化胶的损坏。因此，今后应开发新型的耐燃油胶料。

丁腈橡胶随丙烯腈含量增加，耐混合燃油性提高。含氟量高的氟橡胶对混合燃油的稳定性较好。

对酸性（氧化）燃油来说，酸性燃油中的氢过氧化物可使硫化胶的性能恶化，所以在燃油系统中常用的丁腈橡胶、氯醇橡胶难以满足长期使用要求。据报道，只有含氟弹性体如氟橡胶、氟硅橡胶、氟化磷腈橡胶和氢化丁腈橡胶耐酸性燃油的性能较好。氟橡胶在过氧值为 50 的酸性汽油中，40℃下浸泡 1000h，仍能保持较好的强伸性能。为改善丁腈橡胶耐酸性燃油的性能，国外曾进行过大量的试验研究。结果发现，普通的丁腈橡胶胶料，不能在 125℃ 的酸性汽油中长时间工作，只有采用氧化镉活化的低硫-给硫体以及白炭黑为主要填料的丁腈胶料，才能较好地耐酸性汽油。这种硫化橡胶在 40℃ 下，于过氧值为 50 的酸性汽油中浸泡 7d 后，对性能的影响和纯汽油相差不大。增加丙烯腈含量，可使酸性汽油的渗透性 降低。

2. 耐矿物油性

矿物油属于非极性油类，含有极性基团的极性橡胶耐矿物油性较好，而非极性橡胶则不耐矿物油。

丁腈橡胶是常用的耐矿物油橡胶，其耐油性随丙烯腈含量增加而提高，高丙烯腈含量的丁腈橡胶，耐矿物油性较好，但其耐热性有限。即使用过氧化物和镉镁硫化体系硫化的丁腈橡胶，在 ASTM 3 号油中长期（1000h）使用的最高温度也不超过 135℃。因此，当油温达到 150℃ 时，应采用氢化丁腈橡胶或氟橡胶、氟硅橡胶和丙烯酸酯橡胶。

氯醇橡胶在 ASTM 3 号油中长时间（1000h）和短时间（168h）使用的最高温度为 135℃ 和 149℃。在 150℃ 以上的高温矿物油中，氟橡胶、氟硅橡胶的耐油性最好。但氟橡胶和氟硅橡胶等含氟弹性体的价格昂贵，为了降低胶料成本，可在氟橡胶中并用 50% 以下的丙烯酸酯橡胶，并用后的硫化胶性能指标的降低不大于 20%。丙烯酸酯橡胶的耐热油性比丁腈橡胶好得多。有些丙烯酸酯橡胶能在 177℃ 的 ASTM 3 号油中工作 1000h。丙烯酸乙酯型的丙烯酸酯橡胶的耐热油性，比丙烯酸丁酯型的丙烯酸酯橡胶好。

二、耐油橡胶的配合体系

橡胶的耐油性主要取决于生胶聚合物，但其他配合体系也有一定的影响。耐油橡胶配合剂选择的原则是，所用的配合剂不易被油类抽出。

1. 硫化体系

总的来说，提高交联密度可改善硫化胶的耐油性，因为随交联密度增加，橡胶分子间作用力增加，网络结构中自由体积减小，具有油类难以扩散的优点。

关于交联键类型对耐油性的影响，与油的种类和温度有密切关系。例如在氧化燃油中，用过氧化物或半有效硫化体系硫化的丁腈橡胶，比硫硫化的耐油性好。过氧化物硫化的丁腈橡胶，在40℃时稳定性最高，但在125℃的氧化燃油中则不理想；而用氧化镉和给硫体系硫化的丁腈橡胶，在125℃的氧化燃油中耐长期热油老化性能较好。

2. 填充体系和增塑剂

一般降低胶料中橡胶的体积分数可以提高耐油性，所以增加填料用量有助于提高耐油性。通常活性越高的填充剂（如炭黑和白炭黑）与橡胶之间产生的结合力越强，硫化胶的体积溶胀越小。当填充剂和软化剂用量增加时，硫化胶的溶胀率降低。当然，其影响程度比生胶聚合物小得多。

耐油橡胶配方中应选用不易被油类抽出的软化剂，最好是选用低分子聚合物，如低分子聚乙烯、氧化聚乙烯、聚酯类增塑剂和液体橡胶等。极性大、分子量大的软化剂或增塑剂，对耐油性有利。

3. 防护体系

耐油橡胶经常在温度较高的热油中使用，有些制品则在热油和热空气两者兼有的条件下工作。因此，耐油橡胶中的防老剂，在油中的稳定性至关重要。假如硫化橡胶中的防老剂在油中被抽出，则硫化橡胶的耐热老化性能会大大降低。为了解决这个问题，研制了把防老剂在聚合过程中结合到聚合物的网络上的聚稳丁腈橡胶，但是这种方法使配方设计者广泛选择防老剂受到限制。比较简单的方法，还是在混炼过程中加入不易被抽出的防老剂。

第四节　耐腐蚀性能

耐腐蚀橡胶是指耐化学药品的腐蚀。这些化学药品主要是各种酸、碱、盐溶液，它们大多数是以无机化学药品水溶液出现的。当橡胶制品和化学药品接触时，由于它们的氧化作用，常常引起橡胶和配合剂的分解，造成硫化橡胶的腐蚀或引起橡胶的溶胀。由化学腐蚀产生的橡胶分子断裂、解聚以及配合剂的分解、溶解、溶出等现象，都是化学药品水溶液向硫化橡胶中不断渗透、扩散的结果。因此，在讨论耐化学腐蚀性之前，应该首先了解硫化胶的耐水性，只有首先采取耐水性橡胶配方，才能在此基础上提高橡胶制品的耐化学腐蚀性。

一、硫化橡胶的耐水性

1. 橡胶的吸水性能

长期以来，橡胶作为防水层使用，其吸水量及水透过量都很小。但是在橡胶中即使只吸收了微量的水，也会对其水解或电性能等产生很大的影响。橡胶的吸水是一种扩散过程，该过程的速度和吸水量与硫化橡胶中的水溶性杂质（电解质）的含量、硫化程度如橡胶的极性有关。另外，其吸水量与橡胶制品的表面积成正比，与浸水时间的平方根成正比。橡胶的饱和吸水量，依橡胶的种类不同与其所含电解质的数量近似地成线性关系。

含 2%氯化钠的未填充的顺丁橡胶、丁苯橡胶、丁腈橡胶、天然橡胶、二元乙丙橡胶和丁基橡胶硫化橡胶，吸水过程的活化能分别为：34kJ/mol、50kJ/mol、55kJ/mol、65kJ/mol、68kJ/mol 和 98kJ/mol。在 25℃下，含 2 质量份 NaCl 的各种未填充硫化胶的吸水量按以下顺序增加：IIR<EPR<SBR<NR<NBR<BR。而在 90℃下，则按下列顺序增加：IIR<EPR<SBR<BR<NBR<NR。

乳聚橡胶大都含有用作稳定剂或凝固剂的盐、脂肪酸等电解质杂质，因此吸水量一般较大；与此相反，溶聚橡胶含这些电解质杂质少，因此吸水量也较小。极性橡胶的吸水量一般高于非极性橡胶。例如天然橡胶、丁苯橡胶、三元乙丙橡胶、二元乙丙橡胶、丁基橡胶等非极性橡胶的硫化橡胶，在 23～28℃下浸水 8760h，吸水量为 1%～6%，而极性橡胶（丁腈橡胶、氯丁橡胶、氯磺化聚乙烯橡胶）在相同的条件下吸水量为 7%～9%。

橡胶吸水现象与橡胶在油和溶剂中的溶胀机理完全不同，亦即饱和吸水量与橡胶分子的化学结构关系不太大，主要受硫化胶中所含的可溶性杂质和橡胶的体积弹性模量所支配。提高弹性模量，可获得最小的吸水性，因为体积弹性模量大就能抵抗水的渗透，并能将水挤回外部。所以对于二烯类橡胶，在硬度和其他物理性能许可的情况下，应提高交联密度，增加硫用量，充分提高硫化程度。对氯丁橡胶和氯磺化聚乙烯橡胶而言，一般是将吸湿性很强的氧化镁作为硫化体系的一部分使用，它可以吸收硫化过程中产生的微量盐酸，生成氯化镁。因氯化镁是水溶性的，可导致硫化胶吸水量增大，所以此时可用铅系氧化物，如氧化铅或铅丹代替氧化镁，但应注意防焦烧。

综上所述，通过选择适宜的胶种，严格控制橡胶和配合剂中的可溶性电解质杂质，以及尽量减少配合剂的用量和提高硫化胶的体积弹性模量，即可得到吸水性小的硫化胶。遵循上述原则，便可得到在高温下吸水性较小的硫化胶。但过热水对各种橡胶性能的影响程度要大于沸水。

可以看出，乙丙橡胶耐过热水的性能最好。以乙丙橡胶为基础制备的静态橡胶密封件，在 160~180℃和 20MPa 的压力下，在过热水中使用 17000h 后，仍保持工作能力；而丁腈橡胶和氯丁橡胶，在同样的条件下，使用 500~1000h 后，便丧失了弹性和密封能力。

丁基橡胶在过热水中的稳定性也很好，特别是树脂硫化的丁基橡胶，在177℃的过热水中浸泡后，其强伸性能变化很小。

氟橡胶的品种和硫化体系对其耐过热水和蒸汽性能影响很大。Viton4498氟橡胶耐热蒸汽的性能，远优于其他氟橡胶，但还是不如乙丙橡胶。值得注意的是，耐热性最好的硅橡胶却不耐过热水。它们在蒸汽，尤其是在高压蒸汽中不能工作，这是因为硅氧烷水解，使硅橡胶解聚。例如聚二甲基硅氧烷，在200~220℃下，即使只有 0.2%（质量分数）的水存在，也会出现水解现象。硅橡胶在 177℃的水中老化 168h 后，便损坏；但是在室温下，硅橡胶和氟硅橡胶都是耐水的。

丁腈橡胶在温度不超过 150℃时，可以在水中长时间使用。随丙烯腈含量增加，丁腈橡胶在水中的应力松弛速度加快，平衡溶胀程度也增高。丙烯酸酯橡胶在热水和蒸汽中，发生强烈降解，因而稳定性很差。聚氨酯橡胶在沸水中则不能使用。氯丁橡胶在空气中的热稳定性比在水中好。各种氯丁橡胶耐沸水的顺序是：WRT＞W＞G。天然橡胶和丁苯橡胶只能在 100℃以下的水中工作，而在过热水中不宜使用。

2. 耐水橡胶的配合体系

耐水橡胶的配合原则是：提高交联密度、增加硫和交联剂的用量，不使用含水溶性电解质的配合剂，填料、防老剂、增塑剂等用量应尽量少。乙丙橡胶、氟橡胶宜采用过氧化物硫化。氯丁橡胶和氯磺化聚乙烯橡胶，最好使用氧化铅，不用氧化镁和氧化钙。丁基橡胶最好使用树脂硫化。在热水中使用的天然橡胶，用有效硫化体系或给硫体硫化体系。防老剂在水中浸泡，易被抽出。其抽出程度与防老剂的化学结构有关，芳香族胺类易被抽出，分子量较低的这类防老剂更容易抽出，加入石蜡可降低防老剂的被抽出程度。

无机填料中经常含有微量的可溶性盐类，能增加硫化胶的吸水量。因此，耐水橡胶最好使用炉法炭黑和不含可溶性盐类的填料。

二、耐化学腐蚀性的配合体系

能引起橡胶的化学结构发生不可逆变化的介质，称为化学腐蚀性介质，如强氧化剂、无机酸、碱、盐溶液以及卤素等。化学腐蚀性介质对橡胶的破坏作用主要有两个过程：首先，这些介质向橡胶内部渗透；然后与橡胶中的活泼基团反应，进而引起橡胶大分子中的化学键和次价键被破坏。通常化学腐蚀性介质为多组分体系，每个组分在橡胶中的渗透速度可能完全不同。例如，硝酸的浓度由 20%增加到 98%，渗透系数可增加 3 个数量级。硫化胶在化学腐蚀性介质中的溶胀行为与在油类中的溶胀行为不同，在腐蚀性介质中的溶胀是不平衡溶胀。

耐腐蚀橡胶的配方设计，主要采取以下几种方法：一是针对所用的腐蚀性介质及使用条件，选择合适的橡胶品种和配方；二是设法在橡胶表面形成一个防渗透层，以阻止或减小化学腐蚀性介质的扩散速度，如利用石蜡喷出和用聚四氟乙烯涂覆表面等；三是加入能与化学腐蚀性介质反应的添加剂，以抑制化学介质和橡胶的反应速率。

1. 橡胶的选择

化学腐蚀性介质对橡胶的破坏作用，与化学介质的反应性和选择性有关，也与橡胶的化学结构和聚集态结构有关。硫化胶的化学稳定性随橡胶不饱和度的增加而降低，因为卤素和酸根离子很容易在双键处发生加成反应，例如顺丁橡胶、天然橡胶等二烯类橡胶，在硝酸或二氧化氮介质中能发生硝化和异构化，在硫酸中能发生环化、异构化和磺化。因此，耐腐蚀橡胶应具有较高的饱和度，以减少活泼的 α-氢和双键的含量，而且要尽量消除或减少活泼的取代基团，或者是引入某些取代基把橡胶结构中的活泼部分稳定起来。另外，键能大、分子间作用力大、分子排列紧密的化学结构，都会提高橡胶的化学稳定性。例如用电负性极高的氟原子取代碳氢化合物中的氢原子，使之由 C—H 键变成 C—F 键，C—F键的键能高达 $435\sim485kJ/mol$。如原子紧密地排列在碳原子周围，对 C—C 键起到屏蔽和保护作用，从而保证了主链碳碳键（C—C）具有很高的化学稳定性。由此可见，硫化胶的化学稳定性，首先取决于胶种。下面将分别说明在各种典型的化学腐蚀性介质中，各种橡胶的适用性。

（1）强氧化剂

四氧化二氮（N_2O_4）是腐蚀性极强的一种强氧化剂。不饱和的二烯烃橡胶，在 N_2O_4 中会迅速损坏，不能使用。饱和的碳链橡胶，只能在短时间常温下使用，例如：丁基橡胶在 38℃ 下工作时间不超过 168h；二元乙丙橡胶在 21℃ 下工作时间不超过 72h；氟硅橡胶在 N_2O_4 中不到 24h，溶胀大于 200％，并变成树脂状；通用氟橡胶在 49℃ 下于 N_2O_4 中放置 336h 后，体积变化率高达 265％。只有亚硝基氟橡胶耐 N_2O_4 较好，在 74℃ 的 N_2O_4 中放置 2160h 后，其拉伸强度保持率为 110％，扯断伸长率的保持率为 120％，体积变化率为 4.5％。而聚四氟乙烯则能在 N_2O_4 中长期工作。

过氧化氢（H_2O_2）能损坏所有的不饱和碳链橡胶以及饱和的丁基橡胶和二元乙丙橡胶。只有氟橡胶和氟硅橡胶耐过氧化氢的性能较高，例如氟硅橡胶在 90％ 的过氧化氢中（65℃，168h 后），拉伸强度保持率为 80％，扯断伸长率的保持率为 85％，体积变化率为 15％，硬度没有变化。硅橡胶在过氧化氢中尚可使用。

（2）无机酸

① 硫酸。常温下浓度低于 60％ 时，除硅橡胶、聚硫橡胶之外，几乎所有的橡胶都有较好的抗耐性。在温度为 70℃、浓度为 70％ 的硫酸中，NR 硬质胶、丁基橡胶、氯磺化聚乙烯橡胶、乙丙橡胶和氟橡胶可以使用，其他橡胶均不能使用。98％ 以上的浓硫酸或 80％ 以上的高温硫酸，氧化作用都非常强烈，除氟橡胶外，其他均不能使用。为了降低胶料成本，可用丙烯酸酯橡胶代替 20％ 的氟橡胶，对 170℃ 下 98％ 的硫酸中的稳定性没有影响。

② 硝酸。即使是浓度很小的稀硝酸溶液，对橡胶的氧化作用也很强烈，在浓度高于 5％ 时，只有氟橡胶、氯磺化聚乙烯橡胶、树脂硫化的丁基橡胶可以使用。在室温下，硝酸的浓度达到 60％ 时，上述三种橡胶尚可使用，但温度超过 70℃ 时，只能使用四丙氟橡胶和特种牌号的氟橡胶，如用过氧化物硫化的 Viton VT-R-4590 型氟橡胶，它在 70％ 的硝酸中（70℃，168h 后），体积变化率为 6.4％，扯断伸长率为 280％，硬度为 71 度（邵尔 A），其溶胀不大，并保持了一定的强伸性能。

③ 盐酸。橡胶在高温、高浓度的盐酸作用下，化学反应也较为强烈。天然橡胶与盐酸反应后，在表面上形成一种坚硬的膜，该膜可阻止盐酸溶液继续渗透，使反应不向纵深发展，从而提高了天然橡胶的耐盐酸性。但该膜没有弹性，只能在静态条件下使用，而在动态条件下则不能使用。氯丁橡胶、丁基橡胶、氯磺化聚乙烯橡胶都有较好耐盐酸性，其中树脂硫化的丁基橡胶较为突出。但对高温、高浓度的盐酸，只有氟橡胶才有较好的稳定性。

④ 氢氟酸。一般氢氟酸很少单独使用，多数场合下是与硝酸、盐酸等混

合，以混合酸液的形式使用。它对橡胶的作用与盐酸相似，但渗透性比盐酸大得多，与天然橡胶反应也不能生成表面硬膜。在常温下，浓度不大于 50％时，氯丁橡胶、丁基橡胶、聚硫橡胶能够使用；但浓度超过 50％时，只有氟橡胶才有较好的抗耐性。在氢氟酸和硝酸的混合酸液中，聚氯乙烯橡胶使用效果较好。

⑤ 铬酸。和硝酸一样是一种氧化能力很强的酸，除氟橡胶、树脂硫化的丁基橡胶和氯磺化聚乙烯橡胶之外，其他橡胶均不耐铬酸。氯磺化聚乙烯橡胶耐铬酸的能力不如丁基橡胶，只能在常温、浓度 5％以下的铬酸中使用。氟橡胶和聚氯乙烯橡胶对高浓度的铬酸，具有良好的抗耐性。

（3）有机酸

在冰醋酸中，即使常温下，一般的橡胶也会产生很大的膨胀。天然橡胶为基础的硬质橡胶，耐醋酸性较好，在 70℃的冰醋酸中也有充分的抗耐性。丁基橡胶和硅橡胶只产生一定的膨胀，但几乎不老化，所以即使浓度达到 90％，温度在 70℃时仍可使用。

非极性的丁基橡胶和硅橡胶，在极性的有机酸中稳定性最好；而极性橡胶在非极性的有机酸中稳定性最好。

（4）碱

一般橡胶和碱金属的氢氧化物或氧化物不发生明显的反应，所以一般的通用橡胶都能耐碱，但是胶料中不得含有二氧化硅、滑石粉、苯酚树脂等容易被碱侵蚀的配合剂。值得注意的是，耐腐蚀性最好的氟橡胶，在高温、高浓度的碱液中会被严重侵蚀。硅橡胶也不耐碱。

对橡胶侵蚀性较大的有机碱是液态氨和气态氨。气态氨的腐蚀性比液态氨强。一般通用橡胶都可以在氨介质中使用，但随温度升高，橡胶的耐氨性下降。而氟硅橡胶和聚氨酯橡胶则不耐氨，在氨介质中会迅速损坏。某些氟橡胶如 СКФ-32、СКФ-26、СКФ-260，在 23℃下和液态氨接触 240h 后便脆化。但 ECD-006 型氟橡胶在 23℃下，能分别在无水氨和液态氨中工作 3000h 和 6000h。

使用温度在 110～150℃时，建议使用三元乙丙橡胶和丁基橡胶；在 90～110℃时，建议使用三元乙丙橡胶；在 90℃以下时，建议使用丁苯橡胶、天然橡胶和顺丁橡胶。

（5）无机盐溶液

一般无机盐溶液与橡胶和配合剂不发生反应，所以浓度较小的稀溶液，使用耐水性配方即可。高浓度的溶液，对耐水性更为有利，即使是不加任何防范措施的通常配合也无大碍。

（6）氯素

所有橡胶与湿氯素接触，都会在表面氯化生成一层坚硬的膜。其状态与天然橡胶在盐酸中形成的硬膜相似，在动态场合下不能使用，否则会破坏硬膜，失去保护作用，加速腐蚀。用作防腐蚀衬里时，如用天然橡胶的硬质胶作衬里，虽然从表面被慢慢侵蚀，但具有相当的耐久性。聚氯乙烯树脂橡胶对湿氯素有良好的抗耐性。

2. 硫化体系

增加交联密度、提高硫化胶的弹性模量，是提高硫化胶耐化学腐蚀性介质的重要措施。在三烯类橡胶配合中，只要硬度和其他物理性能允许，应尽可能提高硫用量。硫用量在 30 质量份以上的硬质橡胶，耐化学腐蚀性较好，例如配合 50～60 质量份硫的硬质天然橡胶防腐衬里，其耐化学腐蚀性比天然橡胶的软质胶要好得多。从耐化学腐蚀的角度考虑，即使是低硬度的胶料配方中，至少也应配合 4～5 质量份硫。

使用金属氧化物硫化的氯丁橡胶、氯磺化聚乙烯橡胶等，应以氧化铅代替氧化镁，这可明显提高硫化胶对化学药品的稳定性。不过使用氧化铅时，要注意其分散和胶料的焦烧问题。

对于饱和的碳链和杂链橡胶而言，交联键的类型对它们的化学稳定性有重要影响。例如，用树脂硫化的丁基橡胶的耐化学腐蚀性优于醌肟硫化的丁基橡胶，更远远优于硫硫化的丁基橡胶。用树脂硫化的乙丙橡胶，也比硫硫化胶耐腐蚀性好。用胺类或酚类硫化体系硫化的氟橡胶，耐化学腐蚀性明显降低；而用过氧化物和辐射硫化，则能保持它高的化学稳定性。一般来说，碳碳键稳定性最高，而醚键稳定性最低。当硫化胶在腐蚀介质中形成表面保护膜时，硫化胶的溶胀会明显减小，此时交联键类型的影响则相应减小。

3. 填充体系

耐化学腐蚀性介质的胶料配方，所选用的填充剂应具有化学惰性，不易和化学腐蚀性介质反应，不被侵蚀，不含水溶性的电解质杂质。推荐使用炭黑、陶土、硫酸钡、滑石粉等，其中以硫酸钡耐酸性能最好，碳酸钙、碳酸镁的耐酸性能差，不宜在耐酸胶料中使用。在耐碱胶料中，不宜使用二氧化硅填料和滑石粉，因为这些填料易与碱反应而被侵蚀。

白炭黑、硅酸钙对提高耐水性有利。因为加入 30 质量份以上的白炭黑，粒子能连结成网状，电解质离子可自由透过，使橡胶中的水溶性杂质逐渐溶出橡胶之外，从而提高了硫化胶的耐水性。在白炭黑中加入少量的乙二醇胺类和二甘醇，效果会更加显著。

在耐腐蚀橡胶配方中，应避免使用水溶性的和含水量高的填料和配合剂，因为胶料在高温下硫化时，水会迅速挥发而使硫化胶产生很多微孔，以致加大化学腐蚀性介质的渗透速度。为防止这一弊害，通常配入一定量的矿物油膏或生石灰粉来吸收水分。

4. 增塑剂

应选用不会被化学药品抽出，不易与化学药品起化学作用的增塑剂，例如酯类和植物油类在碱液中易产生皂化作用，在热碱液中往往会被抽出，致使制品体积收缩，以致丧失工作能力，所以在热碱液中不能使用这些增塑剂。在这种情况下，可使用低分子聚合物或耐碱的油膏等增塑剂。

第五节　减震性能

减震橡胶用于防止振动和冲击传递或缓冲振动和冲击的强度。减震橡胶广泛用于各种机动车辆、设备仪器、自动化办公设施和家用电器中。近年来，一些大型建筑物和桥梁、计算机房等，也采用了隔离地震的层压橡胶垫支撑建筑物，以降低建筑物的地震响应。通常控制振动是通过如下三个途径：降低震源的激发力；将振动与激发源离开（隔振）；缓和振动体的振动。

减震橡胶主要用于后二者。从减震橡胶的减震原理和减震器的设计计算可知：当橡胶减震器的结构形状确定之后，减震橡胶的主要性能指标是：

① 硫化胶的静态刚度（K），也即硫化胶弹性模量的大小。因为减震橡胶的刚度 K 是随固有频率（ω_0）而变化的，当机器的质量 m 已知时，减震橡胶的总刚度 $K = m\omega_0^2$。

② 硫化胶的阻尼性能。作为减震器的减震橡胶，其主要功能是吸收震源发出的振动能量，特别是阻止由于振动波产生的共振效应所导致的同步振动，其减震效果与橡胶的阻尼性能密切相关。橡胶的阻尼来源于大分子运动的内摩擦，是高分子力学松弛现象的表现，是橡胶材料动态力学性能的主要参数之一。橡胶阻尼性能通常用阻尼系数 $\tan\delta$ 表征。为了获得较好的减震效果，希望 $\tan\delta$ 能满足以下两点要求：第一，在制品使用的频率范围和温度区间，$\tan\delta$ 值较大；第二，$\tan\delta$ 峰较宽，以保证在较大的范围内，减震效果较好，

降低其对温度和频率的敏感性。随着频率的增加，动态模量增大，损耗角达到峰值。这个峰值的出现是因为材料变为玻璃态，提高频率可以等效于降低温度。橡胶的阻尼系数是减震橡胶重要指标之一，一般阻尼系数大一些对减振是有益的。但阻尼系数大会导致橡胶在动态下生热多，影响制品的抗老化性能。因此，为了兼顾橡胶的减震性和生热性，必须适当的调节和控制橡胶的阻尼系数 $\tan\delta$。

③ 动态模量。按主载荷的方向分类，减震橡胶的形状有压缩型、剪切型、复合型。产品之所以具有这些形状，是为了使减震橡胶的三方向（横向、纵向、铅垂）的弹簧常数能适应广泛的要求。不同的减震制品对动态模量也有不同的要求。根据高聚物分子结构与动态力学性能的关系可知，用作减震橡胶的分子结构特点是分子链刚柔适当，因为柔性过大的分子，松弛时间太短，不能充分体现它的黏性行为。动态模量随频率增加而增大，随温度降低而增大。对于由正弦输入的应力所引起的受迫振动条件下的剪切形变而言，动态剪切模量与动刚度 K^* 的关系如下：

$$G^* = K^* t / A$$

式中，t 是厚度；A 是横截面积。减震橡胶的配方设计，除考虑上述关键性能指标之外，还应根据减震器的类型和使用条件考虑疲劳、蠕变、耐热以及与金属黏合强度等性能。

一、橡胶的选择

减震橡胶的刚度（弹性模量）主要是通过调节填充剂和增塑剂来达到，而受胶种的影响较小。其阻尼性能则主要取决于橡胶的分子结构，例如分子链上引入侧基或加大侧基的体积，可阻碍橡胶大分子的运动，增加分子之间的内摩擦，使阻尼系数 $\tan\delta$ 增大。结晶的存在也会降低体系的阻尼特性，例如在减震效果较好的氯化丁基橡胶中混入结晶的异戊二烯橡胶，并用体系的阻尼系数 $\tan\delta$ 将随异戊二烯橡胶含量增加而降低。

在通用橡胶中，丁基橡胶和丁腈橡胶的阻尼系数较大；丁苯橡胶、氯丁橡胶、硅橡胶、聚氨酯橡胶、乙丙橡胶的阻尼系数中等；天然橡胶和顺丁橡胶的阻尼系数最小。

天然橡胶虽然阻尼系数较小，但其综合性能最好，耐疲劳性好，生热低、蠕变小，与金属件黏合性能好。因此，天然橡胶广泛地应用于减震橡胶。如要求耐低温，可与顺丁橡胶并用；要求耐天候老化时，可选用氯丁橡胶；要求耐油时，可选用低丙烯腈含量的丁腈橡胶；对低温动态性能要求苛刻的减震橡胶，往往采用硅橡胶。一般要求低阻尼时，用天然橡胶；当要求高阻尼时，可采用丁基橡胶。选择具有一定相容性和共硫化性的橡胶共混，是加宽阻尼峰宽度的有效方法，这对提高阻尼特性和改善其他性能都是有利的。

二、硫化体系的影响

硫化体系对减震橡胶的刚度、阻尼系数、耐热性、耐疲劳性均有较大的影响。一般在硫化胶的网络结构中，交联键中的硫原子及游离硫越少，交联越牢固，硫化胶的弹性模量越大，阻尼系数越小。使用传统硫化体系，并适当提高交联程度，对减震和耐动态疲劳性有利，但耐热性不够。例如天然橡胶采用有效硫化体系和半有效硫化体系时，虽然耐热性得到改善，但抗疲劳性能以及金属件的黏着性则有下降的趋势。因此，必须使这些性能得到恰当的平衡。采用硫硫化体系所能达到的耐热性毕竟是有限的，因此对耐热等级更高的新型无硫硫化体系进行了研究。某些耐热性较好的橡胶，如氟橡胶、丙烯酸酯橡胶、三元乙丙橡胶、硅橡胶、氢化丁腈橡胶、氯磺化聚乙烯橡胶、共聚氯醇橡胶，由于它们在高变形下的耐疲劳性能以及与金属黏接的可靠性都比较差，因而不宜用作减震橡胶。如果需要使用这些橡胶，则必须要克服上述缺陷，通过高变形下（实际使用条件考核）的试验鉴定后方可使用。

三、填充体系的影响

填充剂是除橡胶之外影响胶料动态阻尼特性最为显著的因素，它与硫化胶的阻尼系数和模量有密切关系。硫化胶在形变的情况下，橡胶分子运动时，橡胶分子链段与填料之间或填料与填料之间的内摩擦，会使硫化胶的阻尼增大。该增值与填料和橡胶的相互作用及界面尺寸有关。填料的粒径越小，比表面积越大，则与橡胶分子的接触表面增加，物理结合点增多，触变性增大，在动态应变中产生滞后损耗，而且粒子之间的摩擦也会因表面积增大而增大，因此表现出 $\tan\delta$ 较大，动、静态模量也较大。填料的活性越大，则与橡胶分子的作用越大，硫化胶的阻尼性和刚度也越大。填料粒子的形状对胶料的阻尼特性和模量也有影响，例如片状的云母粉可使硫化胶获得更高的阻尼和模量。

在减震橡胶的配方中，天然橡胶使用半补强炉黑和细粒子热裂炭黑较好。在合成橡胶中，可使用快压出炭黑和通用炭黑。一般随炭黑用量增加，硫化胶的阻尼和刚度也随之提高。在炭黑用量一定的情况下，粒径小、活性大的高耐磨炭黑的阻尼性和刚度均高于半补强炭黑。另外，随炭黑用量增加，对振幅的依赖性也随之增大。

振动振幅越大，炭黑用量越大，模量降低和阻尼增加越显著。在振幅很小（趋于0）时，阻尼系数与填料含量关系不大。综上可见，随炭黑粒径减小、活性增大、用量增加，减震橡胶的阻尼系数和模量也随之提高。但是从耐疲劳性来看，炭黑在减震橡胶中却有不良的影响：炭黑的粒径越小，则疲劳作用越显著，疲劳破坏也越重。因为疲劳过程一般可分为下述三个阶段。

第一阶段：载荷刚开始之后，应力急剧减低，即初期的应力软化现象（纯橡胶几乎不发生这种现象）。此时强度小的键和橡胶分子间的凝聚键（次价键）被切断，虽然受应力和频率的影响，但重复加载停止，还可恢复原状。

第二阶段：应力或变形的变化缓慢，在橡胶表面或内部生长出破坏核心的时期（温度不太高时有硬化现象）。一方面，由于氧化产生分子链断裂或交联，从而引起硫化胶交联结构变化；另一方面，橡胶和填充剂粒子表面凝聚结合，填充剂重新分散、复合，使材质内部产生结构变化。填充剂粒径越小，这种结构不均一性的变化越大。

第三阶段：破坏核心不断扩大，产生龟裂，直到整体发生破坏。破坏核心受集中应力作用，逐渐发展，最后达到破坏。

由上可见，填充剂的存在是造成硫化胶在多次应变下，结构发生变化的主要原因之一。

对于高阻尼减震橡胶来说，在橡胶中加入炭黑等填充剂后，由于橡胶分子被炭黑粒子表面所吸附以及炭黑粒子间存在橡胶连续相和某些配合剂的不连续相，加上橡胶分子链本身的摩擦，使体系的表观黏度系数增大；且炭黑含量越高，黏度越大。若向橡胶、炭黑体系施加应力时，橡胶分子链产生的滑移从原来的炭黑-橡胶表面脱离，然后重新吸附并使炭黑凝聚相破坏，而后再凝聚，产生很大的摩擦能。

为了尽可能提高减震橡胶的阻尼特性，降低蠕变及性能对温度的依赖性，往往在高阻尼隔震橡胶中配合一些特殊的填充剂，例如蛭石、石墨等，在由橡胶和特殊填充剂构成的体系内引起内摩擦，将施加到体系内的部分机械能转化为热能而耗散掉，这便是高阻尼隔震橡胶的减震原理。

白炭黑粒径小，补强效果仅次于炭黑，但是动态性能远不如炭黑。碳酸钙、陶土、碳酸镁等无机填料，补强性能一般较弱。为了获得规定的弹性模量，其用量比炭黑大，这对其他性能会产生不利的影响，所以一般很少采用。

四、增塑剂的影响

用作减震橡胶的增塑剂，除了具有降低玻璃化温度 T_g 和改善加工性能的作用外，还要求使阻尼转变区增宽，这种增宽作用主要取决于增塑剂的特性及其与橡胶的相互作用。如果增塑剂在橡胶中只有一定限度的溶解度，或增塑剂根本不相溶而纯属机械混合，则阻尼转变区就会变宽。

通常在减震橡胶中，随增塑剂用量增加，硫化胶的弹性模量降低，阻尼系数 tanδ 增大。在减震橡胶中添加增塑剂，虽然能改善橡胶的低温性能和耐疲劳性能，但同时也会使蠕变和应力松弛速度增加，影响减震橡胶的阻尼特性和使用可靠性，因此增塑剂的用量不宜过多。

一般增塑剂的分子结构与生胶的分子结构在极性上要匹配，即极性橡胶选用极性增塑剂。对于天然橡胶，通常使用松焦油、锭子油等增塑剂。

五、工艺因素的影响

1. 混炼时间的影响

当双应变振幅<0.1％时，胶料的动态剪切模量 G'，随混炼时间的增加而急剧降低；当双应变振幅>0.1％时，G' 的变化趋于缓慢，但长时间的混炼仍会降低胶料的动态剪切模量。

为了使胶料的模量具有重现性，尤其在低应变振幅工作的减震橡胶，更应严格控制混炼时间。另外硫化前胶料返炼时，通过炼胶机辊筒的次数，对动态模量和阻尼值也有一定的影响。通常动态模量和阻尼值随通过辊筒次数的增加而降低，阻尼系数大约降低 5％，而动刚度 K^* 降低约为 4％。

2. 硫化时间和温度的影响

天然橡胶的动刚度 K^*、阻尼常数 C 均随硫化温度的开高和时间的加长而提高。但硫化温度并非越高越好，因为还要考虑对其他性能的影响。

第六节　电绝缘性能

橡胶是一种电的不良导体，天然橡胶和大多数合成橡胶都具有很高的电阻率，所以一般把橡胶视为电绝缘材料。

当对橡胶试样施加电压时，自由运动的离子或电子等带电载体进行移动，或者电子和离子等产生位移，或者偶极子产生定向等。电绝缘性高，就表示这种离子或电子等带电载体难以运动。电阻率很高时，电荷不能顺利通过。

电绝缘橡胶广泛用于各种橡胶电绝缘制品，例如各种电线、电缆、绝缘护套、高压输电线路用的绝缘子、绝缘胶带、绝缘手套、电视机的高压帽、绝缘阻燃模子以及工业上和日常生活用品中的各种电绝缘橡胶制品。

电绝缘性一般通过绝缘电阻（体积电阻率和表面电阻率）、介电常数、介电损耗、击穿电压等基本电性能指标来表征和判断。

一、橡胶的选择

橡胶的电绝缘性与橡胶的分子结构有关，它主要取决于分子极性的大小。通常非极性橡胶例如天然橡胶、顺丁橡胶、丁苯橡胶、丁基橡胶、乙丙橡胶、硅橡胶的电绝缘性较好。其中硅橡胶、乙丙橡胶、丁基橡胶高压电绝缘性能较好，而且耐热性、耐臭氧、耐天候老化性能也比较好，是常用的电绝缘胶种。天然橡胶、丁苯橡胶、顺丁橡胶以及它们的并用胶，只能用于中低压产品。它们不仅耐热性和耐臭氧老化性能较差，而且丁苯橡胶、顺丁橡胶在合成过程中加入的乳化剂等残余物都是电介质，特别是水溶性离子对电绝缘性影响很大，因此这些橡胶用作电绝缘橡胶时，应严格控制其纯度。

极性橡胶不宜用作电绝缘橡胶，尤其是高压电绝缘制品。但氯丁橡胶、氯磺化聚乙烯橡胶、氯化丁基橡胶由于具有良好的耐天候老化性能，故可用于低绝缘程度的户外电绝缘制品。氟橡胶、氯醇橡胶、丁腈橡胶以及丁腈橡胶/聚氯乙烯的共混胶，可分别用作耐热、耐油、阻燃的电绝缘橡胶。

二、硫化体系的影响

硫化体系对橡胶的电绝缘性有重要影响，不同类型的交联键，可使硫化胶产生不同的偶极矩。单硫键、双硫键、多硫键、碳碳键，其分子的偶极矩各不相同，因此电绝缘性也不同。天然橡胶、丁苯橡胶等通用橡胶，一般多以硫硫化体系为主。以天然橡胶为基础的硫化胶的电性能与硫用量关系密切，随硫用量增加，初期电导率（γ）下降；当硫用量达到 18 质量份时，电导率呈最大值；再增加硫用量时，电导率又急剧下降。其介电常数（ε）和介电损耗（$\tan\delta$），随硫用量增加而增大；当硫用量达到 10～14 质量份时，出现最大值；超过该用量时，ε 和 $\tan\delta$ 又下降，电绝缘性又变好。尽管硫用量较大时能改善硫化胶的电绝缘性，但其耐热性大为降低。所以综合考虑，在软质绝缘橡胶中，以采用低硫或无硫硫化体系较为适宜。

以丁基橡胶为基础的电绝缘橡胶，最好使用醌肟硫化体系。常用的醌肟硫化体系有：对苯醌二肟/促进剂 DM 和二苯二甲酰苯醌二肟/硫（0.1 质量份以下）。使用对苯醌二肟时，胶料的电性能优良，但容易焦烧。二苯二甲酰苯醌二肟具有与对苯醌二肟相近的性能，但能显著改善焦烧性能。由于醌肟硫化剂硫化时必须首先氧化成二亚硝基苯，因此，该硫化体系中还必须加入氧化剂如氧化铅、铅丹等。加入促进剂 DM、M 可提高交联效率，改善胶料的焦烧性能。

使用醌肟硫化剂和过氧化物硫化的乙丙橡胶，电绝缘性和耐热性都比较优越。用过氧化物硫化时，与三烯丙基氰脲酸酯、二苯二甲酰苯醌二肟、少量硫等并用，可进一步改善其电绝缘性。

促进剂以采用二硫代氨基甲酸盐类和噻唑类较好，秋兰姆类次之。碱性促进剂会增加胶料的吸水性，从而使电绝缘性下降，一般不宜使用。极性大和吸水性大的促进剂，会导致介电性能恶化，也不宜使用。

三、填充体系的影响

一般电绝缘橡胶配方中，填料的用量都比较多，因此对硫化胶的电绝缘性有很大的影响。一般炭黑都能使电绝缘性降低，特别是高结构、比表面积大的炭黑，用量较大时很容易形成导电的通道，使电绝缘性明显降低，因此在电绝缘橡胶中一般不用炭黑。如果考虑到橡胶的强度等因素而不得不使用炭黑时，可选用粒径大、结构度低的中粒子热裂法炭黑（MT）和细粒子热裂法炭黑（FT）。其他炭黑除少量用作着色剂外，一般不宜使用。

电绝缘橡胶中常用的填料有陶土、滑石粉、碳酸钙、云母粉、白炭黑等无机填料。高压电绝缘橡胶可使用滑石粉、煅烧陶土和表面处理过的陶土，低压电绝缘橡胶可选用碳酸钙、滑石粉和普通陶土。选用填料时，应格外注意填料的吸水性和含水率，因为吸水性强和含有水分的填料会使硫化胶的电绝缘性降低。为了减小填料表面的亲水性，提高填料与橡胶的亲和性，可以采用脂肪酸或硅烷偶联剂对陶土和白炭黑等无机填料进行表面改性处理。用硅烷偶联剂和低分子高聚物处理的无机填料，具有排斥橡胶与填料间水分的作用，这样就可以防止蒸汽硫化或长期浸水后电绝缘性的降低。

填料的粒子形状对电绝缘性能，特别是击穿电压强度影响较大。例如片状滑石粉填充胶料的击穿电压强度为 46.7MV/m，而针形纤维状的滑石粉为 20.4MV/m。因为片状填料在电绝缘橡胶中能形成防止击穿的障碍物，使击穿路线不能直线进行，所以片状的滑石粉、云母粉击穿电压强度较高。

增加填料用量，也可提高制品的击穿电压强度。电绝缘橡胶中合理的填料用量，应根据各种电性能指标和物理性能指标综合考虑。

四、软化剂、增塑剂的选择

用天然橡胶、丁苯橡胶、顺丁橡胶制造耐低压的电绝缘橡胶制品时，通常选用石蜡烃油即可满足使用要求，其用量为 5～10 质量份。但在需要贴合成型时，石蜡烃油用量大将会喷出表面而影响黏着效果，此时可将石蜡烃油和古马隆树脂并用，以增加胶料的自黏性。用乙丙橡胶和丁基橡胶制造耐高压的电绝缘制品时，软化剂、增塑剂的选择十分重要，它要求软化剂既要耐热，又要保证高压下的电绝缘性能，对耐热性要求不高的电绝缘橡胶，可选用高芳烃油和环烷油作为操作油，因为含有大量苯环的高芳烃油，对提高击穿电压强度有明显的效果。对既要求耐热又要求一定电阻性能的橡胶，可选用低黏度的聚丁烯类低聚物和分子量较大的聚酯类增塑剂。但聚酯类化合物在直接蒸汽硫化时，会引起水解，生成低分子极性化合物，从而使电绝缘性降低。

五、防护体系的选择

电绝缘橡胶制品，特别是耐高压的电绝缘橡胶制品，在使用过程中，要承受高温和臭氧的作用，因此在设计电绝缘橡胶配方时，应注意选择好防护体系，以延长制品的使用寿命。一般采用胺类、对苯二胺类防老剂，并适当地使用抗臭氧剂，可获得较好的防护效果。例如配方中加入 3 质量份防老剂 H，能减少龟裂生成，加入 3 质量份防老剂 AW，可使龟裂增长慢。微晶蜡能对臭氧起隔离防护作用，用它与其他防老剂并用，防护效果较好。选用防老剂时，应注意胺类防老剂对过氧化物硫化有干扰。另外，要注意防老剂的吸水性和纯度。

第七节　耐辐射性能

耐辐射性是指材料耐诸如 γ 射线、β 射线、X 射线、各种带电粒子线和中子射线等射线的贯穿性破坏的性能。高分子材料在受到上述射线辐射后，其结果不是断链便是交联，从而使分子量和结构发生变化，最后导致性能发生变化。硫化胶的耐辐射性，通常用极限吸收剂量表征，该值相应于被辐射的硫化胶所产生的性能指标变化的绝对值或相对值。这些性能指标通常是拉伸强度、断裂伸长率、硬度、定伸应力、老化系数和压缩永久变形。

辐射过程中分子链的断裂和交联反应，依橡胶的化学结构不同而不同。一般二烯类橡胶，如天然橡胶、顺丁橡胶、氯丁橡胶、丁腈橡胶等，辐射时以交联反应为主，扯断伸长率明显降低。而丁基橡胶、聚四氟乙烯等则以裂解反应为主。

在分子结构的侧基中有芳香取代基时最为稳定，如聚苯乙烯或苯乙烯含量较高的丁苯橡胶，具有稳定的耐辐射性，其次是主链上含有双键的聚合物。因为在侧链上含有芳环的高聚物，受辐射后，主链结构的电子云被激发后，可以向苯基转移，而苯环中的 π 电子云的激发能一部分变为热能放出，因而缓和了主链的激发程度，减少了主链的断裂。二烯类橡胶中双键的 π 电子云也具有和苯环相似的功能，能与自由基的单电子共轭，降低激发态能量起到缓和的作用。在分子结构中含有季碳原子或在主链上有大量直径较大的原子时，易发生断链，这是由于取代基的空间位阻效应所致。

一、橡胶的选择

大多数橡胶在辐射剂量超过 $5 \times 10^5 \, Gy$ 时，即不能保证正常工作，能在该剂量下使用的橡胶只有聚氨酯橡胶、丁苯橡胶、天然橡胶。丁腈橡胶、氯丁橡胶和丙烯酸酯橡胶在此剂量下虽能保持一定的弹性，但其他性能变化较大。

1. 聚氨酯橡胶

在辐射剂量为 $5 \times 10^5 \, Gy$ 时，其性能基本上不变。聚氨酯橡胶在动态条件下的耐辐射性可达 $1.7 \times 10^7 \, Gy$，而在静态条件下则可达到 $4.4 \times 10^7 \, Gy$。二异氰酸酯中的苯环，可提高聚氨酯橡胶的耐辐射性。聚酯型聚氨酯的耐辐射性，优于聚醚型聚氨酯。但有水分存在时，其耐辐射性会急剧恶化。

2. 丁苯橡胶

耐辐射性较好，受辐射后拉伸强度和扯断伸长率下降，硬度提高。随苯乙烯含量增加，共聚物辐射交联反应的速率降低，耐辐射性提高。在辐射剂量为 $6 \times 10^5 \, Gy$ 以下，温度由 20℃ 提高到 70℃，对其性能变化的速度基本上没有影响。

3. 天然橡胶、异戊橡胶

天然橡胶的耐辐射性与丁苯橡胶相近，在未变形状态下，具有较好的耐辐射性，辐射后其拉伸强度、扯断伸长率呈下降趋势，硬度提高。异戊橡胶的辐射降解速度很快，在静态或动态负荷作用下，耐辐射性显著降低，有氧和臭氧存在时尤为显著。在辐射剂量不超过 10^6 Gy 时，其压缩模量基本不变，说明其交联和降解的速度基本相同。

4. 丁腈橡胶

随丙烯腈含量增加，耐辐射性下降。在辐射剂量为 7×10^5 Gy 时，物理性能损失 25％左右；当辐射剂量较高（达 10^6 Gy）时，强度急剧下降，材料变脆。当温度较低时，辐射作用对其影响较大，影响的程度随辐射剂量增加而增大。当温度在 120～150℃时，辐射的影响相对减小，其性能的变化主要取决于热老化进程。丁腈橡胶硫化胶在未变形状态和 100℃下压缩时，其耐辐射性分别为 2×10^5 Gy 和 5.5×10^5 Gy。

5. 氯丁橡胶

辐射稳定性尚可，在 5×10^5 Gy 以下，其性能基本稳定，而当辐射剂量达到 10^6 Gy 时，伸长率会迅速降低，但硬度变化不大。在辐射初期，拉伸强度稍有降低；随辐射剂量加大，拉伸强度降低。氯丁橡胶受辐射时，产生强烈的辐射交联效应；但吸收了一定剂量的辐射之后，即有显著的降解过程发生，进而使辐射交联效应迅速降低。

6. 丁基橡胶

是最不耐辐射的弹性体，受到辐射作用时，严重降解，其性能急剧恶化；当辐射剂量为 6×10^5 Gy 时，会变成柏油状流体。卤化丁基橡胶的耐辐射性也和普通丁基橡胶相似，树脂硫化的丁基橡胶的耐辐射性稍好一些。

7. 乙丙橡胶

二元乙丙橡胶的耐辐射性比其他饱和橡胶好，受辐射时，拉伸强度和伸长率降低，而硬度变化不大。二元乙丙橡胶在 150℃下，自由状态下的耐辐射性为 5×10^5 Gy，压缩状态下为 1.5×10^5 Gy。随温度升高和辐射剂量增大，其耐辐射性迅速降低。二元乙丙橡胶在过热水中的耐辐射性比在空气中好（相同温度下），但 70℃时在水中的耐辐射性不如在空气中。在分子链中引入少量不饱和第三单体的三元乙丙橡胶，辐射交联速度将急剧加快。

8. 氯磺化聚乙烯橡胶

辐射时发生交联，其耐辐射性和含氯量及配方有关。含氯量高的氯磺化聚乙烯橡胶，其耐辐射性好，但受高温和蒸汽的作用时，性能变化的程度比单一因素大得多。

9. 丙烯酸酯橡胶

耐辐射性不如天然橡胶、丁苯橡胶和丁腈橡胶。受辐射时，拉伸强度、伸长率下降，硬度增大。

10. 聚硫橡胶

耐辐射性很差，比丁基橡胶以外的其他橡胶的耐辐射性均低。在低辐射剂量下，性能即显著恶化；高剂量时，由于强烈降解而呈流动状态。

11. 氟橡胶

耐辐射性不好。在 $5×10^4$ Gy 辐射下，其力学性能明显恶化。当辐射剂量超过 10^5 Gy 时，26 型氟橡胶会发生强烈交联，扯断伸长率下降，硬度增大以至硬化变脆。23 型氟橡胶，在辐射交联的同时，还发生强烈的降解；在辐射剂量为 $6×10^4$ Gy 时，即发黏、变软；随温度升高，其耐辐射性降低。氟橡胶在惰性气体和某些油类中的耐辐射性，要比在空气中好得多。

12. 硅橡胶

硅橡胶的耐辐射性，取决于生胶的类型。分子链中无芳族链节的硅橡胶，如二甲基硅橡胶和甲基乙烯基硅橡胶，耐辐射性较低，最高的辐射剂量为 $(1～2)×10^5$ Gy。在硅橡胶分子链中引入芳族链节，可大大提高其耐辐射性。例如高苯基含量的硅橡胶，经 $9×10^5$ Gy 辐射后，伸长率基本不变，而普通的硅橡胶在该辐射剂量下，伸长率降低 $80\%～90\%$。因此，只有使用高苯基含量的硅橡胶，才能提高硅橡胶在高温下的耐辐射性，高苯基硅橡胶在 200℃ 下的耐辐射剂量可达 $(5～6)×10^5$ Gy，室温时可达 $6×10^6$ Gy，比通用的甲基乙烯基硅橡胶高 24 倍。二苯基和萘基的防护作用比苯基还大，每个二苯基硅氧烷链节保护 5～6 个二甲基硅氧烷单体链节。对亚苯基甲基硅氧烷橡胶受 $5.2×10^6$ Gy 辐射后，拉伸强度不低于 4MPa，扯断伸长率不低于 90%。

13. 氟硅橡胶

其辐射稳定性较差，在空气中被辐射后，扯断伸长率和拉伸强度大幅度下降。其耐辐射性不超过 10^5 Gy。

综上所述，按照各种橡胶的耐辐射能力，由强至弱的排列顺序为：聚氨酯橡胶＞乙丙橡胶＞丁苯橡胶＞天然橡胶＞顺丁橡胶＞丁腈橡胶＞氯丁橡胶＞氯磺化聚乙烯橡胶＞丙烯酸酯橡胶＞硅橡胶＞氟橡胶＞聚硫橡胶＞丁基橡胶。

二、硫化体系的影响

硫化体系对硫化胶耐辐射性的影响，主要取决于硫化体系的组分，以及它们在硫化过程中的中间产物能否参与辐射化学反应。

在丁苯橡胶和丁腈橡胶中，增加硫用量，可降低硫化胶辐射交联和降解的速度。例如丁苯橡胶（CKC-30）结合硫增加 6 倍，其硫化胶的耐辐射性可提高 4～5 倍。在硫化过程中，硫和促进剂 CZ 未完全消耗时，其辐射交联速度降低，这是未形成交联的硫和促进剂在硫化过程中生成的中间产物所造成的。

硫化体系影响丁苯橡胶耐辐射性由高到低的排列顺序是：促进剂 TMID（或 D）/S＞酚醛树脂＞促进剂 M/S。因为使用 TMID（或 D）/S 硫化体系，能提高丁苯橡胶硫化胶的辐射降解速度，抵消了辐射交联的不良影响，从而使交联结构中的活性链段浓度变化减小，提高了丁苯橡胶硫化胶的辐射稳定性。

用促进剂 D/S 硫化的天然橡胶，辐射降解速度显著加快，同时减慢了辐射交联速度。而用促进剂 M/S 硫化体系时，则明显地加快了辐射交联速度，所以含有促进剂 M 的硫化胶，耐辐射性较差。

用 DTDM/CZ/TMID 非硫硫化体系硫化的丁腈橡胶，在 $20～100℃$ 空气中的耐辐射性，比 TMTD/S 硫化体系要高。用 TMTD（或 D）/S 硫化的丁腈橡胶的耐辐射性，优于单独使用 TMTD 或 M/S 硫化的丁腈橡胶。

用 TMTD 代替硫与促进剂 DM、M、D 并用时，能降低天然橡胶、丁苯橡胶、丁腈橡胶的辐射交联速度，提高辐射降解速度。

用氧化钙、氧化镁和氧化铅硫化的氯磺化聚乙烯橡胶，经辐射剂量为 10^6 Gy 的辐射后，其拉伸强度保持率分别为 72%、60% 和 50%，扯断伸长率的保持率分别为 34%、29% 和 19%。

树脂硫化的丁基橡胶的耐辐射性，比含硫化合物硫化胶高。在空气中经 10^5 Gy 辐射后，其应力下降分别为 49% 和 62%。

三、填充体系的影响

炭黑对硫化胶耐辐射性的影响，主要取决于炭黑生产时所用的原料油和橡胶的类型。例如用粗蒽油生产的炭黑，由于其表面吸附有较多的芳香族化合物，所以能有效地防止硫化胶发生辐射交联。炭黑对非结晶型橡胶的耐辐射性影响不大。例如，在氟橡胶中填充剂的性质和用量，对硫化胶辐射降解速度影响不大，但对结晶型橡胶影响较大。例如，辐射剂量为 2.5×10^5 Gy 时，未填充氯丁橡胶的拉伸强度损失为 50%，而加入 50 质量份炭黑时，拉伸强度则基本不变。一般来说，炭黑能防止硫化胶发生辐射交联。异戊二烯橡胶中加入炭黑后，耐辐射性可提高 1～1.5 倍。但大多数橡胶，加入填充剂后其硫化胶的辐射降解速度增加。

耐辐射性能较好的填料是重金属氧化物或重金属盐类，如氧化铅、五硫化二锑、硫酸钡和锌钡白等，其中氧化铅的效果最好，五硫化二锑是氧化铅的 1/2，硫酸钡是 (1/3)～(1/2)，锌钡白效果更差一些。因为氧化铅等重金属填充剂的密度很大，填充到橡胶中能提高胶料的密度，降低了射线的穿透能力。增加这类填料的用量可提高对辐射的防护效果，但应注意氧化铅有毒，对硫化胶有污染，且用量过大会使硫化胶的性能降低。氧化铋的防辐射效果也比较好，且无毒。硬质陶土等也有一定的防护效果。

四、软化剂的影响

软化剂或增塑剂的分子结构中含有芳香基团（如高芳烃油、苯二甲酸酯等增塑剂）时，可提高硫化胶的抗辐射能力。在丁苯橡胶中加入芳烃油，可减轻辐射引起的交联反应。

添加软化剂的丁苯橡胶受到辐射时，强度降低的速度减缓。各种软化剂（或增塑剂）影响的程度按下列顺序递增：凡士林油＜重油＜芳烃油＜矿质橡胶＜松香＜邻苯二甲酸二丁酯。

充油丁苯橡胶（聚合时加入芳烃油），可大大提高其硫化胶的耐辐射性，因为芳烃油能降低辐射交联速度。而交联速度的降低，好像聚合物在溶剂中溶解一样，使橡胶分子链之间的距离增大，从而导致辐射交联速度降低。加入芳烃油时，辐射能量很容易由橡胶大分子传递到芳烃油的苯环上被吸收或转化，从而减轻了对橡胶分子的辐射作用。可以认为，不含芳基的增塑剂，可能会使辐射交联速度增加，因为在丁苯橡胶中大量增加苯乙烯含量时，扯断伸长率基本上不发生变化，而加入不含芳基的软化剂时，受辐射试样的扯断伸长率则急剧降低。

五、防护体系的选择

在防辐射橡胶的配合中，防止硫化胶受到辐射作用的最有效方法是在胶料中加入专门的防护剂——抗辐射剂。不饱和橡胶广泛使用的抗辐射防护剂是仲胺类防护剂，它能有效地降低天然橡胶在空气、氮气和真空中的辐射交联与降解速度。芳香胺、醌类、醌亚胺类则是丁腈橡胶、顺丁橡胶、天然橡胶的有效抗辐射防护剂。含有上述防护剂的硫化胶，在氮气中受电离辐射作用时，其应力松弛速度基本上不受影响。

天然橡胶中加入 N-苯基-N'-邻甲苯二胺、防老剂 H 和防老剂 D，在空气中经 10^6 Gy 辐射后，硫化胶的拉伸强度保持率由未加的 36％提高到 85％，扯断伸长率的保持率由 18％提高到 70％。

防老剂 D 和 4010NA 对丁苯橡胶的辐射交联有防护作用，防老剂 D 的最佳用量为 2 质量份，4010NA 的适宜用量为 2.5 质量份。硫代二萘酚对丁苯橡胶的防护效果最好，它能同时抑制交联过程和降解过程。而其他防老剂主要是抑制交联过程。

由于抗辐射剂在硫化胶中的作用机理不同，所以采用不同的抗辐射剂并用，能获得最佳的防护效果。例如在丁腈橡胶中，采用丁醇醛-α-萘胺、4010NA、二辛基对苯二胺和异丙基联苯并用组成的防护体系，可保证其硫化胶在 5×10^6 Gy 辐射下，仍能保持足够高的伸长率。以多环芳族化合物为基础的树脂，也可显著提高丁腈橡胶的耐辐射性。

丙烯酸酯橡胶和氮橡胶可采用对苯二酚、4010、N,N'-二辛基对苯二胺。氯磺化聚乙烯橡胶可采用二丁基二硫代氨基甲酸锌（促进剂 BZ）和防老剂 RD。丁基橡胶可采用 BZ、萘和防老剂 2246。

第八节　阻燃性能

所谓阻燃橡胶，是指能延缓着火、降低火焰传播速度，且在离开外部火焰后，其自身燃烧火焰能迅速自行熄灭的橡胶。一般聚合物属于可燃性材料，而研究和评价聚合物材料可燃性的方法有很多，例如动力法（根据燃烧速度或引燃速度以及火焰扩散速度来评价）；热量法（根据燃烧热和可燃性指标等）；温度法（根据着火温度和自燃温度等）；浓度法（根据燃烧所产生的混合物组分的浓度）。但是这些方法相关性差，不同测试方法测得的结果可能不同，甚至是相互矛盾的。评价聚合物可燃性最常用的方法是氧指数法。氧指数表示试样在氧气和氮气的混合物中燃烧时所需的最低含氧量。氧指数越大，表示聚合物可燃性越小，阻燃性能越好。一般氧指数（OI）大于 27％的为高难燃材料，如聚四氟乙烯、聚氯乙烯等；$OI<22$％的为易燃材料，如天然橡胶、聚乙烯、三元乙丙橡胶等；OI 在 22％～27％范围内的为难燃材料，如氯化聚乙烯、聚碳酸酯、聚酰胺等。在 100℃、200℃和 300℃时的氧指数值，分别为 25℃时氧指数值的 92％、78％和 55％，且与聚合物的组成无关。

在一定的温度下，物质与空气中的氧发生化学反应，产生热和光的现象称之为燃烧。燃烧的基本条件是：具有可燃物、氧（空气）和一定的温度。

高分子材料的燃烧是一个复杂的物理、化学反应过程，可分为如下五个阶段：

第一个阶段是受热熔融。开始是外面的热源完成最初的加热，但以后便由燃烧时放出的热量来继续向聚合物供热。聚合物受热后，物理性能急剧降低，继之软化成黏稠状。

第二个阶段是降解。大分子的破坏从最弱的化学键开始。温度继续升高时，大多数化学键发生断裂破坏，从而导致整个大分子链断裂解体。

第三个阶段是分解。进一步受热，断裂的分子链开始分解，产生出可燃性气体（甲烷、乙烷、乙烯、甲醛、丙酮和一氧化碳等）、不燃性气体（卤化氢、二氧化碳等）、液体（部分已分解的聚合物）、固体残余物（碳化物）、聚合物碎片或漂浮的固体颗粒（烟）。分解产物的成分，与聚合物材料的成分、温度和升温速度及能否排出挥发性热分解产物有关。

第四个阶段是燃烧。由聚合物分解生成的可燃性气体，与空气中的氧相互作用而发生化学反应，放出热和光即燃烧。燃烧的程度，取决于燃烧区可燃性气体和氧气的供给情况。

第五个阶段是延燃。燃烧放出的热，促使材料的固态、液态和气态的温度上升，进一步引起聚合物材料分解；在有充足的空气供给条件下，燃烧继续维持并传播。

高分子材料受热后，分解出各种可燃性气体物质。这些可燃性物质进一步分解，产生活性很大的 OH－和 H－。这些自由基能立即与其他分子反应，生成新的自由基。高分子材料的燃烧速度，与产生活泼自由基 OH－和 H－有十分密切的关系。其燃烧过程是个连锁反应的恶性循环过程。

聚合物燃烧过程中存在四个区域：一是聚合物材料区。聚合物的低分子热分解和热氧分解产物，从聚合物中分离出来，进入外部环境。由于热量大量损失、燃烧速度降低，聚合物材料将碳化，有空气流通时，可能出现无焰燃烧。碳化后的焦化残留物将阻止聚合物材料继续燃烧。二是气态预燃区。在该区域，低分子分解产物受热继续分解，被氧气氧化并与自由基作用。三是火焰区。在该区域，可燃性低分子产物积聚到足够的浓度，并由于燃烧放热，温度急剧升高。四是燃烧产物区。在该区域，反应产物和周围较冷的介质相混合。

综上可见，橡胶的燃烧，实质上是在高温下橡胶发生分解，生成可燃性气体，进而在氧和热的作用下发生燃烧。所以，阻燃的主要方法是断绝燃烧时所需要的氧气或隔离热源。提高橡胶制品的阻燃性，可以从两个方面考虑：一方面要设法抑制橡胶高温分解所产生的可燃性气体，例如加入卤素化合物，使之产生难燃性气体，以隔离热源和氧气；另一方面是尽可能降低体系温度、吸收热量，例如加入氢氧化铝，它在受热时放出结晶水、吸收热量或提高热传导性，也可起到阻燃作用。当然还应选用自身阻燃性好、氧指数高、耐热性好、与阻燃剂和填充剂相容性好、燃烧传播速度较低的材料作为主体材料。

一、主体材料的选择

阻燃橡胶的主体材料多选用难燃橡胶、难燃树脂或两者并用，其阻燃性能与橡胶或树脂的结构有密切关系。脂肪烃的氧指数（OI）与其碳原子数（碳链长度）关系不大；而芳香烃的氧指数却随苯环数量增加而迅速增大，例如苯的 OI 为 16.3%，而聚苯的 OI 则为 32%，增加近一倍。在有机化合物中引入不同的官能团，对化合物的阻燃性将产生不同的影响。

引入—NH_2、—OH、—CH_3、—$COOH$ 等基团后，对其氧指数没有多大影响，如苯胺、苯酚、苯甲酸与苯的氧指数相差不多。但引入卤素却能显著提高其氧指数，如氯苯、溴苯都比苯的氧指数高得多。卤素原子引入的数目越多，氧指数越高，阻燃性越好。如二氯苯、三氯苯、四氯苯与苯相比，随氯含量增加，其氧指数增大，阻燃性变好。橡胶与树脂的阻燃性能与其结构同样有密切的关系。含卤素、苯环或共轭双键的橡胶，氧指数高，如氯丁橡胶的氧指数为 33%，属难燃橡胶；非极性烃类橡胶的氧指数最低，如三元乙丙橡胶的氧指数只有 20%，属于易燃橡胶。树脂分子链中含有苯环和卤素的，其氧指数较高，阻燃性较好。例如聚氯乙烯的氧指数比聚乙烯高 50%，聚四氟乙烯的氧指数比聚乙烯高 75%。因此，阻燃橡胶的主体材料应选择氯丁橡胶、氯磺化聚乙烯橡胶、氯醇橡胶、氯化聚乙烯、聚氯乙烯、聚四氟乙烯等含卤聚合物。硅橡胶也是较好的耐燃聚合物。

阻燃橡胶胶种选择应注意如下三项标准：①橡胶本身具有阻燃性；②燃烧时发热量小；③具有优良的高温耐热性。

二、阻燃剂及其阻燃机理

能够延迟或阻止高分子材料燃烧的配合剂，叫阻燃剂。在橡胶中加入阻燃剂是制造阻燃橡胶制品最常用的方法。如前所述，橡胶的燃烧是个恶性循环过程，即橡胶受高温外热作用而分解；分解后产生的可燃性气体与空气中的氧作用，发生燃烧；燃烧后又有大量热量产生，从而加剧了这一循环过程。加入阻燃剂的目的，在于阻止这一循环过程的形成。阻燃剂能抑制高聚物裂解产生的自由基，或者隔绝氧气向聚合物燃烧表面扩散，或产生能冲淡燃烧气体的惰性气体，也可能在高聚物表面形成隔离膜，隔绝热能向聚合物纵深传递，以抑制其温度升高。

阻燃剂按其使用方法，可分为反应型和添加型两大类。

1. 反应型阻燃剂

反应型阻燃剂作为中间体（环氧中间体、聚酯中间体、聚碳中间体、苯乙烯中间体），在高分子材料合成过程中参加反应，它键合到高分子的分子链上起阻燃作用。因此，反应型阻燃剂比较稳定，阻燃作用较持久，可避免喷霜、析出等问题，并可减少对高聚物物理性能的影响，而且毒性小，是一种较为理想的阻燃剂。但由于这种阻燃剂操作及加工工艺比较复杂，实际使用并不普遍，目前仅用于环氧树脂、聚酯、聚氨酯等，仅占阻燃剂用量的 10% 左右。

2. 添加型阻燃剂

它是在高分子材料加工过程中，通过物理机械方法，与高分子材料混合在一起。其热分解温度要高于高聚物的加工成型温度（约高 30℃）。如果阻燃剂的分解温度低于加工成型温度，在加工过程中即分解，不但达不到阻燃效果，还会产生污染；相反，如果阻燃剂的热分解温度过高，使用中则不能充分发挥其阻燃效率。

（1）有机阻燃剂

有机阻燃剂可分为卤系和磷系两大类。卤系阻燃剂中，主要是氯和溴的化合物。卤系阻燃剂在材料区、预燃区和火焰区，均有良好的阻燃效果：第一，含卤气体可抑制燃烧，能和火焰中的自由基发生化学作用；第二，含卤气体能生成防护层，阻止氧气和热向聚合物扩散；第三，卤素可与大量双键进行化学反应，造成聚合物的残留物增多，有利于碳化。卤系阻燃剂的阻燃性与其结构有关，其阻燃效果由大到小的顺序是：脂肪族卤化物＞脂环族卤化物＞芳香族卤化物。脂肪族卤化物的碳卤键强度较低，能够在较低的温度下熔化和分解，是最有效的阻燃剂。脂环族卤化物的碳-卤键强度比脂肪族卤化物大，相应的阻燃性也低一些。芳香族卤化物的碳-卤键强度最大，因而其阻燃性最弱，但其稳定性最好，可达 315℃。

卤系阻燃剂的反应机理为：卤化物受热分解放出卤化氢，卤化氢能及时与易燃自由基 H·和 OH·反应，生成一个反应性较弱的 X⁻，从而降低了 H·和 OH·的浓度，在火焰区起到阻燃作用。同时，卤化氢还能稀释和屏蔽可燃性气体，从而起到阻燃作用。如果生成的卤原子（X⁻）与烃、羟基自由基、氢原子反应，则重新生成卤化氢，又可进一步起阻燃作用。

① 氯系阻燃剂。最常用的是氯化石蜡、全氯环戊癸烷和氯化聚乙烯。在我国，氯化石蜡价廉易得，应用最为广泛。氯化石蜡的含氯量一般为 40％～70％，其中含氯低的为液态，含氯高的为固态。全氯环戊癸烷的含氯量高达 78.3％，阻燃效果更好些，但价格高、产量小，应用不广。氯化聚乙烯的含氯量为 30％～40％，既是阻燃剂，又是含氯的高分子材料，可以单独用于制造阻燃制品。含氯阻燃剂的阻燃效果虽然很好，但毒性较大，不符合无烟、低毒的要求，因此其用量有减少的趋势。

② 溴系阻燃剂。其阻燃机理与氯系相同，但由于 H—Br 键比 H—Cl 键键能小，反应速率大，活性强，因此溴系阻燃剂在燃烧时，捕捉自由基 H·和 OH·的能力较氯系阻燃剂强，阻燃效果比氯系高 2～4 倍；而且受热分解产生的腐蚀性气体毒性小，在环境中残留量少，达到同样阻燃效果时的用量少，对制品的加工和使用性能影响较小。因此，溴系阻燃剂是卤系阻燃剂中最为重要、发展最快的一种。常用的溴系阻燃剂有：四溴乙烷、四溴丁烷、六溴环十二烷、六溴苯、十溴联苯、十溴二苯醚、四溴双酚 A 等。其中四溴双酚 A 和十溴二苯醚，以其在加工中的热稳定性好、毒性低，而受到人们的重视。溴系阻燃剂与氯系阻燃剂相比价格较贵。

③ 磷系阻燃剂。使用含磷阻燃剂时，可能进行氧化反应，随后脱水，生成水和不燃性气体及炭；在聚合物表面形成由炭和不挥发的含磷产物组成的保护层，降低了聚合物材料的加热速度。磷酸酯，尤其是含卤素的磷酸酯是磷系阻燃剂中重要的一类，在常温下多数为液体，有增塑作用，但有毒、发烟大、易水解、稳定性较差，在固相和液相中均有阻燃作用。磷酸酯在燃烧时分解生成的磷酸，在燃烧温度下脱水生成偏磷酸，偏磷酸又聚合生成聚偏磷酸，呈黏稠状液态膜覆盖于固体可燃物表面。磷酸和聚偏磷酸都有很强的脱水性，能使高聚物脱水碳化，使其表面形成炭膜。这种液态和固态膜可以阻止 HO·、H·逸出，起到隔绝空气而阻止燃烧的效果。同时，磷和卤素起作用生成卤化磷，这

是不可燃性气体，不仅可以冲淡可燃性气体，而且由于浓度较大，可笼罩在可燃物周围，起隔离空气的作用。此外，卤化磷还可捕捉自由基 HO·和 H·，从而起到阻燃的作用。常用的磷酸酯类阻燃剂有：磷酸三甲苯酯（TCP）、磷酸甲苯二苯酯（CDPP）、磷酸三苯酯（TPP）、磷酸三辛酯（TOP）、磷酸三芳基酯、辛基磷酸二苯酯（DPOP）等。其中，辛基磷酸二苯酯被美国 FDA（食品药品监督管理局）确认为磷酸酯中唯一的无毒阻燃增塑剂，允许用于食品医药包装材料。磷酸酯类阻燃剂对含有羟基的聚氨酯、聚酯、纤维素等高分子材料的阻燃效果非常好，而对不含羟基的聚烯烃阻燃效果较差。含磷阻燃剂的最宜用量和聚合物的类型有关，燃烧时不生成碳的聚合物的用量较高。与卤系阻燃剂相比，磷系阻燃剂可提高硫化胶的耐寒性，对硫化胶的耐热性降低较少。

（2）无机阻燃剂

无机阻燃剂热稳定性好，燃烧时无有害气体产生，符合低烟、无毒要求，安全性较高，既能阻燃又可作填充剂降低材料成本。鉴于无机阻燃剂具有上述优越性，所以近年来备受用户青睐，其用量急剧增加。常用的无机阻燃剂主要有氢氧化铝、氢氧化镁、氧化锑和硼酸锌等。

① 氢氧化铝。其阻燃机理是脱水、吸热。脱水所产生的水蒸气能稀释可燃性气体，吸热则降低了燃烧系统的温度。氢氧化铝在 200℃时分解出结晶水，是吸热反应，吸热量为 1.97kJ/g。

所生成的卤化铝在燃烧温度下是气体，既能停留在燃烧界面冲淡可燃性气体的浓度，又能在火焰区捕捉燃烧自由基，从而达到较好的阻燃效果。试验结果表明，在乙丙橡胶中，随氢氧化铝用量增加，硫化胶的表观交联密度增大。氧指数（OI）随 Al（OH）$_3$ 用量成线性上升，不含 Al（OH）$_3$ 的乙丙橡胶氧指数为 18.5%，而填充 120 质量份 Al（OH）$_3$ 时，OI 为 27%，当 Al（OH）$_3$ 为 240 质量份时，OI 可达 37%。随 Al（OH）$_3$ 用量增加，硫化胶的硬度和定伸应力增大，拉伸强度和扯断伸长率下降。

上述结果表明，在三元乙丙橡胶中，氢氧化铝的用量大于 120 质量份时才能成为难燃性材料。但 Al（OH）$_3$ 用量增加，硫化胶的强度明显下降。用偶联剂改性的 Al（OH）$_3$，拉伸强度有所提高，但氧指数稍有下降。

氢氧化铝在燃烧时有余辉（无焰燃烧），使用时要根据制品的使用要求，综合考虑。氢氧化铝的粒径越小，阻燃性能越好。

② 金属氧化物阻燃剂。氧化锑是应用最为广泛的金属氧化物阻燃剂。氧化锑对火焰的抑制作用，必须与作活化剂的卤化物并用，发挥协同作用，才具有阻燃效力。如体系中不含卤素，则不能起到阻燃作用。卤化物受热分解，释

放出氢卤酸和卤元素，它们与氧化锑反应，生成三卤化锑、氧化卤锑和水。反应生成的卤化锑和卤化氢起到稀释可燃性气体的作用。它们的相对密度较大，覆盖在高分子材料表面上，起隔离空气的作用，并能促进碳化反应，生成的碳化层对高聚物起到隔热屏蔽作用。反应是吸热反应，可降低燃烧系统的温度。卤化氢能吸收燃烧过程中气相中的自由基 HO·和 H·，从而起到阻燃作用。另一种理论认为，三卤化锑气化进入火焰中，分解成各种锑化物和卤素自由基，前者起消散燃烧能量的作用，后者则起到改变燃烧化学过程的作用。

氧化锑-卤化物体系的阻燃效果，受卤素与锑的比例、卤化物的性能以及分解产物的种类所支配。当卤素与锑的摩尔比为 3∶1 时，卤化物能迅速分解并生成卤氢酸，形成的产物全部是三卤化锑。例如氯化石蜡（含氯 70%）和氧化锑的摩尔比为 3∶1 时，可形成 94% 的三卤化锑。

此外，卤化物在分解和与氧化锑反应之前，必须是不挥发的，如四氯邻苯二甲酸酐在低于分解温度 255℃ 时，就会升华，则与氧化锑无协同阻燃效应。氧化锑-卤化物最有效的组合，是能在高聚物的分解温度或者在此温度以上产生三卤化锑的混合物。氯化石蜡的用量在 20～25 质量份时，阻燃效果较好；在 20 质量份以下阻燃效果较差。氧化锑相对密度较大，价格较贵，用量不宜过多。

③ 硼酸锌。硼酸锌也是常用的无机阻燃剂，有以下几种：$ZnO \cdot B_2O_3 \cdot 2H_2O$、$2ZnO \cdot 3B_2O_3 \cdot 3.5H_2O$、$3ZnO \cdot 2B_2O_3 \cdot 5H_2O$ 和 $2ZnO \cdot 3B_2O_3 \cdot 7H_2O$。硼酸锌在 300℃ 以上时能释放出大量的结晶水，起到吸热降温的作用。它与卤系阻燃剂和氧化锑并用时，有较为理想的阻燃协同效应；当它与卤系阻燃剂 RX 并用接触火焰时，除放出结晶水外，还能生成气态的卤化硼和卤化锌，燃烧时产生的 HX 继续与硼酸锌反应，生成卤化硼和卤化锌。卤化硼和卤化锌可以捕捉气相中的易燃自由基 OH- 和 H-，干扰并中断燃烧的连锁反应。硼酸锌是较强的成炭促进剂，能在固相中促进生成致密而坚固的碳化层。在高温下，卤化锌和硼酸锌在可燃物表面形成玻璃状覆盖层，气态的卤化锌和卤化硼笼罩于可燃物的周围。这三层覆盖层，既可隔热又能隔绝空气。硼酸锌是阻燃（无焰燃烧）抑制剂，它与氢氧化铝并用有极强的协同阻燃效应。

三、其他配合剂的影响

在三元乙丙橡胶为基础的阻燃电缆胶料中，试验了硫化剂 DCP，共硫化剂 TAIC、HVA-2 和硬脂酸对硫化胶阻燃性能的影响。试验结果如下：

1. 硫化剂 DCP 的影响

随 DCP 用量增加，三元乙丙橡胶胶料的交联密度和氧指数（OI）增大。但 DCP 用量过大时，可能导致可燃性物质增加。因此，DCP 用量不宜太大，一般以 3 质量份为宜。

2. 共硫化剂的影响

当共硫化剂 TAIC 的用量为 0.5～2.0 质量份时，三元乙丙橡胶硫化胶的氧指数显著增大，为 32％～40％；当 TAIC 用量为 3.0 质量份以上时，其氧指数趋于平稳。在加有 TAIC 的三元乙丙橡胶胶料中，再并用共硫化剂 HVA-2 时，胶料的氧指数进一步增大。当 HVA-2 用量为 2～5 质量份时，氧指数较大。在加有 HVA-2 的三元乙丙橡胶胶料中并用 TAIC 后，胶料的氧指数进一步增大。当 TAIC/HVA-2 的并用比为 1.0∶0.5 时，硫化胶的氧指数增大 10％～15％。

3. 硬脂酸的影响

随硬脂酸用量增加，硫化胶的氧指数增大，特别是硬脂酸用量在 0～1 质量份时，氧指数增加较快。

参考文献

[1] 张殿荣，辛振祥. 现代橡胶配方设计[M]. 北京：化学工业出版社，2001.

[2] 孙曙光. 汽车用橡胶件耐乙醇汽油性能的实验研究[D]. 哈尔滨：哈尔滨工业大学，2012.

[3] 苏会会. 废橡胶密炼法低温再生机理及实验研究[D]. 青岛：青岛科技大学，2011.

[4] 冯晓荫. 耐高温丁腈橡胶性能的研究[D]. 青岛：青岛科技大学，2017.

[5] 王暖. 温度对橡胶材料性能的影响及机理研究[D]. 青岛：青岛科技大学，2017.

[6] 俞泰山. 三元乙丙密封条在高寒地区使用的探讨[J]. 中国建筑金属结构. 2009(12)：46-48.

[7] 陈平. 减振橡胶制品耐低温性能研究[D]. 北京：北京化工大学，2012.

[8] 王子生. 关于国产氯丁橡胶替代进口氯丁橡胶的研究[J]. 世界橡胶工业. 2012，39(05)：27-31.

[9] 蒋安立. 填充剂和交联结构对橡胶低温能性的影响[J]. 橡胶译丛. 1994(01)：17-23.

[10] 刘莉，马廷春，李少香，等. 低温耐油橡胶的研究进展[J]. 弹性体. 2008，(02)：69-74.

[11] 颜晋钧. 氢化丁腈橡胶的应用及现状[J]. 橡胶科技市场. 2008(10)：11-13.

[12] 刘兴衡. 橡胶的耐腐蚀性能及应用[J]. 云南化工. 1996(04)：5.

[13] 关长斌，刘广，任艳军. 碳纤维增强橡胶复合材料的耐腐蚀性研究[J]. 腐蚀与防护. 2004，(09)：373-375，378.

[14] 胡小锋，魏伯荣. 阻尼橡胶[J]. 特种橡胶制品. 2002(05)：20-23.

[15] 梁威. 减震橡胶材料的研究[D]. 西安：西北工业大学，2005.

［16］ 王冰 . 不同配合剂对高分子阻尼材料性能影响的研究[D]. 青岛：青岛科技大学，2005.

［17］ 深堀美英，李书春 . 高阻尼隔震橡胶[J]. 橡胶译丛 . 1991(03)：41-55.

［18］ 周易文，栗付平，陈思坦，等 . 高硬度 NR 的电绝缘性能研究[J]. 特种橡胶制品 . 2015，36 (05)：39-43.

［19］ 高光磊，于海剑，吴涛 . SBR 基无铅射线屏蔽材料性能研究[J]. 橡塑资源利用 . 2019(02)：17-24.

［20］ 王崇，李冬 . 核电站用高耐辐照丁腈橡胶研究[J]. 中国橡胶 . 2014，30(05)：44-46.

［21］ 杨科，王斌，郑晓昱，等 . 橡胶用阻燃剂、阻燃机理及其研究现状[J]. 上海工程技术大学学报. 2009，23(02)：136-141.

［22］ 赵钰，高新宇，王正书，等 . 煤矿用阻燃输送带阻燃剂协同机理[J]. 煤炭科学技术 . 2018，46 (S2)：187-189.

［23］ 廖小雪，谭海生 . 阻燃橡胶研究进展[J]. 热带农业科学 . 2004，(03)：70-75.